国家重点研发计划课题
"健康管理诊疗规范与操作规范研究"
课题编号2020YFC2006502

JICENG JIANKANG GUANLI GUIFAN

基层健康管理规范

主编 ◎ 王 珩 陈明卫

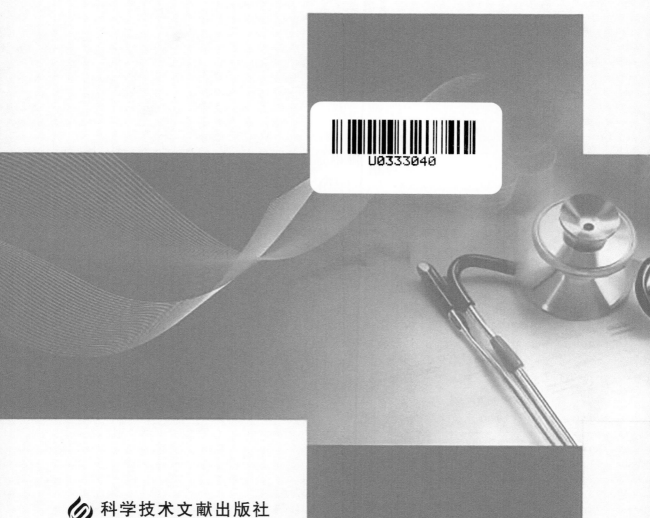

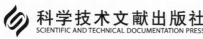

科学技术文献出版社
SCIENTIFIC AND TECHNICAL DOCUMENTATION PRESS

·北京·

图书在版编目（CIP）数据

基层健康管理规范 / 王珩，陈明卫主编. -- 北京：
科学技术文献出版社，2024.12. -- ISBN 978-7-5235
-2132-8

Ⅰ . R19

中国国家版本馆CIP数据核字第20247UX256号

基层健康管理规范

策划编辑：孔荣华　戴小欢　　责任编辑：郭　蓉　樊梦玉　　责任校对：张　微　　责任出版：张志平

出　版　者	科学技术文献出版社	
地　　　址	北京市复兴路15号　邮编100038	
编　务　部	（010）58882938，58882087（传真）	
发　行　部	（010）58882868，58882870（传真）	
邮　购　部	（010）58882873	
官　方　网址	www.stdp.com.cn	
发　行　者	科学技术文献出版社发行　全国各地新华书店经销	
印　刷　者	北京九州迅驰传媒文化有限公司	
版　　　次	2024年12月第1版　2024年12月第1次印刷	
开　　　本	787×1092　1/16	
字　　　数	392千	
印　　　张	22.25	
书　　　号	ISBN 978-7-5235-2132-8	
定　　　价	128.00元	

石瑞峰　安徽医科大学第一附属医院

朱春燕　安徽医科大学精神卫生与心理科学学院

许　婷　安徽省公共卫生临床中心

许慕蓉　安徽医科大学第一附属医院

阮晶晶　安徽医科大学第一附属医院

孙浩翔　深圳市宝安区人民医院

刘　星　通用技术环球医疗马鞍山十七冶医院

李　键　安徽医科大学第一附属医院

李会贤　安徽医科大学第一附属医院

李修德　安徽医科大学第一附属医院

李玲玲　安徽省公共卫生临床中心

陈　炳　武汉陈炳太极院

陈明卫　安徽医科大学第一附属医院

张　蕾　安徽医科大学精神卫生与心理科学学院

张　宝　安徽医科大学第一附属医院

张　会　安徽省公共卫生临床中心

张　丽　安徽省公共卫生临床中心

张　真　安徽省公共卫生临床中心

张　朋　武汉陈炳太极院

张传虎　武汉华科能源环境科技股份有限公司

何　俊　安徽省合肥市蜀山区三里庵街道社区卫生服务中心

何　勇　安徽医科大学第一附属医院

杨　乐　安徽医科大学第一附属医院

杨志仁　安徽医科大学第一附属医院

吴寒寒　安徽医科大学第一附属医院

宋　娟　安徽医科大学第一附属医院

苏　畅　安徽省公共卫生临床中心

周舜英　安徽医科大学第一附属医院

赵允伍　安徽医科大学第一附属医院

赵晓彤　安徽医科大学第一附属医院

侯芳芳　安徽医科大学公共卫生学院

侯丽丽　安徽医科大学第一附属医院

胡　桑　安徽省公共卫生临床中心

胡华青　安徽医科大学第一附属医院

柯道正　安徽医科大学第一附属医院

祖　爽　安徽医科大学第一附属医院

修　杨　安徽省公共卫生临床中心

唐尚锋　华中科技大学同济医学院

唐海沁　安徽医科大学第一附属医院

高晓平　安徽医科大学第一附属医院

章娟娟　安徽医科大学第一附属医院

盛蓉荣　安徽医科大学精神卫生与心理科学学院

康芮含　安徽医科大学第一附属医院

蒋　品　安徽医科大学第一附属医院

程　靖　安徽医科大学第一附属医院

管石侠　安徽医科大学第一附属医院

潘家东　安徽省霍山县医院

内容简介

　　社区作为人民群众生活的重要场所，承担着健康管理的重要职责。基层健康管理作为国家卫生健康服务体系的重要组成部分，关系到人民群众的身心健康和生活质量。为了更好地满足居民的健康需求，提升基层健康管理服务水平，编制基层健康管理规范尤为必要。本书编制的管理规范主要包括健康管理综合规范、慢性病主动健康管理诊疗规范和主要健康问题干预规范三个方面。

　　健康管理综合规范为指导性大纲，明确了健康管理综合应用示范的定位作用、适用范围、专业术语、遵循原则，以及健康管理综合应用的标准流程等，为诊疗规范和干预规范的格式内容提供了参考范式。同时对健康管理综合应用的组织管理和质量控制提出了明确要求，对于基层医疗卫生机构规范开展健康管理提供了科学有效的指导。

　　慢性病主动健康管理诊疗规范主要用于指导基层医务工作者开展主动健康管理。针对高血压、糖尿病、肥胖症、慢性阻塞性肺疾病、缺血性脑卒中、原发性骨质疏松症六种常见社区慢性病，归纳总结出一套专业化、标准化、系统化、精确化的主动健康管理规范，是一种旨在规范主动健康服务体系的框架、功能和应用的医学新范式。该规范通过健康信息采集、健康评估、健康干预、随访管理等健康管理措施，为积极探索构建主动健康服务体系奠定理论基础。

　　主要健康问题干预规范主要用于指导社区居民开展主动健康管理。该规范以社区主动健康管理为核心，重点针对高血压、糖尿病、肥胖症、慢性阻塞性肺疾病、缺血性脑卒中、原发性骨质疏松症六种常见社区慢性病，利用营养干预、运动干预、心理干预、护理干预四种主要健康干预方案，从健康干预概述、健康干预评估、健康干预处方、健康干预风险管理等方面，辅助指导社区居民开展主动健康自我管理。该规范有助于指导建立切实有效、模式可推广的基层主动健康管理社区。

序言一

分级诊疗体系建设是深化医药卫生体制改革的重要部署，基层是分级诊疗体系的网底，以基层健康管理为重点，提高基层医师胜任力，有助于加快建设分级诊疗体系。基层健康管理作为公共卫生的重要组成部分，肩负着为广大人民群众提供全方位、全周期健康管理服务的重要任务。然而，我国基层健康管理目前仍面临着缺乏统一规范、医疗服务体系上下联动不足、居民主动健康意识薄弱等问题和挑战。

鉴于此，安徽医科大学第一附属医院王珩教授、陈明卫教授课题团队，组织多学科领域专家，在充分调研基层实际基础上，共同编写了《基层健康管理规范》。该书主要有三个方面的特点：一是充分结合基层实际，主要面向基层社区健康管理工作者和居民，语言平实，操作简易，便于推广与应用；二是体现主动健康理念，充分考虑居民参与健康信息采集、健康干预操作等健康管理环节，能够真正激发居民主动健康意识；三是健康干预富有特色，利用营养干预、运动干预、心理干预、护理干预四种手段，针对基层主要健康问题，以六种常见慢性病为例，详细列举干预操作规程及干预处方案例。

《基层健康管理规范》一书充分借鉴了国内外健康管理领域的先进理念和实践经验，紧密结合我国基层实际，旨在为基层健康管理提供全面、科学、可操作的指导。该书的出版为我国基层健康工作提供了更加优质、高效的管理标准，推动管理体系进一步制度化、规范化，切实提升基层健康管理服务能力和水平，有助于倡导健康生活方式，不断强化人民群众的主动健康意识，真正促进居民参与主动健康管理。让我们携手共进，为实现健康中国的美好愿景而努力！

孙建平

2024 年 12 月

序言二

随着慢性病负担的日益加重和人口老龄化问题的突出，基层健康管理的重要性愈发凸显。《基层健康管理规范》一书正是在这样的背景下应运而生，旨在为基层健康管理工作者和社区居民提供一本科学实用的指导手册。

慢性病管理在基层的重要性不言而喻，本书以高血压、糖尿病等六种常见慢性病为例，系统地归纳总结了一套专业化、标准化的健康管理诊疗规范。这不仅有助于提升基层医疗工作者的诊疗水平，更是对社区居民健康意识的一次重要提升。

该书的编写团队由安徽医科大学第一附属医院王珩教授、陈明卫教授领衔，汇聚了多领域专家的智慧，依托国家重点研发计划，确保了内容的权威性和实用性。书中不仅涵盖了基层健康管理的基本原则和方法，还详细介绍了营养、运动、心理和护理等干预措施，从评估到实施，再到风险管理和效果评价，为读者提供了全方位的指导。

在此，我特别推荐《基层健康管理规范》作为基层医疗工作者和社区居民的案头书。它不仅是知识的宝库，更是实践的指南。让我们携手以规范为指引，以行动为诺言，共同推动基层健康管理的规范化、科学化发展，为"实施健康中国战略"贡献力量。

期待本书能够成为每一位读者在健康管理道路上的良师益友！

彭永德

2024年12月

前　言

　　"实施健康中国战略"要求强化基层医疗卫生服务体系建设，提升全民健康水平。面对慢性病负担日益加重、人口老龄化愈发突出等问题，全社会对健康管理的需求越来越迫切，尤其在基层表现更为明显。近年来，我国政府高度重视基层健康管理，出台了一系列政策措施，但在实施过程中仍面临许多问题和挑战。为进一步推动基层健康管理规范化、科学化发展，提升基层健康管理水平，安徽医科大学第一附属医院王珩教授、陈明卫教授课题团队，依托国家重点研发计划"主动健康和老龄化科技应对"重点专项课题实施，组织多领域专家共同编写了《基层健康管理规范》。

　　《基层健康管理规范》旨在为健康管理工作者和社区居民提供一本科学实用的健康管理指导手册，内容主要包括基层健康管理的遵循原则、定位作用、适用范围、基本理论、基本方法等。本书以高血压、糖尿病、肥胖症、慢性阻塞性肺疾病、缺血性脑卒中、原发性骨质疏松症六种常见慢性病为例，归纳总结出一套专业化、标准化、系统化、精细化的主动健康管理诊疗规范，另以营养干预、运动干预、心理干预、护理干预四种干预方法为例，从干预前评估、干预操作实施、干预风险管理、干预效果评价等方面详细介绍了主要健康问题干预操作规范。本书内容涵盖较广，注重理论与实践结合，语言简明扼要、通俗易懂，适合不同层次的读者阅读。让我们以本书为引领，共同谱写基层健康管理新篇章，为健康中国建设贡献力量！

编委会

2024 年 10 月

目　录

第一篇
绪　论

第一章

基层健康管理背景

一、全球及中国慢性病的流行现状

随着全球社会经济的快速发展，人们的生活方式发生了很大的改变。在这种背景下，非传染性慢性疾病（以下简称"慢性病"）已经成为全球主要公共卫生问题之一。慢性病不仅对人类健康产生严重影响，也给社会经济发展带来了巨大的负担。根据世界卫生组织（World Health Organization，WHO）发布的数据，虽然目前新型冠状病毒感染扭转了疾病负担向慢性病转移的趋势，全球慢性病死亡占所有死亡的比例从2019年的73.9%下降至2021年的65.3%，但慢性病所造成的疾病负担仍然最重。在我国，慢性病是导致残疾和死亡的主要原因。随着全球老龄化的加剧，慢性病发病率呈现上升趋势。此外，不良的饮食习惯、缺乏运动、吸烟、饮酒等危险因素的广泛存在，也加剧了慢性病的流行。

我国慢性病的流行状况同样呈现出上升趋势。一项对中国及分省慢性病疾病负担变化趋势的研究指出，1990—2021年，中国慢性病负担呈上升趋势，2021年我国约1064万人死于慢性病，占总死亡人数的91%，造成了3.5亿伤残调整生命年（disability-adjusted life year，DALY），占所有DALY的86.7%。随着中国工业化、城镇化、人口老龄化的加速，以及居民生活方式的变化，慢性病的发病和患病人数不断增加，具有发病率高、病程长、有效控制率低、经济负担重等特点，以心脑血管疾病、癌症、慢性呼吸系统疾病和糖尿病为主的重大慢性病已成为威胁人民群众健康及影响经济社会发展的重大问题。据统计，我国心血管疾病患者约3.3亿，糖尿病患者超过1.1亿，慢性阻塞性肺疾病患者约1亿，骨质疏松症患者约2亿，超过1.9亿老年人患有慢性病，慢性病防控形势严峻且复杂。

二、全球及中国应对慢性病流行的主要策略

为应对全球慢性病流行这一公共卫生挑战，应综合采取疾病预防、早期筛查、政策干预、临床诊疗、社区健康计划和国际合作等多方面干预策略。推动健康生活方式是预防和减

少慢性病的最有效方式之一。多年来，WHO和各国政府积极倡导合理膳食、适量运动、戒烟限酒、心理平衡的理念，通过宣传和教育，提高公众对不健康行为危害的认识，鼓励人们采取健康的生活方式。在政策干预方面，部分国家采取了诸如限制含糖饮料的销售、增加烟草税、降低加工食品中的反式脂肪酸含量、强制贴健康标签等措施，旨在通过改变外部环境和市场供应，减少慢性病的发病率。然而，慢性病流行是全球性挑战，单靠一国的努力难以有效解决，加强国际合作是应对慢性病的重要策略。为此，联合国、WHO等国际组织通过开展跨国健康合作，分享先进预防和治疗经验，促进技术和资金全球流动形成区域间健康共治。例如，全球防治慢性病行动计划为各国制定了应对慢性病的目标和框架，通过国际合作共同推动健康进展。

在全球化的浪潮中，WHO积极倡导和推动全球医疗卫生服务体系的建设和发展，致力于推动各国政府及卫生机构实现从"以治疗为主"向"以预防为主"的转变。整合型医疗卫生服务体系被WHO提出后，一直被公认为是能够实现全民健康的服务模式，在世界多国本土化后形成了多种模式。整合型医疗卫生服务体系强调的是资源的整合和流程的优化，具体到慢性病管理，国家政策实践和学者理论研究均关注以医疗体系内部的流程和机制创新促进卫生服务的协同性，强调医疗与预防工作的多维度联动协作，发挥医防融合的整体作用。因此，医防融合不仅是对医疗卫生服务模式的优化，更是构筑全民健康新蓝图的关键。

随着科学技术的发展，数字化健康工具在慢性病管理中发挥着越来越重要的作用。通过穿戴设备、移动健康应用、远程医疗等智慧化技术，可以帮助个人监测自己的健康状况，并提供个性化的健康建议。除了卫生健康工具的支持，自我健康管理在慢性病防治中同样扮演着重要角色。全球许多健康项目鼓励慢性病患者通过自我监测、了解疾病管理技巧和保持健康行为来主动控制病情。

我国政府高度重视慢性病防治工作，制定了一系列健康政策和规划。例如，《中国防治慢性病中长期规划（2017—2025年）》旨在通过控制慢性病危险因素，加强健康教育，强化规范诊疗，促进医防协同，推动实现人民全生命周期健康。《健康中国行动（2019—2030年）》中对健康管理的定义强调了通过综合性的措施，提升全民健康素养，促进健康生活方式，提供系统连续的健康服务，从而延长健康寿命。

研究发现，传统医疗模式已不能满足慢性病防控需求。健康管理的重要性不断凸显，在填补传统医疗模式应对慢性病防控不足方面发挥了重要作用。狭义的健康管理是指利用健康体检数据建立健康档案，通过专业的健康评估，提出个性化健康指导方案。广义的健康管理是指以生理－心理－社会医学模式、现代健康概念、中医治未病的理念为指导，对个人或人群的健康危险因素进行全面监测、综合评估，并对健康危险因素进行干预的全过程。健康管理的核心是充分调动个人、集体和社会的积极性，充分利用有限卫生健康资源达到最佳健康效果。

在健康管理实施背景下，主动健康受到越来越多的关注和重视。主动健康强调个人应主动参与自我健康管理的全过程，其目的是从源头上遏制疾病的发生和发展，对慢性病做到早预防、早干预，从而降低疾病风险。《"健康中国2030"规划纲要》（简称《纲要》）中明确提出将主动健康作为未来15年健康发展的战略重点。《纲要》强调要加强以预防为主的健康管理模式，要求相关部门在健康政策、法规、公共健康服务等领域加强统筹与协调。

基层健康管理是慢性病防治工作的基础，是实施健康中国战略的重要组成部分。在基层社区层面，通过一系列组织、服务和计划，对居民的健康危险因素进行全面监测、评估、预防和干预，以提高整个社区人群的健康水平。人的行为方式和环境因素对健康的影响越来越突出，过去以"治病为主"的医疗模式已难以满足在社会层面的健康维护的实际需要，迫切需要从"以疾病治疗为中心"转向"以促进健康为中心"的模式。《纲要》还明确提出，要加强疾病预防控制和医疗服务的协调联动，推动医防融合，形成"防治结合、防患未然"的健康服务模式。强调将公共卫生服务纳入医疗服务体系之中，形成覆盖疾病预防、健康促进和健康管理的服务网络。随着政策的进一步推进和完善，医防融合将成为我国医疗卫生服务的重要模式。通过打破医防之间的分隔，提升预防和医疗的联动效率，可以有效应对慢性病、人口老龄化等社会健康问题，减轻医疗负担，提升全民健康水平。

三、基层健康管理的重要性

基层健康管理依托基层卫生健康服务体系开展服务，充分发挥基层卫生健康工作特有的离群众最近、服务利用便捷、医防融合、中西医协同等优势，是连接居民与卫生健康资源的桥梁，是推进健康社会建设的基石，其重要性日益凸显，也将在应对未来健康挑战中发挥更大的作用。基层健康管理主要是在社区层面为居民提供一系列健康管理服务，不仅关注居民的身体健康，还注重居民心理健康、社会适应能力等。实践表明，基层健康管理在预防疾病、提高居民健康素养、优化医疗资源利用等方面发挥着不可替代的作用。

一是，基层健康管理直接面向群众看病就医需求。以基层为平台的健康管理服务是国家基本医疗卫生工作服务群众的基础，时时处处体现着"以人民为中心"的发展理念。做好基层健康管理工作需要牢固树立"大卫生、大健康"理念，把"以治病为中心"转变为"以人民健康为中心"，让群众就近享有优质高效的基本医疗卫生服务，更及时、更有效地解决群众日常健康问题，提升群众健康获得感。

二是，基层健康管理是预防疾病的第一道防线。基层医疗卫生机构作为基层卫生服务体系的重要组成部分，承担着守护人民群众健康的重要职责。以家庭医师为代表的基层医务人员通过开展健康筛查、定期健康监测、高危因素分析等服务，能够及时发现居民的健康问题，如高血压、糖尿病等慢性病变化情况，并采取相应的干预措施。这些早期干预措施不仅能够有效控制疾病的进展，还能避免因病情恶化导致的医疗负担加重。

三是，基层健康管理有助于提高居民健康素养。健康素养是指个人获取、理解健康信息，并运用这些信息维护和促进自身健康的能力。在基层社区，许多居民缺乏足够的健康知识，导致他们在面对健康问题时无所适从。基层健康管理通过举办健康讲座、发放宣传资料、一对一健康科普等方式，为居民提供专业的健康教育和咨询服务，普及健康知识，帮助居民提升健康素养，使他们能够更好地管理自己的健康，帮助他们形成健康的生活方式，减少因不良生活习惯导致的健康问题。

四是，基层健康管理有助于优化有限医疗资源的利用。在整合型医疗服务体系中，基层健康管理承担着基本医疗和基本公共卫生服务的任务，如常见病、多发病的诊疗，尤其是慢性病患者的长期健康管理等。通过密切联系、合理用药指导、畅通转诊渠道、定期专业支持，在一定程度上可引导居民在基层就诊，一方面，有助于构建有序的就医格局，缓解大医院的诊疗压力；另一方面，促进有限的医疗资源合理利用，形成小病在基层、大病在大医院的诊疗秩序，以提高卫生健康系统的整体效率。同时，基于基层医疗机构具有就近就便的特点，通过初步诊断和治疗，可以为居民提供及时、有效的基本医疗服务。

五是，基层健康管理也是应对突发公共卫生事件的哨点。在新型冠状病毒感染等突发公共卫生事件中，基层健康管理同样能够迅速响应，开展辖区健康监测和健康服务，有效遏制病情传播。基层医师能为居民提供必要的心理支持和疏导，缓解其焦虑心理。

基层健康管理在构建健康社会中发挥着举足轻重的作用，它不仅关乎居民的健康福祉，还关系到卫生资源合理利用和社区稳定发展。

（王　珩　王晓松　侯芳芳）

第二章
基层健康管理现状

一、国外基层健康管理相关政策与进展

基层健康管理在全球范围内已取得积极进展。WHO提出的健康系统建设框架，包括服务提供、卫生人力、卫生信息、医疗产品、疫苗和技术、卫生筹资及领导和治理六个方面，已经被证明在加强整体卫生系统和促进实现全球健康目标方面具有重要作用。通过基层参与和合作，可提高基层健康服务的满意度和信任度，促进基层对健康服务的接受和利用。通过社区为基础的慢性病管理项目，提高了慢性病患者的生活质量和生存率。通过社区为基础的儿童和孕产妇健康项目，降低了儿童和孕产妇的死亡率，提高了其健康水平。基层健康管理也可缩小城乡、地区之间的健康差距，促进健康公平。

在健康促进和疾病预防方面，通过社区参与和健康教育，能够增强居民的健康意识和自我保健能力，促进健康行为的形成，有助于预防和控制慢性病的发生和发展。在改善医疗服务提供方面，通过优化基层医疗服务模式，如大医院与社区卫生服务中心协作，通过城市医疗集团或县域医共体，促进优质医疗资源下沉基层，发挥远程医疗、巡回医疗、上级专家坐诊等优势，提高了基层医疗服务的能力和质量。尤其是在偏远地区，远程医疗和巡回诊疗能够及时弥补基层医疗服务薄弱的问题，满足居民健康管理需要。在卫生人力建设方面，推进医防融合的健康管理服务，在一定程度上对基层医务人员强化医防融合理念、提升全科医学服务能力、提供适宜健康管理服务提出了更高的要求，通过健康管理服务的提供可更加明确基层医务人员定位，形成与上级医院医师疾病诊治服务相互补的连续性服务链条。在公共卫生服务哨点方面，基层医疗机构也承担着重要的监测、跟踪、一线服务职能，是整个卫生健康体系的网底。

以美国、日本等为代表的发达国家经过多年发展，已经形成较为完善的健康管理服务规范与标准体系，并基于各自国情形成了不同的健康管理模式。英国国家医疗服务体系（National Health Service，NHS）是全球公认的全民医疗服务模式，其核心之一是全科医师

社区健康管理。全科医师不仅负责居民的日常健康管理，还起到疾病筛查和分流的作用，将复杂病例转诊到专科医院。英国的全科医师制度可将90%的常见病、多发病诊治任务留在社区，实现了分级诊疗。NHS数据显示，通过全科医师社区管理，大大减少了医院急诊和专科门诊的压力，同时保证了居民在社区即可获得高效的基本医疗服务。美国的"健康医疗家"（patient-centered medical home，PCMH）模式旨在通过团队协作和以患者为中心的护理管理，改善慢性病管理和健康维护。PCMH的核心是由家庭医师、护士、心理健康专家等组成的跨学科团队，提供包括慢性病管理、心理健康支持和健康促进在内的全面服务。根据美国医疗质量研究机构的报告，实施PCMH模式的社区健康中心患者满意度显著提高，同时降低了慢性病患者的住院率和急诊率，医疗费用也有所下降。PCMH模式通过整合资源、加强健康教育和提高患者的依从性，使慢性病管理更加有效和可持续。作为全球老龄化程度最高的国家之一，日本在社区健康管理和老年护理服务方面的经验也值得借鉴。日本社区医疗服务强调"医养结合"，将医疗服务和护理服务相结合，为老年人提供全方位的健康管理。通过家庭医师制度、社区护理服务站和老年人健康管理中心，在老年慢性病管理、康复护理等方面取得了显著成效，实践经验表明，将基层健康管理与社会支持系统相结合，能够有效应对人口老龄化带来的挑战，提高老年人的健康水平和生活质量。

二、我国基层健康管理相关政策与成效

我国在城市地区建立起医院、社区卫生服务中心（站），在县域内建立起县、乡、村三级医疗卫生服务体系，在专业公共卫生机构的指导下，基层医疗卫生机构共同承担基本公共卫生职能。《"健康中国2030"规划纲要》指出，要创新医疗卫生服务供给模式，建立专业公共卫生机构、综合和专科医院、基层医疗卫生机构"三位一体"的重大疾病防控机制，推进慢性病防、治、管整体融合发展，实现医防结合。基层健康管理作为公共卫生的重要组成部分，是我国健康战略的重要支柱。近年来，针对人口老龄化加速、慢性病患病率较高和医疗资源配置不均衡等问题，我国相继出台实施了一系列基层健康管理相关卫生政策和举措。

（一）实施分级诊疗制度

分级诊疗制度是我国基层健康管理的核心政策，目的是实现慢性病、常见病、多发病的基层首诊和转诊，构建布局合理、层级优化、功能完善、协同联动的城乡医疗卫生服务体系，围绕患者预防、治疗、康复、护理等需求，提供科学、适宜、连续、高效的诊疗服务。分级诊疗提倡"基层首诊、双向转诊、急慢分治、上下联动"的模式，即鼓励常见病、多发

病患者在基层医疗卫生机构就诊，畅通急性期或重症患者、慢性期及恢复期患者有序转诊，完善各级各类医疗机构急慢分治体系，通过有效分工协作促进优质医疗资源纵向流动。

（二）推进家庭医师签约服务

家庭医师签约服务是推进分级诊疗的核心手段之一。家庭医师团队为签约居民提供连续性、综合性、个性化的健康服务，尤其针对老年人、慢性病患者、孕妇和儿童等重点人群。家庭医师与居民建立长期服务关系，通过定期随访、健康管理、疾病预防、用药指导等方式，强化健康管理服务。

（三）开展慢性病综合管理

慢性病是我国当前最主要的公共卫生挑战之一。政府推出了一系列针对慢性病的综合管理政策，重点在于将慢性病的预防、筛查、治疗和康复等纳入社区医疗系统，具体措施包括定期健康检查、建立居民电子健康档案、提供个性化健康管理计划等。基层卫生健康机构被赋予了管理和监督慢性病患者的职责，确保患者得到持续的监测与随访。在公共卫生服务方面，基层允许设立不同等级和内容的"服务包"，居民通过购买服务，逐步建立基层首诊、连续服务的诊治格局，促进医疗卫生服务公平可及。

（四）推进"互联网＋健康"与数字化健康管理

在我国基层健康管理中，数字化健康管理政策也逐渐发挥重要作用。通过"互联网＋健康"战略，区域健康信息平台不断完善，医疗机构间互联互通，检验检查结果互认不断提升，基层社区卫生机构能够使用现代信息技术和大数据，实现更加精准的健康管理。例如，许多社区卫生服务中心已引入电子健康档案系统，为居民建立健康档案，记录健康信息，并提供个性化的健康指导。远程医疗也是"互联网＋健康"的重要组成部分。偏远地区的居民可以通过远程医疗平台与大医院的专家进行在线咨询，获取及时的医疗建议。这不仅提高了偏远地区的医疗服务可及性，也通过信息化手段提升了基层医疗服务效率。此外，移动健康和数字健康设备的应用推广，让社区居民可以通过手机App进行自我健康监测，如测量血压、血糖等指标，并将数据实时上传到社区医疗平台，供家庭医师和健康管理团队参考，从而提升慢性病管理的效率。

（五）制定健康教育与预防为主的政策

我国政府在基层社区健康管理中一直强调"预防为主"的原则。健康教育政策的核心是提高居民的健康素养，鼓励其养成健康的生活方式，以降低慢性病和传染病的发生率。社区卫生服务中心承担了重要的健康教育职责，定期举办健康讲座、宣传健康知识、开展健康风险筛查活动。例如，针对高血压、糖尿病等慢性病的高危人群，社区医师通过健康教育活动传授饮食控制、定期锻炼等健康管理技巧，帮助居民从源头上预防疾病的发生。此外，政府也在全国范围内推广戒烟限酒、合理膳食、全民健身等健康生活方式，提高全民的健康素养。

（六）医保支持与社区医疗服务的整合

为了提升居民在基层社区就医的积极性，政府通过国家基本医疗保险（简称"医保"）制度大力支持基层医疗服务。社区卫生服务中心提供的基本公共卫生服务、慢性病管理、常见病诊疗等，均可通过医保报销，大大降低了居民的就医成本。医保支持不仅提升了居民对基层医疗服务的信任感，还提升了更多疾病的三级预防效果。此外，通过城市医联体和县域医共体等形式，社区卫生服务中心等社区医疗机构与大医院之间深度整合、资源共享，在技术、设备、人才等方面实现互通，有效提高了基层医疗卫生服务的水平。

三、我国基层健康管理存在的主要问题

近年来，通过推进落实基层健康管理相关政策，我国基层健康管理取得了明显成效。根据卫生行政部门统计数据，居民选择在社区卫生服务中心进行首诊的比例不断提高，尤其是慢性病和常见病管理方面，基层医疗服务的能力也不断提升。家庭医师签约服务覆盖率逐步扩大，截至2023年，全国高血压和糖尿病患者规范管理率超过70%。通过定期随访、健康监测和个性化治疗，患者的病情得到了更好地控制，切实减轻了大医院医疗负担。

在取得进展的同时，我们也清晰地看到，我国基层社区健康管理同样存在一些问题和挑战，需要认真分析和积极应对，主要体现在资源配置、人才建设、健康管理理念、管理规范四个方面。

（一）健康管理资源分布不均衡

我国基层健康管理在城乡之间的差距明显，政府在加强基层卫生服务体系建设方面投入了大量资金，但在资源配置上仍然存在不均衡问题。城市社区卫生服务中心的医疗设备、医务人员配备和资金支持较为充足，而农村地区基层医疗机构的资源相对匮乏，特别是在偏远地区，医疗设施陈旧、药品供应不足、合格村医短缺等问题尤为严重。由于资源不足，许多农村居民更倾向于前往大医院就诊，基层医疗卫生机构难以真正承担分级诊疗的作用，进一步加剧了城乡医疗资源分布不均的矛盾。

（二）人才培养与激励机制不健全

社区卫生服务机构的人才培养缺乏系统性。虽然有些地方组织了基础的医务人员培训，

但往往只关注临床技能，忽视了全科医学、预防医学、慢性病管理等健康管理核心内容。现行的激励政策对基层医务人员的鼓励作用不足。一些地区的绩效考核体系不健全，奖励措施流于形式，不能有效激发社区医务工作者开展基本医疗工作的热情。此外，部分地区缺乏针对基层特殊岗位的津贴或奖励，全科医师"县管乡用、乡聘村用"落实不到位，城市医师下基层的有效服务时间不足，对基层医疗技术水平带动能力有限，基层医务人员工作积极性调动不到位，基层医务人员队伍稳定性欠缺。

（三）居民主动健康管理意识薄弱

基层健康管理在很大程度上依赖于居民的主动参与。然而，广大农村地区居民主动健康意识薄弱，未能充分认识到预防为主的重要性。尽管基层社区提供了免费体检和健康管理服务，但许多居民未能充分利用这些资源，只有在患病时才会寻求医疗帮助。部分居民对基层医疗卫生机构缺乏信任，更倾向于选择大医院就医。这种观念使得基层健康管理的效果受限，也影响了基层卫生服务机构在健康管理中的作用发挥。

（四）社区健康管理缺乏标准规范

发达国家的健康管理服务涵盖的服务人群广泛，服务项目全面，服务规范化、标准化程度高，不同服务主体之间的协作制度较为完善，具有较高的整体运行效率。尽管我国在国家层面制定了基层健康管理的宏观政策，但在实际操作中，如何将预防、医疗、保健、康复等多类服务主体有机整合，建立全方位的健康管理协同机制，如何基于不同地区和不同类型社区的实际情况，探索建立健康管理服务示范区的标准、路径、机制和模式，还有待持续规范开展。

面对存在的问题和挑战，政府、卫生健康机构、社会和个人应该共同努力，不断创新和完善基层健康管理模式，不断推进和优化全方位、全生命周期的健康管理服务，切实保障人民健康，积极助力健康中国建设。

（王　珩　王晓松　侯芳芳）

第三章

基层健康管理的未来与展望

　　随着我国深化医药卫生体制改革的深入推进，基层健康管理的重要性愈加凸显。《中华人民共和国基本医疗卫生与健康促进法》第十条规定，"国家合理规划和配置医疗卫生资源，以基层为重点，采取多种措施优先支持县级以下医疗卫生机构发展，提高其医疗卫生服务能力。"中国共产党第二十届中央委员会第三次全体会议通过的《中共中央关于进一步全面深化改革、推进中国式现代化的决定》中强调，"促进社会共治、医防协同、医防融合……促进优质医疗资源扩容下沉和区域均衡布局，加快建设分级诊疗体系，推进紧密型医联体建设，强化基层医疗卫生服务。"指明了基层健康管理的发展路径，就是要充分利用优质医疗资源，强化医防融合，促进基层健康管理从"以疾病为中心"向"以健康为中心"转变，突出疾病预防、健康促进和全生命周期管理在健康服务中的作用。慢性病、老年病等疾病的预防与管理已成为工作重点，个性化的健康管理将更加精准。通过健康档案的完善和大数据的应用，基层健康管理的科学化、适宜化水平不断提升，将为居民提供更精准、有效的健康干预方案，丰富居民健康管理服务，优化健康管理方式，不断提升居民健康水平。家庭医师签约服务作为基层健康管理的重要组成部分和健康管理服务提供的主要方式，不仅为签约居民提供基本医疗和公共卫生服务，还将在健康评估、健康干预等健康管理服务中扮演重要角色。

　　随着互联网、人工智能、云计算等技术的发展和应用，基层健康管理将进入智能化、信息化的新阶段。远程医疗、智能随访系统、可穿戴设备、人工智能辅助诊断等技术将逐步应用于基层健康管理，帮助基层医务人员更高效地进行健康监测和管理。在未来，智能化健康管理平台的普及将大幅提升管理效率，使基层医务人员能够通过数据分析和实时监测，为居民提供更加精准的、个性化健康管理，也使居民能够更便捷了解自身健康状况，更方便地与卫生健康系统建立密切联系。

　　人才队伍是基层健康管理的关键。通过完善全科医师培养体系和管理机制，增加基层卫生人员编制，加强继续教育等措施，逐步解决基层卫生人才短缺问题。政府将在职业发展、薪酬待遇等方面进一步改善基层卫生人才的工作环境，吸引更多高素质卫生人才进入基层工作。随着基层健康管理工作的深入推进，也更加奠定了基层医务人员在居民健康管理服务中的基础性地位，基层医务人员的社会地位和职业认可度也将稳步提升，岗位吸引力和竞争性不断增强，在促进基层健康管理专业化水平不断提升的同时，基层医务人员工作实践也将促进基层健康管理学科的有序发展。

在"大卫生、大健康"理念下，我国慢性病健康管理逐步建成"医防融合"发展模式，通过专业公共卫生机构、综合和专科医院及基层医疗卫生机构构建"三位一体"的重大疾病防控机制，推进慢性病"防、治、管"一体化融合发展。该模式的核心是通过健康管理理论的实践应用，以实现个人的健康需求为导向，以高危人群、慢性病患者等人群为重点管理对象，在具体实施中融合了基本医疗、基本公共卫生及基层医疗机构的"六位一体"功能，将健康促进、疾病预防、疾病诊疗、健康维护、健康教育、康复护理、安宁疗护等各类各阶段卫生健康服务相整合，重视协调卫生健康服务体系中的各级各类供方，协作开展卫生健康服务以满足居民健康需求，达到医疗服务质量持续性改进及健康服务水平不断提高的目的。

基层健康管理是一项长期的系统性工程，需要政府、医疗机构、居民和社会各界共同参与，未来的基层健康管理将在多方面取得突破性进展。通过优化管理模式、技术创新、政策保障、人才培养和流程再造，基层健康管理将更加高效、智能、个性化。随着居民主动健康意识的提高和全社会对基层卫生服务的重视，基层健康管理将真正成为保障全民健康的基石，助力全面推进健康中国建设。

（王　珩　王晓松　侯芳芳）

参考文献

［1］WHO．World health statistics 2024：monitoring health for the SDGs，sustainable development goals ［EB/OL］．（2024-05-21）［2024-10-27］．https：//www.who.int/publications/i/item/9789240094703.

［2］GBD 2021 Forecasting Collaborators．Burden of disease scenarios for 204 countries and territories，2022-2050：a forecasting analysis for the Global Burden of Disease Study 2021 ［J］．Lancet，2024，18（5）：2204-2256.

［3］DENG W，ZHAO L，CHEN C，et al．National burden and risk factors of diabetes mellitus in China from 1990 to 2021：results from the Global Burden of Disease Study 2021 ［J］．J Diabetes，2024，16（10）：e70012.

［4］LIU H，YIN P，QI J，et al．Burden of non-communicable diseases in China and its provinces，1990-2021：results from the Global Burden of Disease Study 2021 ［J］．Chinese Med J，2024，137（19）：2325-2333.

［5］BHATTACHARYA S，HEIDLER P，VARSHNEY S．Incorporating neglected non-communicable diseases in to the national health program-a review [J]. Front Public Health, 2023, 10: 1093170.

［6］杨莹，侯宜坦，吴若男，等. 老年"两病"患者门诊用药保障的影响效应研究——基于2019—2023年医保真实世界数据 [J]. 中国医疗保险，2024（7）：11-23.

［7］薛雅卿. 健康生态学视角下老年多重慢病患者风险行为及健康管理路径研究 [D]. 广州：南方医科大学，2023.

［8］刘明波，何新叶，杨晓红，等.《中国心血管健康与疾病报告2023》要点解读 [J]. 中国心血管杂志，2024，29（4）：305-324.

［9］DESANTISK K，MERGENTHAL L，CHRISTIANSON L，et al. Digital technologies for health promotion and disease preventionin older people：scoping review [J]. J Med Internet Res，2023，25：e43542.

［10］HENDRICKSG，CORRA P，ODELLA P，et al. The patient-centered medical home model and diabetes outcomes：an integrative literature review [J]. J Natl Black Nurses Assoc，2017，28（1）：60-63.

［11］李晓轩，叶睿雪，王昱棋，等. 分级诊疗背景下康复患者双向转诊现状及对策研究 [J]. 卫生软科学，2024，38（10）：84-88，94.

［12］赵琳琳，罗琪，胡清华，等. 家庭医生团队开展慢性病医防融合服务现状及阻碍的定性研究 [J/OL]. 中国全科医学，1-7 [2024-12-28]. http://kns.cnki.net/kcms/detail/13.1222.R.20241010.1353.002.html.

［13］何庆红，朱凤梅，王震. 医疗资源共享与医患关系改善：基于城市医联体建设的考察 [J]. 社会政策研究，2024（4）：105-118，135-136.

［14］于洋，李含伟. 社区居家中医特色医养结合服务需求分析与测度 [J/OL]. 中国医学伦理学，1-15 [2024-12-28]. http://kns.cnki.net/kcms/detail/61.1203.R.20241010.1852.006.html.

［15］宋韶阳，白雪，杨雨洁，等. 新质生产力驱动数字健康产业高质量发展的理论逻辑、现实瓶颈及纾解之策 [J]. 中国卫生经济，2024，43（11）：53-59.

［16］周川，饶江红. 发展卫生健康新质生产力的关键点与实施路径 [J]. 现代医院，2024，24（9）：1313-1316，1320.

［17］杨翠迎，董子越. 以中国式现代化推进中国特色养老服务发展研究 [J]. 社会政策研究，2024（4）：37-51，133.

第二篇
健康管理综合规范

第四章
健康管理综合规范基本要求

第一节　概　　述

一、定位及作用

目前，我国是世界上老年人口规模最大的国家，也是世界上老龄化速度最快的国家之一。为协同推进健康中国战略和积极应对人口老龄化国家战略，引导全民积极追求健康，树立"自己是健康第一责任人"意识，贯彻落实主动健康理念尤为重要。制定健康管理综合规范，旨在为各级医务人员及健康管理服务机构明确健康管理服务内容、慢性病主动健康管理诊疗规范、主要健康问题干预规范，以及服务管理和质量控制等，形成诊疗、干预规范的格式和内容，帮助各级医师及健康管理服务机构更好地开展健康管理服务；确立健康信息采集项目；预防、识别、干预常见慢性病及心理疾病，提升健康管理服务质量。

二、适用范围

1. 规定了基层健康管理规范的基本要求、服务项目、服务流程、诊疗规范与干预规范范式、服务管理和质量控制。

2. 适用于各级医务人员，包括社区医务工作者、各级健康管理服务机构工作者。

3. 适用于各级健康管理服务机构，包括个体医疗机构、社区医疗机构、上级医院等。

4. 适用于慢性病患者如高血压、糖尿病、肥胖症、慢性阻塞性肺疾病、缺血性脑卒中、原发性骨质疏松症，以及精神心理疾病（如焦虑、抑郁、睡眠障碍）患者。

三、服务对象及使用主体

1. 社区居民　健康人群、慢性病高危人群及患病人群。

2. 三类社区　功能社区、城市社区、农村社区。

3. 社区医务工作者　全科医师、护士、营养师、心理咨询师及其他相关工作人员。

4. 上级医院健康管理工作者　专科医师、公共卫生人员、科研人员。

四、相关术语及定义

1. 主动健康　一种基于生物-心理-社会模式，以卫生健康行政部门主导、各级医疗机构参与、个人为主体，多部门共同合作，全民共建，通过提升个体健康素养、养成良好的健康行为习惯等方式，促进个体发挥主观能动性、重视生命质量并持续参与健康维护的整体医学观。

2. 健康管理　对个体或群体的健康进行全面监测、分析、评估及预测，提供健康咨询和指导及对健康危险因素进行干预的全过程。

3. 健康评价　健康评价是指通过对涉及健康的危险性因素进行分析，得出影响健康的综合因素的评价报告。

4. 风险评估　用于描述和评估某一个体未来发生某种特定疾病或因为某特定疾病导致死亡的可能性。包括健康状态、未来患病/死亡危险、量化评估三个关键词。

5. 营养干预　通过调整个体或群体的饮食和营养摄入，以改善其健康状况、预防疾病或治疗疾病的一种干预措施。通常涉及评估个体或群体的营养状况，然后根据其需求推荐特定的饮食方案和做出营养改变，以实现所期望的健康效果。

6. 运动干预　通过对个体或群体运动前的筛查和评估，制定包括运动频率、强度、时间、形式的运动处方，以便有计划地经常性运动，达到防治疾病、促进健康的目的。

7. 心理干预　是指在心理学理论指导下有计划且按步骤地对一定对象的心理活动、个性特征或心理问题施加影响，使之发生朝向预期目标变化的过程。

8. 护理干预　为预防并发症，促进、保持或恢复患者的生理和心理功能而采取的各种护理措施。

9. 干预处方　涉及营养、运动、心理、护理四个方面的具有促进健康作用的指导性文书。

10. 健康再评估　根据随访/随诊的信息再收集和检测结果等数据，在健康管理过程中适时对健康管理对象的健康状况进行再次评估，并依据再评估结果重新制定或调整干预方案，从而进入下一轮健康管理循环。

11. 慢性病 是对一类起病隐匿，病程长且病情迁延不愈，缺乏确切的传染性生物病因证据，病因复杂，且有些尚未完全被确认的疾病的概括性总称。

12. 生活社区 城市居民生活和城市治理的基本单元。主要涉及社区卫生服务中心、居民社区、社区公园等场所。

13. 农村社区 主要是指以自然村或行政村为主体的生活共同体，包括乡镇管辖区域和村民小组范围。主要涉及乡镇卫生院、村卫生室等场所。

14. 功能社区 是指由企业、学校、机关等相同处境人群构成的社群，是劳动力人群和青少年聚集的场所。主要涉及养老机构、企业等场所。

第二节　遵循原则

一、总原则

（一）健康管理服务规范原则

在政府引导和医院参与的基础上，以促进全员健康为目标，促成社区、家庭和个人多方协作，实现诊疗、干预、管理全面规范，从内涵建设、硬件及软件对健康管理服务进行全面规范，使房屋、设备、布局、人员配置、管理制度、机构职能、服务规范和流程等系列标准化，使健康管理服务的各项工作都能有据可循，实现标准化管理。

（二）SMART 原则

具体（specific）、可衡量（measurable）、可达到（attainable）、相关性（relevant）、有明确截止日期（time-bound），细化构成要素，明确各相关要素的范围，形成基层健康管理规范的整体框架及要素。

（三）贯彻主动健康理念原则

进行健康管理服务时以"人民健康"为核心，以"预防为主、防治结合"为原则，立足全人群和全生命周期的健康服务理念，具有主动性、预防性、系统性，且涉及预防、诊断、治疗、康复、护理、养生等多个健康服务环节。

二、健康问题选择原则

1. 选择在社区流行率高、致残率高、覆盖面广、医疗成本高的健康问题。

2. 健康问题的危险因素需明确，有大量的循证医学支持且健康危险因素可控，通过科学的方式干预，可以预防和控制其发展。

3. 健康问题的评估可以借助简单的仪器、问卷调查等具体量化。

4. 健康问题要包含心理健康问题，使服务对象全部身心状态都在健康管理范围内，确保健康管理对象整体健康。

5. 健康问题适宜在社区医院等机构开展诊疗、管理。

三、健康管理服务对象原则

（一）全员管理原则

1. 健康人群管理　通过实施健康管理，使健康人群能够得到科学、系统的健康教育与指导，保持健康生活方式，并定期进行健康检测与评估，保持低患病风险水平。

2. 高危人群管理　通过实施健康管理，使患病高危人群能定期得到健康状态的监测和评估，通过干预患病危险因素，降低患病风险，不断提高健康水平。

3. 患病人群管理　在临床治疗的基础上，通过实施健康管理，使患病人群按照特定干预处方，参与自身健康改善计划，延缓疾病的进程及防止并发症发生，提高生命质量。

（二）主动健康原则

1. 实现自我主动管理、社区主要管理、上级医疗机构协同管理相结合。

2. 健康管理者与服务对象之间必须按照健康管理的流程，相互配合，达成互动。

3. 要建立好健康管理者与服务对象之间的互动平台，拓宽互动渠道，确保互动效果。

4. 要让服务对象积极主动参与到健康管理中，在互动中达到恢复健康、维护健康、促进健康的目的。

（三）管理全过程原则

1. 遵循全程原则，管理措施针对慢性病自然病程全过程，提供慢性病每个阶段的健康管理服务。

2. 遵循动态调整原则，根据个体健康状况的动态变化、疾病的不同阶段及时调整健康促进计划，确保其健康水平得到长期、连续性的监测。

（四）健康管理执行原则

1. 以健康体检、问卷调查等方式进行信息采集时需挑选适宜环境、给予充足时间、选取适当评估方法、运用沟通技巧收集准确信息。

2. 信息采集后，需利用风险评估模型对服务对象信息进行综合分析，以量化等多种形式注明服务对象存在的慢性病危险因素和潜在心理问题。

3. 服务对象干预处方的制定需结合患者个人情况，在满足干预要求的同时，要考虑患者经济情况与长期执行的可行性等多方面因素。

4. 服务对象患病情况归档，建立"评估－回顾－调整"的长期随访管理流程。随访时应密切关注指标的变化，适时调整干预方案，必要时可向上级医院转诊。

（五）个体化原则

1. 健康管理需按照不同个体的健康状况和健康危险因素，制定个体化的健康干预处方，使健康管理更具针对性和经济性。

2. 按照不同健康管理对象实际需求，分层次编制各类健康管理对象可接受的健康管理服务方案。

3. 需考虑个体的遗传因素、年龄、性别、经济、文化背景、社会和生活环境的差异性。

（六）可行性原则

1. 需考虑提供健康管理服务机构现有设备、人员、空间等现有基础及其可发展空间，制定可全面大力推广的服务规范。

2. 需考虑服务对象的经济、时间、人力等有关因素，制定切实可行、效果突出的干预方案。

第三节 健康管理机构要求

一、三类社区健康管理机构建设

（一）功能社区建设

在按功能区域划分的市民重要活动场所，包括机关和企事业单位、产业园区、商务楼宇、学校、养老机构等，根据不同区域和规模在内部设置门诊部、卫生所、保健站（医务室）等医疗机构。

（二）生活社区建设

生活社区是城市居民生活和城市治理的基本单元。生活社区建设旨在提供基本医疗和基本公共卫生服务，以健康为中心、家庭为单位、社区为半径、需求为导向，建立、健全家庭医师制度，落实双向转诊制度，打造综合性、低成本、高效率、方便群众的卫生服务体系，解决社区主要卫生问题。

（三）农村社区建设

是指在农村基本行政管辖范围内强化基层医疗卫生机构的责任，坚持健康服务资源县域统筹，加强农村基层健康管理人员队伍建设，履行健康管理服务的职能。

二、健康管理机构建设要求

1. 在原全科门诊的基础上增加全专科联合门诊，或将原有的相关科室整合为慢性病一体化门诊。

2. 增设健康小屋/体检中心、心理咨询门诊、营养咨询门诊、运动指导门诊等特色科室。

3. 在原有公共卫生科或预防保健科基础上，进行数字化改造，将预防接种的候诊、预检、留观等程序融为一体，门诊管理与免疫规划网络信息平台无缝对接。

三、人员要求

1. 家庭医师签约团队是以全科医师为基础的多学科团队，基础的家庭医师签约团队需要配备1名全科医师，1～2名护士，1名公共卫生医师。特色的家庭医师团队可根据需要再增加心理咨询师、健康管理师、药剂师、营养师、运动指导师（康复治疗师）等。

2. 医技科室人员应具有国家合法的专业技术任职资格，经过健康管理服务相关培训且合格。

3. 配备公共卫生事件管理（应急处置）人员、信息网络管理员及统计人员。

四、设备要求

1. 常规设备　能够满足开展健康管理服务范围内疾病诊断、健康评价所需指标要求的设备，如测量尺、身高体重计、血压计、血细胞分析计数仪、尿液分析检测仪、全自动或半自动生化仪、十二导联同步心电图机、X光机（DR）、彩色多普勒超声诊断仪等，或部分检查有条件转诊至上级医院完成。

2. 信息设备　配置具备信息报送、传输和自动化办公功能的网络计算机等设备，以及与功能相适应的信息管理系统，信息化建设符合国家和所在区域相关要求。

3. 建议配置部分智能设备　建议配置如心率臂表、血氧监测仪、动态血糖监测仪等智能设备，所有仪器设备资质证明齐全，数据准确有效。

4. 急救设备　需配备全导联心电图机、心脏除颤仪、简易呼吸器、供氧设备、抢救车及急救药品等。

5. 其他专科慢性病特殊检查设备　如糖足筛查包、检眼镜、定量超声检查（quantitative ultrasound，QUS）骨密度、肺功能仪等。

五、场地要求

1. 有进行健康管理服务的独立空间，满足健康评价、健康教育、干预指导空间需求。

2. 设置独立的体格检查室，检查室面积应不小于 6 m²。

3. 设备布局合理、分区明确、标识清楚，符合服务流程基本需求。

（1）整体建筑设施执行国家无障碍设计相关标准，并符合消防、安全保卫、应急疏散等功能要求。

（2）服务区域应当有空气调节设备，保持适宜温度和良好通风，定期消毒。

（3）应设置规范、清晰、醒目、统一的标识导向系统。

（4）设置医疗废物暂存处，实行医疗废物分类管理。

（5）设置等候服务与咨询区域，由专人负责解答。

六、信息网络要求

1. 有足够的安全措施，确保服务数据的安全。

2. 具有稳定的网络，满足数据备份、储存功能需求。

3. 编制网络安全防护方案，制定网络安全事件应急预案。

4. 网络安全产品应符合国家网络安全要求标准。

七、制度要求

1. 应建立人员、流程、信息、安全、培训考核等管理制度。

2. 应具备独立的健康管理专业技术与质量控制、分级诊疗及转诊基本制度。

3. 应具有放射专业管理制度、医学检验专业管理制度、感染管理制度、信息化管理制度等。

（胡华青　王　珩　孙浩翔　康芮含　亓海龙　张传虎）

参考文献

［1］中华人民共和国国家卫生健康委员会老龄健康司. 关于印发"十四五"健康老龄化规划的通知［EB/OL］.（2022-03-01）［2024-05-18］. http://www.nhc.gov.cn/lljks/pqt/202203/c51403dce9f-24f5882abe13962732919.shtml.

［2］俞艺丹, 张洋, 邓琦, 等. 基于主动健康理念的医养结合服务发展困境与优化策略研究［J］. 医学与社会, 2024, 37（5）：47-54.

［3］陈禹, 李玲孺, 石劢, 等. 营养干预在老年体质调理中的应用［J］. 中国老年学杂志, 2017, 37（3）：740-742.

［4］乔晓霞, 季丽丽, 司华新, 等. 社区衰弱老年人运动干预研究进展［J］. 中国老年学杂志, 2020, 40（15）：3346-3350.

［5］POLLOK J, VAN AGTEREN J E M, ESTERMAN A J, et al. Psychological therapies for the treatment of depression in chronic obstructive pulmonary disease［J］. Cochrane Db Syst Rev, 2019, 3（3）：CD012347.

［6］PASTOR DIANE K. Home sweet home：a concept analysis of home visiting［J］. Home Healthc Nurse, 2006, 24（6）：389-394.

［7］熊彦红, 郑彬, 许学年. SMART原则在卫生专利管理中的应用探索［J］. 中国卫生标准管理, 2019, 10（9）：60-63.

［8］叶恬恬, 赵允伍, 王晓松, 等. 基于"主动健康"理念的社区慢性病管理模式研究［J］. 卫生经济研究, 2021, 38（8）：45-48.

［9］LIU J, LI W D, YAO H Y, et al. Proactive health：an imperative to achieve the goal of healthy China［J］. China CDC Wkly, 2022, 4（36）：799-801.

［10］中华预防医学会. 数字化预防接种门诊基本功能标准（T/CPMA 016—2020）［J］. 中国预防医学杂志, 2021, 22（1）：1-3.

第五章

健康管理服务内容

一、一般信息采集

（一）基本信息登记

基本信息应包括服务对象的姓名、手机号、年龄、性别、民族、学历、职业、出生地、家庭住址、婚姻状况、既往史、家族史等，保证信息准确（附表1-1）。

（二）问卷调查

制定生活方式等方面的问卷调查（附表1-2），如运动习惯、饮食习惯、作息时间、有无不良嗜好等。

（三）量表筛查

1. 一般量表　包括自测健康评定量表（SRHMS）（附表1-3）、90项症状自评量表（SCL-90）（附表1-4）等。

2. 特殊量表　如专科慢性病特殊量表，用以评估服务对象的患病风险。

二、健康体检

（一）一般检查

1. 血压、心率、身高、体重、腰围、臀围、腰臀比。

2. 体格检查，如一般查体及慢性病专科查体。

3. 血常规、尿常规、粪常规。

4. 生化检查，如肝肾功能、血糖、血脂。

5. 心电图检查。

（二）影像学检查

如X线、B超检查等，以及根据服务对象慢性病开具个性化评估项目，如缺血性脑卒中需进行头颅CT检查。

（三）其他检查

1．肺功能（便携式肺功能仪）。

2．智能穿戴设备监测数据。

3．疾病高危因素筛查等（需根据每种慢性病进行针对性检测项目）。

三、特色评估指标

（一）营养相关指标

1．人体测量　体重指数（body mass index，BMI）、皮褶厚度与臂围、握力、体成分、骨密度等。

2．膳食状况　饮食习惯（包括喜好、每日餐次等），主食、蔬菜、水果、肉类、奶制品、调味品等摄入情况（包括种类及量），身体活动水平与饮食匹配状况等。

（二）运动相关指标

1．必要的筛查和评估明确服务对象是否存在运动禁忌。

2．进行身体素质相关指标评测，如心肺功能、肌肉力量、耐力、平衡性测定、灵敏性测定等。

3．运动收益估测和运动风险评估。

（三）心理相关指标

1．观察或询问服务对象有无焦虑、抑郁、烦躁、睡眠障碍等异常心理相关问题。

2．使用心理评估量表对服务对象进行初步评估，以初步判定其严重程度，严重的精神心理问题建议转诊精神专科治疗。

（四）护理相关指标

1．除一般信息外，应对护理对象现病史，如治疗与护理经过、所用药物的名称、剂量、方法、时间及疗效进行额外补充。

2．日常生活状况，包括基本膳食情况，食欲、排泄情况，日常生活活动能力，个人嗜好等。

3．可采用自制的老年人综合评估表、OARS日常生活活动量表、巴塞尔指数、标准吞咽功能评定量表、大小便失禁评估量表等进行综合评估。

4．对卧床休养患者及老年人坠床、压疮、下肢静脉血栓形成等风险进行评估。

5．对个人卫生、生活环境、膳食情况、睡眠情况、心理-社会情况进行记录。

四、健康评估

（一）目的

根据检查结果和量表评分，对受检者的健康状况作出全面评价，评估受检者目前的健康状况，分析影响受检者健康的危险因素，以量化的形式显示患某种慢性病的危险程度。

（二）风险评估规范流程

1. 结合国际公认的具有较好预测准确性的疾病风险预测模型，对高危人群进行患病风险预测。

2. 对于患病人群，利用国际公认的具有较好预测准确性的风险评估模型对并发症、急性发作期、预后等方面进行预测分析。

常见的慢性病风险预测方法包括指标法和模型法。

（1）指标法：是以慢性病主要危险因素作为筛查指标，明确各指标的判定标准，满足其中≥1种危险因素指标者，即判断为具有慢性病患病风险，在此基础上结合单病特点，增加特异判断指标，并确定是否为单病高危个体。

（2）模型法：是采用logistic回归分析、Cox比例风险模型、灰色模型等方法，利用队列研究或横断面调查数据构建预测模型，并计算个体慢性病的发病概率。模型纳入因素通常包括遗传因素、既往病史、生活方式及行为危险因素、体格测量指标、临床辅助检查指标和实验室指标等。

3. 针对现有的风险评估模型，在实施健康管理服务规范过程中，根据所搜集健康管理对象的相关数据形成的数据库进行模型的不断改进、优化。

4. 对于目前尚无风险评估模型的慢性病进行相关数据采集，形成数据库后进行构建风险评估模型。

5. 对服务对象的健康评估内容进行记录，以便于干预后进行比较分析再评估。

五、健康知识教育

1. 开展健康宣教，应包含疾病相应诊断标准、疾病危害、临床表现、高危因素及防治措施等。

2. 发放常见病、多发病及传染病防治知识和医学科普手册，并通过网络、微信公众号及短信等方式向居民推送健康知识。

3．定期举办健康知识教育小讲座，开展义诊咨询、预防疾病知识宣传及急救技能演示、讲解。

4．建议每年进行1次问诊筛查和健康体检，依据问诊筛查和健康体检结果针对性辅以健康教育和生活方式推荐。

5．健康教育可采取线上、线下不同的形式以满足居民需求。

六、提供干预处方

1．依据评估结果，将健康管理服务对象分类为健康人群、高危人群、患病人群。

2．根据健康评估结果，对纳入健康管理的服务对象及不同人群制定个体化干预处方。

（1）健康人群：对健康状况无异常且无患病风险的对象进行常规的健康教育。

（2）高危人群：对患病高风险人群进行健康指导，对其进行营养、运动、心理、护理、行为干预和医学相关治疗。

（3）患病人群：对于病情平稳者在医师指导下制定个性化治疗处方及干预措施，预防并发症及病情的进一步发展；对于病情急性变化者，及时转诊至上级医院治疗。

3．服务对象干预处方需结合患者个人情况，在满足干预要求的同时需考虑患者经济情况与长期执行的可行性等多方面因素。

4．干预处方应包含操作过程中的注意事项及应急方案。

5．干预处方的指导与随访可采用现场和远程相结合的方式。

6．确保服务对象及其家属掌握干预处方操作方法并制定干预处方操作手册。

七、干预内容

（一）运动干预

1．依据服务对象评估内容，告知其运动禁忌。

2．遵循运动干预原则，针对不同疾病患病人群和高危人群进行个性化运动处方制定，需包含适宜运动项目、频率、强度等内容。

3．相关运动风险及注意事项提示。

4．运动数据检测，活动量增加需循序渐进；视情况调整运动方案。

5．告知相关人群长期坚持运动干预方案的必要性。

（二）营养干预

1. 依据评估结果，对健康人群、高危人群、患病人群制定营养干预方案。

2. 遵循营养干预原则，明确营养干预目标，适时调整膳食内容。

3. 针对各种慢性病列出常见食谱推荐。

（三）心理干预

1. 依据评估量表测得结果及临床检查，对服务对象心理状况按无、轻、中、重进行分度。

2. 依照评估结果，根据不同人群提供相应诊疗方案。

3. 常用的干预方法包括：健康教育、放松活动、认知行为疗法、行为干预、支持性干预、正念认知疗法、深入心理干预、沟通心理干预、指导心理干预等。

4. 治疗效果不佳者需至精神专科门诊就诊，在医师指导下服用药物。

（四）护理干预

1. 依据护理评估结果，按干预要求对不同疾病服务对象制定针对性干预处方。

2. 护理内容需涵盖紧急问题处理预案、日常生活护理细则、一般护理及心理护理操作规范。

3. 对服务对象进行健康指导，减少和避免压疮、静脉血栓、误吸和窒息等情况出现。

4. 制定康复训练计划，协助服务对象进行康复训练。

5. 护理干预效果评价，依据评价内容及服务对象身体状况适时调整护理干预处方。

（五）行为干预

包括戒烟、限酒、规律作息等。

（六）医学相关治疗

1. 经运动、营养、心理等干预后未达到治疗目标者，可考虑配合药物辅助治疗，并定期评估药物的安全性及有效性。

2. 经生活方式干预和药物治疗等方法长期无效，有手术指征且有行手术意愿者，经综合评估后可考虑行手术治疗。

3. 当患者存在共病时，应做共病管理方案，当患者存在共病或共病在社区治疗困难时，即可考虑转诊到相应的专科进行治疗。

八、随访

依据评估结果分类，对健康人群、高危人群、患病人群制定不同的随访方案。

（一）内容涵盖

1. 个人健康知识知晓情况。

2. 个人行为危险因素改变情况。

3. 个人体格测量、实验室检测及临床辅助检测指标变化情况。

4. 个体慢性病发生危险程度变化情况。

5. 个体慢性病并发症发生情况。

6. 个体对服务的依从性情况。

7. 个体对服务的满意度调查等。

（二）随访频率

根据不同个体制定不同随访频率。

（三）随访方式

面对面访谈、电话、微信、手机App、网络在线随访等。

九、干预处方调整

1. 对服务对象的处方执行情况和效果进行随访或监测，根据对象健康状况、有无药物不良反应等进行记录。

2. 对记录情况进行分析评估，并结合服务对象身体状况进行干预处方调整。

3. 对一些在干预过程中服务对象出现新发疾病或疾病出现病情变化时，必要时及时转诊至上级医疗机构。

十、效果评价

1. 量表评分变化对比。

2. 体格指标变化。

3. 营养、运动相关指标对比。

4. 异常临床指标变化情况。

5. 干预处方完成情况及进展。

6. 结合风险评估模型进行效果评价。

十一、健康再评估

1. 根据随访收集的信息、检测结果等对健康管理对象在健康管理过程中适时对其健康状况进行再次评估。

2. 健康再评估分为随访评估、年度评估和出院前评估。

（1）随访评估指通过随访监测，发现相关指标控制不达标需进行再评估以调整干预方案；除首次评估内容外，应结合随访发现问题进行相应危险因素评估。

（2）年度评估是人群健康管理效果阶段性评价，可与国家基本公共卫生服务健康体检相结合，或与随访相结合，参照慢性病人群管理诊疗规范年度评估内容进行。

（3）出院前评估是对于干预过程中住院治疗者，根据病情和危险因素，制定健康管理干预方案，以有效控制疾病、降低再入院风险；评估内容除首次评估内容外，应结合本次入院危险因素进行。

十二、服务流程

在进行基层健康管理时，要有标准的服务流程（图5-1），首先对服务对象进行信息采集及健康评价，将人群分为健康人群、高危人群、患病人群。不同人群采取不同的干预手段。

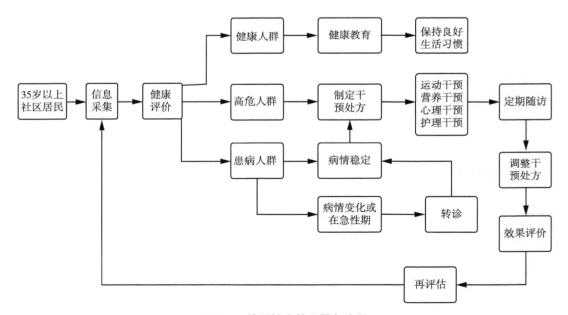

图5-1 基层健康管理服务流程

1. 针对健康人群，主要进行健康宣教，帮助此类人群明确生活中常见的疾病高危因素，保持良好生活习惯，预防疾病的发生。

2. 针对高危人群，除健康宣教外，应为服务对象制定个性化干预处方，对运动、营养、心理、护理等方面施行干预，定期随访，对干预效果进行记录、评价，并在随访时对高危人群再次进行评估、人群分类，从而改进干预手段，及时调整诊疗方案。

3. 针对患病人群，需依照疾病状况不同分类处理。对病情稳定的患病人群，为其制定个性化的运动、营养、心理、护理干预处方；对存在病情变化和处于急性期的患病人群，必要时行转诊治疗，待病情稳定后再为其制定干预处方。

（胡华青　王　珩　孙浩翔　康芮含　亓海龙　张传虎）

参考文献

［1］刘芹，陆杰华. 中老年人体质指数对日常生活活动能力的影响探究——基于CHARLS数据的验证［J］. 人口与发展，2020，26（6）：40-51.

［2］周静，刘芳，周明超，等. 一种新型日常生活活动能力量表与Barthel指数-5项在康复科中应用的特征比较［J］. 中国康复医学杂志，2021，36（12）：1529-1534.

［3］赵文华，周脉耕，武阳丰，等. 慢性病健康管理规范（T/CHAA 007-2019）［J］. 中国慢性病预防与控制，2020，28（1）：1-2.

［4］COX GEORGINA R，CALLAHAN PATCH，CHURCHILL RACHEL，et al. Psychological therapies versus antidepressant medication，alone and in combination for depression in children and adolescents.［J］. Cochrane Db Syst Rev，2012，11（11）：11CD008324.

［5］王子健，肖鹏，杨冬林. 正念认知疗法对抑郁症患者心理状态和生活质量的干预效果评价［J］. 中国健康教育，2021，37（9）：850-853.

［6］Division of Psychology，Department of Clinical Neuroscience，Karolinska Institutet，et al. Cognitive behavior therapy for health anxiety：systematic review and meta-analysis of clinical efficacy and health economic outcomes.［J］. Expert Rev Pharm Out，2019，19（6）：663-676.

第六章

慢性病主动健康管理诊疗规范概览

一、诊疗要求

1. 慢性病评估后的健康人群、高危人群及患病人群的健康管理由经过培训的医师负责，应与门诊服务相结合，结合服务对象基本信息及相关检查结果，进行诊治与管理干预。

2. 对初次诊断的患者严格按照目前公认的诊断标准诊断。

3. 保证初次获得的信息准确、全面，有针对性地获取诊断所需信息。

4. 对于疑诊、诊断不明的服务对象随访观察或建议及时前往上级医院诊治。

5. 加强宣传，告之服务内容，使更多的患者和居民愿意接受服务。

6. 每次提供服务后及时将相关信息记入患者健康档案。

7. 定期随访，对未能按照管理要求接受随访的人群，服务机构应主动与患者联系，保证管理的连续性。

二、服务对象

35岁及以上社区人群。

三、信息采集

（一）一般信息采集

1. **基本信息** 姓名、年龄、性别、婚姻状况、BMI。

2. **患病信息** 主诉、现病史、既往史及用药信息、家族慢性病史。

3. **生活信息** 居住环境、膳食信息、运动习惯、睡眠情况、吸烟习惯、饮酒情况。

4. **社会心理因素** 了解家庭、工作、个人心理、文化程度、有无精神创伤史等。

（二）健康体检

1. **体格检查指标** 观测血压、心率、身高、体重、腰臀围、BMI、杵状指、氧合指数下降表现等。

2. 辅助检查指标 血常规、尿常规、粪常规、生化指标（肝肾功能、电解质、血糖、血脂等）、甲状腺功能、心电图、胸部 X 线、胸腰椎 X 线、胸部 CT、肺功能、骨密度、经皮脉搏血氧饱和度监测、颈动脉超声等。

（三）其他指标

心理问题自测、神经系统检查、糖尿病相关下肢及足部皮肤情况、药物不良反应、情绪测查、各类慢性病并发症发生情况等。

四、健康风险评估

1. 方法 包括量表评估、症状评估、疾病诊断标准、高危因素对照。

2. 目的 评估居民健康状况，将其分为健康人群、高危人群、患病人群，以提供更合适的干预方案。

五、评估结果处理

明确居民健康状况，将数据归档，并制定诊疗方案。

六、主动健康指导

1. 健康人群 包括健康宣教、生活方式指导、体检建议。

2. 高危人群 包括健康宣教、生活方式干预、心理干预和/或药物治疗。

3. 患病人群 包括健康宣教、共病管理、护理干预、心理干预、生活方式干预和医学相关治疗。

4. 特殊人群处理 对患者进行综合评估，参考药物相关适应证进行药物选择，必要时建议转至上级医院进一步处理。

七、制定定期随访计划

根据患者个体情况，制定 3 ～ 6 个月甚至更久的随访方案并按需建立"评估－回顾－调整"长期随访的管理流程，随访时应密切关注指标的变化。依据随访信息重新进行综合评估并更新综合管理方案。对于不能够门诊随访的患者，建议应用电话、家庭访视或互联网平台的方式随访。

（一）健康人群随访内容

1. 问诊　询问其健康知识知晓情况、身体情况、居住环境及工作环境等有无改变。

2. 体格检查　包括血压、心率、身高、体重、腰臀围等基础检查。

3. 辅助检查　进行疾病相关检查并采用国际评估方案进行评估。

（二）高危人群随访内容

1. 问诊　问询危险因素是否有远离，身体情况、居住环境及工作环境等有无改变。

2. 体格检查　包括血压、心率、身高、体重、腰围、臀围等基础检查和/或针对危险因素制定相应检查方案。

3. 辅助检查　包括血常规、尿常规、粪常规、生化指标（肝肾功能、电解质、血糖、血脂等）、心电图、影像学等基本检查。

4. 其他　针对危险因素进行相关检查并采用国际评估量方案表进行评估。

（三）患病人群随访内容

1. 问诊　问询其患病情况有无明显改变、有无治疗的不良反应及疾病进展情况，指导患者药物及器械的使用方法。

2. 体格检查　包括血压、心率、身高、体重、腰围、臀围等基础检查和针对患病情况所制定的针对性检查方案。

3. 辅助检查　包括血常规、尿常规、粪常规、生化指标（肝肾功能、电解质、血糖、血脂等）、心电图、影像学等基本检查。

4. 其他检查　针对危险因素进行相关检查并采用国际评估方案进行评估；各类慢性病并发症的发生情况；评估患者对药物治疗方案的遵从性、对治疗的反应等。

（四）随访频次

1. 健康人群　每年≥1次。

2. 高危人群　每半年≥1次。

3. 患病人群　每3个月≥1次。

（五）随访方式

门诊就诊、电话随访、家庭访视等。

（六）随访措施

1. 随访时应密切关注指标变化，识别任何可能影响干预效果的因素，针对性调整干预方案。

2. 对需要转诊到上级医院的情况，及时评估并启动双向转诊工作，严格把握好需要转诊的情况（见附录二）。

（胡华青　王　珩　孙浩翔　康芮含　亓海龙　张传虎）

第七章
主要健康问题干预规范概览

一、干预规范要求

1. 干预相关指标测评之前应告知服务对象测评目的及相关注意事项。

2. 在进行干预处方制定之前应完成各项干预相关评估指标的测评，保证获得的干预相关评估指标信息全面、准确。

3. 需明确服务对象是否为患病人群，若为患病人群，需有专业医师明确是否有相应的干预禁忌。

4. 干预处方的制定应结合患者实际情况及兴趣爱好。

5. 干预处方执行过程中应与服务对象保持联系，保证干预处方执行的连续性。

6. 干预处方制定及干预处方调整相关信息详细记入档案。

二、营养干预

（一）相关概述

1. 能量、营养素及其他膳食成分。

2. 食物的分类。

（二）营养干预膳食原则

1. 食物多样，合理搭配。

2. 多吃蔬果、奶类、全谷、大豆。

3. 适量吃鱼、禽、蛋、瘦肉。

4. 少油少盐，控糖控油，戒烟限酒。

5. 规律进餐，足量饮水。

6. 吃动平衡，维持健康体重。

（三）膳食相关技巧

1. 学习膳食宝塔相关内容，包括每类食物在膳食中的地位及推荐数量。

2. 明确食物交换的原理，将食物按照类别、营养特征分类，按照所提供能量或某营养成分相近的原则，进行同类食物之间交换的质量换算。

3. 知悉食物生熟比。食物在烹调的过程中，由于吸水或失水作用，食物重量会发生变化，这个变化比值叫作生熟比。

4. 阅读预包装食品标签和营养标签。

5. 了解不同生活方式或职业的人群身体活动水平。

6. 了解18岁及以上成年人膳食能量需要量。

（四）食谱推荐

包括成年女性食谱、成年男性食谱、老年人食谱，具体见本书第十五章。

（五）常见慢性病及其风险人群营养干预处方

1. 干预目标　根据临床实际结合患者的病情，促进并维持健康的饮食习惯，选择合适的食物，改善血糖、血压、血脂等指标，使整体达到并维持合理水平范围，以控制或延缓并发症的发生。

2. 营养评估要点　需要从膳食调查、人体测量、临床检查及实验室检查等方面进行营养评估。

3. 干预内容

（1）适宜的总能量摄入，依据患者个体情况调整能量摄入方案。

（2）根据疾病状况调整蛋白质、脂肪及碳水化合物的供能比例及摄入量。

（3）矿物质及维生素的摄入量依据不同疾病特点及患者营养评估结果进行调整，满足机体的需要量。

（4）不推荐饮酒。

（5）结合患者的饮食习惯、疾病需求，合理分配餐次。

三、运动干预

（一）总论

1. 缺乏运动和久坐行为及其危害。

2. 运动的益处。

3．运动的类型，包括有氧运动、抗阻运动、柔韧性运动、多组分运动。

4．运动相关风险，如在进行运动的过程中，可能会出现肌肉骨骼损伤和心血管并发症。

5．运动前评估，包括以下方面。①一般性评估：病史、用药史、运动习惯、心血管疾病危险因素；②运动习惯和体力活动强度评估；③运动前健康筛查；④运动风险评估和运动指导；⑤运动测试；⑥其他评估：意识、认知、言语状态、平衡和行走能力；⑦不适宜参加运动的特殊情况。

6．运动处方，包括以下方面。①中医养生保健操：适合慢性病高风险人群；②个体化运动处方：适合慢性病低风险人群及健康人群；③运动程序：包括热身、运动、冷却三个阶段；④运动注意事项。

7．运动终止指征，具体见本书第十六章。

8．运动后评价，包括以下方面。①身体感受评价：主观感受及客观体征；②运动效果评价；③依从性评估；④安全风险评估：并发症评估和环境因素。

9．运动风险控制，包括以下方面。①运动前充分的评估和运动测试；②注重运动程序、循序渐进、适度量力；③疾病危险因素的控制，注意监测血压、血糖等指标；④具备完整的基层转诊制度和突发事件应急处理流程等。

（二）健康成年人、老年人、常见慢性病及其风险人群运动处方

1．运动处方包括有氧运动、抗阻运动、柔韧性运动、多组分运动（注明每种运动的频率、强度、时间、方式）。

2．运动后评价。

3．运动风险控制。

4．运动相关健康教育及注意事项等。

（三）常见运动项目推荐

包括热身和冷却/整理项目、有氧运动项目、抗阻运动、多组分运动、中医养生保健操、太极拳、八段锦、五禽戏等。

四、心理干预

1．社区慢性病人群存在的常见心理问题有睡眠问题、抑郁、焦虑。

2．社区慢性病人群心理干预规范

（1）心理问题自测：采用失眠严重程度量表（insomnia severity index，ISI）、抑郁筛查

量表（patient health questionnaire，PHQ-9）、广泛性焦虑量表（generalized anxiety disorder，GAD-7）等，根据评分标准，评估是否存在心理问题及其严重程度，采取相应的干预方法。

（2）常见心理问题干预处方：①睡眠问题，健康教育、放松活动、刺激控制法、睡眠限制法、认知调整法、物理疗法、药物治疗；②抑郁，健康教育、认知行为疗法、正念认知疗法、药物治疗；③焦虑，健康教育、放松训练、认知行为疗法、药物治疗。

五、护理干预

（一）服务对象

60岁以上社区居民及患病人群。

（二）干预要求

配置基本设备/工具、准备相应测试评估标准表。

（三）干预内容

1. 干预前评估

（1）评估要求：适宜的环境、安排充分的时间、适当的方法、运用沟通技巧。

（2）评估内容：①一般资料，姓名、性别、年龄、民族、籍贯、婚姻状况、职业、宗教信仰、文化程度、经济状况、医疗费支付方式、家庭住址、联系方式等；②现病史、既往史、个人史；③日常生活状况、心理-社会状况；④体格检查、实验室检查及辅助检查结果。

（四）老年人常见慢性病护理干预处方

1. 疾病知识宣教及健康指导。

2. 日常生活护理。

3. 特殊护理（相关疾病的护理）。

4. 用药护理。

5. 失能/半失能人群护理。

（五）护理干预效果评价

经过有效护理，老年人生活质量提高，所患慢性病病情得到更好的控制，血压、血糖等指标得到更好的控制，失能/半失能老年人日常生活需求得到满足，社会适应能力得到提高，防止相关并发症的发生，降低住院率及死亡率。

（胡华青　王　珩　孙浩翔　康芮含　亓海龙　张传虎）

参考文献

［1］蔡芳，符秀梅，张万英，等. 有氧运动对老年慢性病患者健康管理效果的影响［J］. 中国老年学杂志，2019，39（19）：4762-4765.

［2］张亚群，王岸新. 不同强度抗阻运动对老年人心血管功能和运动能力的影响［J］. 中国老年学杂志，2023，43（15）：3835-3839.

［3］石磊，白姣姣，王峥，等. 柔韧性训练对老年糖尿病周围神经病变患者平衡功能的影响［J］. 护理学杂志，2023，38（23）：80-83.

［4］谭春苗，姜芬，王小环，等. 多组分运动训练方案对老年COPD病人四肢骨骼肌功能的影响［J］. 护理研究，2023，37（22）：4106-4110.

［5］国家卫生健康委员会疾病预防控制局，国家心血管病中心，中国医学科学院阜外医院. 中国高血压健康管理规范（2019）［J］. 中华心血管病杂志，2020，48（1）：10-46.

［6］何兴月，郝佳琪，杨辉，等. 脑卒中患者家庭护理评估工具的研究进展［J］. 中国全科医学，2021，24（12）：1564-1569.

［7］吴颖华，贺宇红，冯元华，等. 社区骨质疏松症患者医护联合专病护理干预效果的研究［J］. 中国全科医学，2020，23（S1）：21-23.

［8］邓健民，任媛. 社区护理在肥胖症患者中的应用价值［J］. 中国卫生事业管理，2019，36（1）：76-78.

第八章

服务管理与质量控制

第一节　服务管理

一、组织管理

1. 以新时代管理理念践行发展，新时代管理理念强调"以人民健康为中心"，力求从服务治疗、技术水平、医疗安全等多方面入手提升质量、提高效率，深耕细作，推动发展。

2. 应建立与健康管理服务相对应的组织机构，明确各部门和岗位的工作职责和权限，做到职权集中、明确，避免工作上的交叉重叠、责任划分不清。

3. 应建立良好的沟通渠道、明确沟通的方式和时机，切实满足患者的服务需求，避免出现医患双方沟通不及时及情绪化等问题。

4. 应建立科学合理的服务质量管理体系，对服务资源、服务过程、服务监督与改进进行管理，树立标准化，流程化的管理模式，落于实处，避免预案的纸面化、浅表化，加大执行力度、准度，建设长效评判机制，将监督考核形成闭环，对存在的漏洞持续修正、增补。

二、设备管理

1. 建立设备使用的临床准入制度，加强操作人员的培训和考核，施行设备使用的规范化操作、规范化管理、提高医疗水准。

2. 医疗设备的正常使用有特定的环境要求，对于某些大型设备需监控环境是否存在粉尘、有害有毒气体等的干扰，确保相关因素不会对诊疗过程有影响。

3. 构建医疗设备使用质量评分机制，综合化评估设备使用情况，如有异常需参照相关设备风险管理方案执行。

4. 设备需要专人维护，应有维护记录，确保设备处于正常状态，定期组织相关设备参加计量部门的强制检定，以保证设备的安全使用。

5．医疗设备使用人员和工程师之间必须加强合作，强化设备的维护保养、易损件更换、及时了解设备运行状况，减少设备安全隐患。

6．建立仪器设备检定和校准程序，定期对设备进行核准校对，应制定应急预案，以确保不因设备故障影响正常的诊疗业务。

7．定期统计、分析、汇总医疗设备不良事件，了解事故发生、发展原因的详细情况，必要时由相关厂商配合分析原因。

8．评估相关设备使用频率、使用情况、使用寿命、精度下降情况，当维修成本高昂或无维修可能时可提交报废申请。

9．每日服务结束后，有专门的工作人员切断电源。

三、档案管理

1．设立综合信息机构，协调运转档案管理工作，综合管理内部工作档案和医疗业务档案；进行纸质档案和信息档案的集中管理，对纸质不便集中管理的，先实现数字档案信息集中管理，对已有纸质档案仍需妥善保存，根据职能分工授权访问。

2．建立规范化的档案管理制度，健全档案收集、整理、归档流程，制定严密信息审核制度，在档案调取时审查流程，设置访问权限，加强信息管控，限制信息资源利用范围。

3．建立终生电子健康档案，要做到客观、真实、全面，并按照规范化的流程逐步落实健康管理计划。让患者从中了解自身健康信息及其动态变化（电子档案应包括生活方式相关信息、既往体检指标、慢性病相关信息、就医信息及各类信息的动态变化过程）。

4．档案主要功能包括收集、储存个人健康数据，并作为其他模块的信息来源，应具备数据录入、查询、浏览、修改及个人信息汇总等功能，并将个人健康信息以时间序列的形式进行管理，实现对个人健康改善状况进行跟踪及效果评估。

5．提高档案管理人员业务水平，要求按照专业手段归类整理，对声像、音频档案有存储预案，了解、学习日益更新的存储手段。提高相关工作人员重视程度，思想上加强管理，树立档案保护意识，重视档案工作。

6．从重点环节做好战略保障，处理医疗健康信息等敏感个人信息需符合特定目的和充分必要，采取严格保护措施。应在卫生健康主管部门安全监管下，抓好软硬件和管理，应对健康医疗大数据相关道德、法律问题，平衡保护隐私、保护生命健康等利益关系，强化法纪意识，遵守职业道德，防范安全风险。

四、安全管理

1. 在诊疗部门内部广泛开展医德医风及公共安全管理教育。

2. 进行岗前培训，医护人员应熟练掌握各种急救知识及急救技能，不断提升业务水平，并定期考核。

3. 保证信息安全，做好服务对象资料备份及隐私保护。

4. 建设安全管理系统的标准化体系，建立长效机制，闭环式监督考核标准，加强针对安全隐患的持续监督。

5. 应做到安全管理职权集中，落实安全管理主体责任。对医院、社区实验室或检查室进行综合监管。

6. 除对医护人员进行医疗安全教育外，应开展消防、用电等安全技能培训，进行三级安全教育，形成良好的安全工作氛围。

7. 应当具有应急处置能力，定期开展应急处置能力培训和演练，以《中华人民共和国突发事件应对法》等为依据，制定符合公共利益优先的公共卫生事件的处置预案。

第二节　质量控制

一、质量控制基本要求

1. 根据制定的各种规章制度，做好培训和落实，建立质量控制组织，配备质控人员。

2. 定期召开质量控制与持续改进会议，研究确定整改方向和措施，并形成工作记录。

3. 确保测评项目科学适用、测评过程规范，数据收集准确。

4. 建立异常情况发现和纠正机制，并记录服务过程中出现的异常情况、纠正措施及纠正结果。

二、建设质量管理组织体系

1. 各级卫生健康行政部门总揽全局、顶层设计，确立制度保障。

2. 各级专业质控组织制定质控指标，持续改进实施策略。

3．建立医疗机构质控组织体系，对质控指标合理分析，持续改进，医疗机构参与人员需涵盖正式员工及临时聘用人员，做到人人参与、事事落实。

（1）决策级：决定医疗机构质量改进的方针、方法、政策，制定年度质量控制改进方案及对患者安全进行统筹规划。

（2）管理级：统筹内部质量管理，责任划分明确，职能分配具体，并对患者安全进行监督。

（3）执行级：对质量控制项目进行组织和实施，进行质量项目改进培训，对患者安全保障进行全面推进。

4．建立患者评价体系，收集、整理患者就医反馈，针对反馈内容整改、调整管理方式、流程，使医疗质量安全持续改进。

三、建设质量保障体系

1．建立以安全为首位的风险评估机制　相关医疗质量与管理部门应针对医疗机构内常见影响医疗安全的医疗设备因素、医源性因素、药源性因素进行相关风险评估，对可能造成安全风险的因素进行溯源、清正，减少医疗安全隐患。

2．安全、不良事件报告制度　发挥科室责任人作用，构建医疗安全督察机制，形成随时检查、随时报告、人人参与、事事落实安全防护网络。

3．建立应急处理机制，规划应急处理预案　成立相关负责小组，明确相应处理流程和应对措施，对紧急事件的经过进行记录，正确进行评估及处理。

4．常态化培训机制的建立　在加强业务水平培训和考核的同时，应对所有工作人员加强安全目标的教育工作及相关法律法规的科普，树牢医疗安全的责任意识，保障患者就医安全。

5．分解标准、明确责任　将不同标准内容分由不同部门落实操办，明确每个小组职责，规范操作流程、利于监管。

四、建设诊疗规范体系

（一）规范诊疗行为

1．提高基层卫生机构诊疗水平，开展相应诊疗指南学习工作，明确指南内容，定期考核，诊疗过程需参考指南意见。

2. 制定诊疗标准操作规程，从接诊、病历书写、诊断、治疗到治疗完毕报告的每一个环节，都应有明确的操作规程和质量标准，确保每一位医师和护士在实际操作中有统一的标准可循。

3. 针对常见疾病和高发病，按照标准化的临床路径，诊断准确性和治疗效果评估通过规范诊疗过程，提高治疗的科学性和效果的一致性。

4. 建立技术管理规范要求，减少影像学等先进诊疗手段的错用、滥用，简化患者诊疗流程、减轻患者经济负担。

5. 以实际临床问题建立特殊情况处理预案，如重大传染病等突发感染事件，进行模拟演练，确保在突发公共卫生事件中，医院能够迅速组建应急小组，协调资源，应对挑战保障诊疗安全。

（二）诊断准确性和治疗效果评估

1. 病例讨论和疑难病会诊　通过定期召开病例讨论会，尤其针对疑难病例和误诊案例进行分析，分享经验，提高诊断准确性。

2. 定期病例抽查和回顾性分析　质控部门应定期抽查病例，分析诊断和治疗的准确性，确保诊疗行为的科学合理性，并通过分析找到需要改进的地方。

（三）护理质量控制

1. 护理操作标准化　需有详细的标准操作规程。

2. 护理记录的规范化　确保护理记录的及时、准确和完整。护理记录应涵盖患者的病情变化、护理措施和治疗反应，确保信息的连续性。

3. 个性化护理计划　根据患者的病情、年龄、性别、文化背景等因素，制定个性化的护理计划，特别是对于老年患者和特殊疾病患者。

4. 护理安全事件报告机制　鼓励护士主动报告护理安全事件，如药物错误、跌倒、压疮等，通过分析和反馈，制定相应的预防措施。

5. 患者护理风险评估　对每位患者进行全面的护理风险评估，制定有针对性的预防措施，如压疮风险评估、跌倒风险评估、药物过敏筛查等。

（四）患者用药教育

用药指导和宣传：对患者及其家属进行详细的用药教育，解释药物的用途、剂量、使用方法和注意事项，特别是对老年人和慢性病患者，需耐心重复，确保其能规律服用。

（五）建立诊疗保障体系

1. 各级卫生机构需依据现有医疗设备建立操作管理规范、设立制度，保障诊疗过程长效运行，确保所有设备操作人员都经过专业培训，并具备操作设备的资质。

2. 设备故障报警与应急响应，需对设备的异常状况进行实时监测和报警，及时进行检修和更换，确保医疗服务不中断。

3. 设备使用记录与追踪，通过设备管理系统，追踪每一台设备的使用情况和操作记录，确保设备操作的可追溯性。

4. 设备故障和停电演练，包括停电、设备故障等情况的应急处理演练，确保在关键时刻，医疗机构能够有效应对，保障诊疗工作的连续性。

5. 树立卫生标准，确保就医环境符合国家对医疗场地要求，更好地为患者提供服务。

五、推行质控活动方案

1. 加强病历质控　病历是对临床诊疗工作的记录，规范医师对病历的书写要求，提升病历书写水平，强化质量安全、责任意识，为医疗质量夯实基础。

2. 推进临床合理用药质控　对临床用药情况进行实时监测，加强用药规范，定期对用药信息进行合理化筛查，对门诊/住院处方进行审核评价。加强临床合理用药培训、检查、指导、反馈、改进工作，提升临床用药水平，促使质量控制水平不断提升。

3. 开展专科诊疗质控　严格控制诊疗过程中的不规范行为、相应药物的不规范使用、相应专科操作的不规范施行，让专科诊治更加规范、健康。

4. 建设动态检测、预警和评估体系

（1）建立异常情况发现和纠正机制：采用计划－执行－检查－行动循环，记录服务过程中出现的异常情况、纠正措施及纠正结果。

（2）定期召开质量控制与持续改进会议：依照质控报告，提出、反馈当前存在的问题和进行改善建议，研究确定整改方向和措施，并形成工作记录。

（胡华青　王　珩　孙浩翔　康芮含　亓海龙　张传虎）

参考文献

[1] 程歆琦，周君，周欣，等. 医疗设备全生命周期质量管理体系构建 [J]. 中国医院，2021，25（3）：75-77.

［2］周耀林，吴化，刘丽英，等．健康医疗大数据背景下我国医院档案管理研究：需求、转变与对策［J］．档案学研究，2021，（6）：78-83.

［3］彭艳玲，张毅．医院公共安全管理现状与思考［J］．医院管理论坛，2016，33（8）：11-12，6.

［4］陈春，袁兆龙．我国医院非医疗安全管理存在的问题及治理对策［J］．中国医院管理，2017，37（9）：67-69.

［5］曹海涛．健康扶贫的若干思考及建议［J］．内蒙古科技与经济，2016（23）：10，16.

［6］邹珺，陈欢欢，苏剑楠．四川叙永精准扶贫实现县内住院"零自付"的实践探索［J］．卫生经济研究，2017，362（6）：14-17.

［7］孙佳璐，马旭东．我国医疗质量管理与控制体系的建立与发展［J］．中国医院管理，2021，41（12）：47-49.

［8］刘景诗，黄钢，肖雪莲．基于JCI标准的医院质量管理体系建设［J］．中国医院管理，2015，35（11）：35-37.

［9］刘海霞，伍祥林，武芳．肿瘤专科医院医疗质控体系的实践［J］．重庆医学，2014，43（23）：3106-3107.

第三篇
慢性病主动健康管理诊疗规范

第九章

高血压主动健康管理诊疗规范

第一节　高血压主动健康管理服务内容

一、服务对象

35岁及以上社区居民。

二、服务流程

高血压主动健康管理服务流程见图9-1。

三、健康信息采集

（一）问诊项目

1. 基本信息　性别、年龄。

2. 患病信息　发病年龄，血压最高水平和一般水平，伴随症状，降压药物使用情况及治疗反应，既往是否有糖尿病、脑卒中、冠心病、心力衰竭、心房颤动、肾脏疾病、打鼾伴呼吸暂停、甲状腺疾病等病史；高血压、糖尿病、血脂异常及早发心血管病家族史。

3. 体质信息　身高、体重、BMI、腰围、臀围。

4. 用药信息　如避孕药、甘草片、镇痛药物、非甾体抗炎药、抗抑郁药等。

5. 生活史　包括饮食、吸烟、饮酒、体力活动量、睡眠情况等。

6. 社会心理因素　了解家庭、工作、个人心理、文化程度、有无精神创伤史等情况。

（二）体检项目

1. 体格检查　包括血压（初诊患者需监测双上肢血压）、心率、心律、身高、体重、腰围、大动脉搏动、血管杂音。

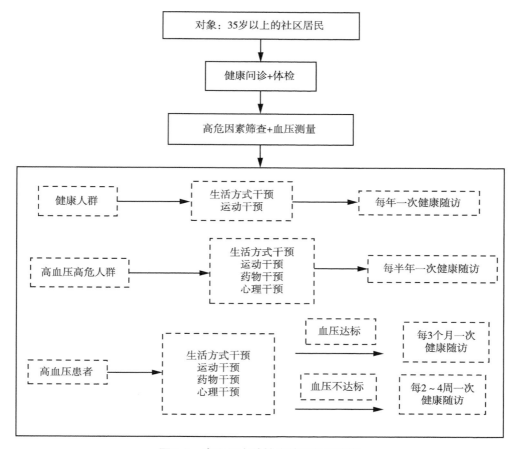

图9-1　高血压主动健康管理服务流程

2. 辅助检查　建议做血常规、尿常规、生化检查（肌酐、尿酸、丙氨酸氨基转移酶、血钾、血钠、血氯、血糖、血脂）、心电图（识别有无左心室肥厚、心肌梗死、心律失常如心房颤动等）。

有条件者可选做动态血压监测、超声心动图、颈动脉超声、尿白蛋白/肌酐比、胸部X线检查、眼底检查等。

四、健康风险评估

（一）健康人群

排除高血压患病人群和高危人群以外的18岁及以上人群。

（二）高血压高危人群

具有以下9项危险因素之一的人群：①高血压前期，收缩压120～139 mmHg和/或舒张压 80 ～ 89 mmHg；②年龄 ≥ 45 岁；③超重和肥胖，BMI ≥ 24.0 kg/m², 或向心性肥胖（男性腰围 ≥ 90 cm, 女性腰围 ≥ 85 cm）；④有高血压家族史；⑤高盐饮食；⑥长期大量饮酒；⑦吸烟（含被动吸烟）；⑧缺乏体力活动；⑨长期精神紧张。

（三）高血压患病人群

通过高血压诊断标准（表 9-1）判断。

表 9-1　高血压诊断标准

分类	收缩压（mmHg）		舒张压（mmHg）
诊室测量血压	≥ 140	和/或	≥ 90
动态血压监测			
白天（或清醒状态）	≥ 135	和/或	≥ 85
夜间（或睡眠状态）	≥ 120	和/或	≥ 70
24 小时平均值	≥ 130	和/或	≥ 80
家庭血压监测	≥ 135	和/或	≥ 85

注：①此诊断标准参考《中国高血压防治指南（2024年修订版）》；②家庭血压监测：结合我国居民生活方式，建议连续测量 5 ～ 7 天，早晚各测量 2 ～ 3 次。早上在起床后排空膀胱、服药前和早饭前坐位测量血压，晚上在晚饭后、洗漱后、睡觉前测量血压。在不少于 3 天、12 个测量值时取平均值；③建议以动态血压监测日记卡所记录的早晨觉醒和晚上入睡时间来定义白天和夜间时段，白天时段最好扣除掉午睡时段。如未记录作息时间，可根据当地居民的生活方式，采用狭窄的固定时间段，去除血压变化较大的清晨起床和晚上睡觉前的时间段后定义白天和夜间，如将早 8 点至晚 8 点共 12 小时定义为白天，将晚 11 点至凌晨 5 点共 6 小时定义为夜间。新疆维吾尔自治区、西藏自治区等地区可按照北京时间顺延 1 ～ 2 小时。

在未使用降压药物的情况下，非同日 3 次测量诊室血压，收缩压（systolic blood pressure，SBP） ≥ 140 mmHg 和/或舒张压（diastolic blood pressure，DBP） ≥ 90 mmHg，应诊断为高血压。患者既往有高血压史，目前正在使用降压药物，血压虽然低于 140/90 mmHg，仍应诊断为高血压。动态血压的高血压诊断标准：平均 SBP/DBP 24 h ≥ 130/80 mmHg；白天 SBP/DBP ≥ 135/85 mmHg；夜间 SBP/DBP ≥ 120/70 mmHg。家庭血压的高血压诊断标准为 SBP/DBP ≥ 135/85 mmHg。

五、主动健康指导

（一）健康人群

1. 指导原则　以健康教育、生活方式指导为主。每年进行 1 次问诊筛查和健康体检。

2. 健康教育内容

（1）什么是高血压：见高血压的诊断标准（表9-1）。

（2）哪些人容易得高血压：高血压的高危人群。

（3）高血压的临床表现：大多数缺乏特殊临床表现，常见症状有头晕、头痛、颈项板紧、疲劳、心悸等，也可表现出视力模糊、鼻出血等较重症状。

（4）高血压的危害：高血压加重动脉硬化的进展，导致心脑肾靶器官损害；高血压常见的并发症是脑卒中、冠心病、慢性肾脏病、外周血管病，眼底病。高血压并发症有"三高"的特点：发病率高、病死率高、致残率高，严重影响生活质量和寿命。血压越高，病程越长，伴随的危险因素越多，靶器官损害的程度就越严重，心血管病的发病风险就越大。

3. 生活方式指导

（1）营养干预：一般人群膳食指南满足人群合理膳食需求，以平衡膳食模式为标准，充分考虑食物多样化。①食物多样，合理搭配；②多吃蔬果、奶类、全谷、大豆；③适量吃鱼、禽、蛋、瘦肉；④少盐少油，控糖限酒；⑤吃动平衡，健康体重。

（2）其他干预：①戒烟，建议健康成年人不要吸烟及使用其他烟草类产品及电子烟，并尽量减少二手烟暴露；②限酒，如若饮酒，应限制其摄入，建议成年人一天最大饮酒的酒精量不超过15 g；③规律作息，培养良好睡眠习惯，每日睡眠时长维持7～9小时。

4. 运动干预　推荐18～64岁成年人每周进行150～300分钟中等强度或75～150分钟高强度有氧运动，或等量的中等强度和高强度有氧运动组合。每周至少进行2天肌肉力量练习。保持当前的日常体力活动，并循序渐进增加活动量。

对于65岁及以上老年人，上述推荐同样适用。考虑老年人的生理功能退行性改变，推荐进行平衡能力、灵活性和柔韧性练习，以增加平衡等功能，预防跌倒等意外。如身体条件不允许每周进行150分钟中等强度体力活动，应尽可能地增加各种力所能及的身体活动。

（二）高危人群

1. 指导原则　根据筛查和体检结果，针对性辅以健康教育和生活方式干预，必要时使用药物干预。建议每半年进行1次问诊筛查和健康体检。

2. 健康教育内容

（1）什么是高血压：同健康人群。

（2）哪些人容易得高血压：同健康人群。

（3）高血压的临床表现：同健康人群。

（4）高血压的危害：同健康人群。

（5）高血压的预防措施：高血压是可以预防的，预防和控制高血压能有效降低脑卒中、冠心病和心力衰竭等心脑血管疾病的发生和死亡风险。主要预防方法为生活方式干预。

3. 生活方式干预

（1）营养干预：对于高危人群的营养干预，首先应进行个体评估，包括体重评估、饮食评估。体重评估主要根据BMI数值进行划定，对于超重或肥胖者，应积极采取增加运动、减少能量摄入等生活方式干预，将BMI降至正常范围，特别是减少腹部脂肪。对于体重过低者，提示存在营养不足，需要保证能量和营养素的摄入。饮食评估首先需要根据年龄、性别、运动量确定每日能量摄入范围，了解个体有无不规律进餐、酗酒等不良饮食习惯，评估个体的口味偏好等。遵循《中国居民膳食指南（2022）》中的建议，以平衡膳食为原则安排每日餐食，坚持食物多样化、严格限制高盐食物摄入、控制高脂肪食物、精制糖摄入。

（2）其他干预：①戒烟，建议健康成年人不要吸烟及使用其他烟草类产品，包括电子烟，并尽量减少二手烟暴露；②限酒，如若饮酒，应限制其摄入，建议成年人一天最大饮酒的酒精量不超过15 g；③规律作息，培养良好睡眠习惯，每日睡眠时长维持7～9小时。

4. 运动干预　规律的运动能改善血压水平、肥胖、糖脂代谢异常及精神压力大等高血压风险因素，有助于养成良好的生活习惯，促进长期的自身健康管理。高血压风险人群运动前均应进行一般评估，开始低至中等强度运动前，适当控制血压，不必额外评估和测试。推荐的运动干预参考老年人运动处方，以控制血压、缓解精神紧张、改变不良生活方式预防高血压的发生。对于有超重、肥胖或合并糖尿病等其他慢性病的高血压高危人群，其运动处方需做出适应性调整。

5. 心理干预　高危人群需要重点关注的心理因素包括生活事件、个性特征、情绪因素、认知和行为方式、不良生活方式等。可以借助PHQ-9、GAD-7、躯体症状群健康测评表筛查来初步判定严重程度。鼓励高危人群养成良好的生活方式，做到工作有张有弛，生活规律、有节奏，如合理饮食、戒烟限酒、充足睡眠、适度运动等。增强心理健康意识，学会调控情绪及合理安全的宣泄，增强个体心理耐受及抗挫折能力，必要时求助心理医师进行心理治疗。

（三）患病人群

1. 指导原则　根据筛查和体检结果，针对性辅以健康教育、生活方式干预、药物干预。若血压控制达标，建议每3个月进行1次随访评估，若血压控制未达标，建议每2～4周进行

1次随访评估。

2. 健康教育内容

（1）什么是高血压：同健康人群。

（2）哪些人容易得高血压：同健康人群。

（3）高血压的临床表现：同健康人群。

（4）高血压的危害：同健康人群。

（5）高血压的治疗措施：高血压的治疗应采取综合干预策略，包括全方位生活方式干预（营养指导、运动处方、心理干预等）和药物治疗，以及多重心血管危险因素综合控制。

（6）高血压治疗目标：旨在减少心脑血管疾病等并发症的发生率、致残率和死亡率，提高生活质量。参考高血压降压目标：①对于一般成年高血压患者，建议诊室血压控制目标低于140/90 mmHg，如能耐受，可进一步降至130/80 mmHg以下；②心血管风险高危/很高危的高血压患者及有合并症的高血压患者，在可耐受的条件下，推荐诊室血压目标为低于130/80 mmHg。无合并症的一般高血压患者，推荐降至140/90 mmHg以下；③老年高血压患者，65～79岁的老年人推荐降压目标低于140/90 mmHg；如能耐受，可进一步降至130/80 mmHg以下。80岁及以上的老年人降压目标为低于150/90 mmHg，如能耐受，可进一步降至140/90 mmHg以下。

（7）高血压监测设备和方法：鼓励患者采用经过国际标准方案认证的上臂式家用自动电子血压计进行家庭自测血压且做好记录。不推荐腕式血压计、手指血压计、水银柱血压计进行家庭血压监测。使用电子血压计期间应定期校准，每年至少1次。要求测量前排空膀胱，安静休息至少5分钟后开始测量坐位上臂血压，上臂应置于心脏水平位。测量方案：①对初诊高血压患者或血压不稳定高血压患者，建议每天早晨和晚上测量血压，每次测2～3遍，取平均值；建议连续测量家庭血压7天，取后6天血压平均值；②血压控制平稳且达标者，可每周自测1～2天血压，早晚各1次；最好在早上起床后，服降压药和早餐前，排尿后在固定时间自测坐位血压；③详细记录每次测量血压的日期、时间及所有血压读数，而不是只记录平均值。应尽可能向医师提供完整的血压记录；④精神高度焦虑的患者，不建议进行家庭自测血压。

（8）高血压药物的不良反应：一些高血压患者因为药品说明书写有不良反应就不敢服药，出现了不良反应后就自行停药、换药，这些都是不正确的做法，要认识到高血压不控制所带来的危害是严重的，甚至是致命的。医师应详细告知患者目前服用降压药物可能出现的不良反应，嘱咐服药期间出现不适症状后及时就诊，在医师的指导评估下合理用药。

（9）长期治疗和随访的重要性：目前还缺乏针对高血压病因的根本性治疗方法，大多数高血压患者需要长期甚至终身服用降压药。只有通过长期治疗才可能使血压达到或接近目标血压，预防靶器官损害和并发症的发生。还要定期随访，以便观察降压疗效，及时调整治疗方案。监测各种危险因素，强化健康生活方式。

3. 生活方式干预　高钠低钾膳食、高脂肪高胆固醇饮食、肥胖和超重、过量饮酒和长期精神紧张是重要的高血压发病危险因素，其中高钠低钾膳食及超重与高血压关系非常大。因此，生活方式干预对降低血压和心血管危险的作用肯定，所有患者都应采用，主要措施如下。

（1）减少钠盐摄入，增加钾摄入：钠盐的推荐摄入量应每日少于5 g，生活中注意隐形盐（钠）问题，如酱油、黄酱、辣酱、豆瓣酱、咸菜等。同时减少咸肉、腊肉、咸鱼、咸菜、火腿肠、皮蛋等食物的摄入。建议富钾饮食，尽量从自然食物如紫菜、香菇、土豆、毛豆、莲子、香蕉、橙子等蔬菜水果中摄取，高血压合并肾功能不全者补钾前应咨询医师。

（2）减少饱和脂肪和胆固醇摄入：总脂肪占总热量的比率＜30%；饱和脂肪＜10%；胆固醇每日摄入＜300 mg；每日食用植物油＜25 g（半两，2.5汤匙）；家庭用餐建议用带刻度油壶控制用油量；控制烹调油温。

（3）适当补充蛋白质：瘦肉类每日50 ～ 100 g，蛋类每周3 ～ 4个，鱼类每周3次左右。

（4）增加钙的摄入：人均钙推荐摄入量为800 mg/d。保证奶及奶制品的摄入，即喝低脂或脱脂奶每日250 mL，对乳糖不耐受者可选用酸奶或无乳糖奶粉。

（5）适当增加新鲜蔬菜和水果：每日可摄入新鲜蔬菜400 ～ 500 g，水果200 g。

（6）控制体重：建议所有超重和肥胖患者减重。推荐将体重维持在健康范围内（BMI：18.5 ～ 23.9 kg/m^2；男性腰围＜90 cm，女性腰围＜85 cm）。

（7）限制饮酒：建议高血压患者不饮酒，若饮酒，建议每日饮酒应少量，男性饮酒者，葡萄酒小于100 mL（相当于2两），或啤酒小于300 mL（6两），或白酒小于50 mL（1两）；女性则量减半，孕妇不饮酒。

（8）戒烟：建议戒烟，吸烟患者可在医师指导下选用有助于戒烟的药物，如尼古丁贴片或安非他酮。

4. 运动干预　运动降压的效果是非常明显的，单独一次运动训练后，血压可下降10 ～ 20 mmHg，并持续数小时。运动是具有中、低心血管风险高血压患者的一线治疗方法。推荐高血压患者每周至少进行150分钟中等强度有氧运动，最好贯穿整个星期。每周运动量超过300分钟的中等强度有氧运动可获得额外的健康益处。推荐每周2～3天的时间进行涉及所有主要肌肉群的抗阻运动。

5. 心理干预　可以借助PHQ-9、GAD-7、躯体症状群健康测评表筛查及初步判定严重程度。应常规给予高血压患者全面的心理和行为干预，做到躯体疾病与精神疾病"同诊共治"，药物选择上兼顾疗效与安全性。具体内容包括①高血压患者心理平衡处方：正视现实生活，避免负面情绪，保持乐观和积极向上的态度；②心理与行为干预：可进行放松深呼吸训练，进行认知行为治疗、正念减压疗法或者药物干预；③高血压患者伴精神心理问题需转诊精神专科治疗。

6. 药物干预

（1）口服药物：降压药物种类包括钙通道阻滞剂（calcium channel blocker，CCB）、血管紧张素转化酶抑制剂（angiotensin converting enzyme inhibitor，ACEI）、血管紧张素Ⅱ受体阻滞剂（angiotensin Ⅱ receptor blocker，ARB）、利尿剂和β受体阻滞剂、血管紧张素受体脑啡肽酶抑制剂（angiotensin receptor-neprilysin inhibitor，ARNI）六类，以及由两种或两种以上不同作用机制药物固定配比组成的复方制剂，新型单片复方制剂一般是由上述六大类中的两种药物组成。另外还有α受体阻滞剂等降压药物。常见口服药适应证、剂量、用法及不良反应见表9-2。

1）CCB：主要通过阻断血管平滑肌细胞上的钙离子通道发挥扩张血管降低血压的作用。包括CCB和二氢吡啶类CCB。目前，我国上市的二氢吡啶类CCB主要有硝苯地平控释片、硝苯地平缓释片、氨氯地平、非洛地平缓释片、西尼地平片等，主要适用于老年高血压、单纯收缩期高血压、伴稳定性心绞痛、冠状动脉或颈动脉粥样硬化及周围血管病患者。常见不良反应包括反射性交感神经激活导致心跳加快、面部潮红、脚踝部水肿、牙龈增生等。临床上常用的非二氢吡啶类CCB如地尔硫草、维拉帕米，也可用于降压治疗，常见不良反应包括抑制心脏收缩功能和传导功能，二度至三度房室传导阻滞；心力衰竭患者禁忌使用，有时也会出现牙龈增生。因此，在使用非二氢吡啶类CCB前应详细询问病史，进行心电图检查，并在用药2～6周复查。

2）ACEI：作用机制是抑制血管紧张素转换酶，阻断肾素-血管紧张素Ⅱ的生成，抑制激肽酶的降解而发挥降压作用。临床上常用的有培哚普利叔丁胺片、雷米普利，主要适用于伴慢性心力衰竭、心肌梗死后心功能不全、心房颤动预防、糖尿病肾病、非糖尿病肾病、代谢综合征、蛋白尿或微量白蛋白尿患者。最常见不良反应为干咳，不能耐受者可改用ARB。其他不良反应有低血压、皮疹，偶见血管神经性水肿及味觉障碍。长期应用可能导致血钾升高，应定期监测血钾和血肌酐水平。禁忌证为双侧肾动脉狭窄、高钾血症及妊娠女性。

3）ARB：作用机制是阻断血管紧张素Ⅰ型受体而发挥降压作用。常用药物有缬沙坦、厄贝沙坦、氯沙坦钾、替米沙坦、坎地沙坦等，主要适用于伴左心室肥厚、心力衰竭、糖尿病肾病、冠心病、代谢综合征、微量白蛋白尿或蛋白尿患者及不能耐受ACEI的患者，并可预防心房颤动。长期应用可升高血钾，应注意监测血钾及肌酐水平变化。双侧肾动脉狭窄、妊娠女性、高钾血症患者禁用。

4）利尿剂：主要通过利钠排尿、降低容量负荷而发挥降压作用。用于控制血压的利尿剂主要是噻嗪类利尿剂，分为噻嗪型利尿剂和噻嗪样利尿剂两种，前者包括氢氯噻嗪和苄氟噻嗪等，后者包括氯噻酮和吲达帕胺等。在我国，常用的噻嗪类利尿剂主要是氢氯噻嗪和吲达帕胺。主要适用于老年高血压、单纯收缩期高血压或伴心力衰竭患者，也是难治性高血压的基础药物之一。其不良反应与剂量密切相关，故通常应采用小剂量。噻嗪类利尿剂可引起低血钾，长期应用者应定期监测血钾，并适量补钾，痛风者禁用。对高尿酸血症及明显肾功能不全者慎用，后者如需使用利尿剂，应使用袢利尿剂，如呋塞米等。

保钾利尿剂如阿米洛利、醛固酮受体拮抗剂如螺内酯等也可用于控制难治性高血压。与其他具有保钾作用的降压药如ACEI或ARB合用时需注意发生高钾血症的危险。螺内酯长期应用有可能导致男性乳房发育等不良反应。

5）β受体阻滞剂：主要通过抑制过度激活的交感神经活性、抑制心肌收缩力、减慢心率发挥降压作用。适用于伴快速性心律失常、冠心病、慢性心力衰竭、交感神经活性增高及高动力状态的高血压患者。常见的不良反应有疲乏、肢体冷感、激动不安、胃肠不适等，还可能影响糖、脂代谢。禁忌证为合并支气管哮喘、二度及以上房室传导阻滞及严重心动过缓、严重周围血管疾病（如雷诺病）的高血压患者。长期应用者突然停药可发生反跳现象，即原有的症状加重或出现新的表现，较常见有血压反跳性升高，伴头痛、焦虑等，称之为撤药综合征。

6）ARNI：是一种具有双重调节机制的药物，可以在增强利尿钠肽系统的同时抑制肾素－血管紧张素－醛固酮系统，从而实现降压作用。常用药物为沙库巴曲缬沙坦。主要适用于伴左心室肥厚、心力衰竭、糖尿病肾病、冠心病、微量白蛋白尿或蛋白尿的高血压患者。主要不良反应是低血压、肾功能恶化、高钾血症、血管神经性水肿。服药期间注意不能与

ACEI、ARB、阿利吉仑联用，如果从ACEI转换成ARNI，必须在停止ACEI治疗至少36小时之后才开始应用ARNI。

复方制剂是常用的一组高血压联合治疗药物，其优点是使用方便，可改善治疗的依从性和疗效，是联合治疗的新趋势。应用时注意其相应组成成分的禁忌证和可能出现的不良反应。

表9-2　常见口服降压药

药物分类	适应证	药物名称	剂量范围（起始剂量～足量）/日（mg/d）	用法（次/日）	主要不良反应
CCB	左心室肥厚、老年单纯收缩期高血压、心绞痛、动脉粥样硬化、代谢综合征	硝苯地平控释片	30～60	1	头痛、面部潮红、踝部水肿
		硝苯地平缓释片	10～40	2	
		非洛地平缓释片	2.5～10	1	
ACEI	心力衰竭、心肌梗死后、左室肥厚、糖尿病肾病、蛋白尿等	培哚普利	2～8	1	咳嗽、血钾升高、血管神经性水肿
		雷米普利	1.25～10	1	
ARB	心力衰竭、心肌梗死后、左室肥厚、糖尿病肾病、蛋白尿、ACEI引起的咳嗽等	缬沙坦	80～160	1	血钾升高、血管神经性水肿（罕见）
		氯沙坦钾	25～100	1	
		厄贝沙坦	150～300	1	
β受体阻滞剂	心绞痛、心肌梗死后、快速型心律失常、心力衰竭	美托洛尔缓释片	47.5～190	1	心动过缓、支气管痉挛
		比索洛尔	2.5～10	1	
		拉贝洛尔	200～600	2	
利尿剂	老年单纯收缩期高血压、心力衰竭	吲达帕胺	1.25～2.5	1	低血钾、高尿酸
		氢氯噻嗪	6.25～25	1	
		吲达帕胺缓释片	1.5	1	
ARNI	心力衰竭、左室肥厚、蛋白尿等	沙库巴曲缬沙坦	200～400	1	低血压、高钾血症、血管神经性水肿（极少见）

注：CCB.钙通道阻滞剂；ACEI.血管紧张素转化酶抑制剂；ARB.血管紧张素Ⅱ受体阻滞剂；ARNI.血管紧张素受体脑啡肽酶抑制剂。

（2）用药原则：主要遵循以下几个方面。①起始剂量，一般患者采用常规剂量；高龄老年人，有心、脑、肾疾病的很高危患者，初始治疗时通常应采用较小的有效治疗剂量。根据需要，可考虑逐渐增加至足剂量；②长效降压药物，优先使用长效降压药物，可以有效控制24小时血压，更有效预防心脑血管并发症发生；③联合治疗，对血压≥160/100 mmHg、高于目标血压20/10 mmHg的心血管高危/很高危患者，或单药治疗未达标的高血压患者应进行联合降压治疗，包括自由联合或单片复方制剂。对血压≥140/90 mmHg的患者，也可起始小剂量联合治疗。我国临床主要推荐应用的优化联合治疗方案是二氢吡啶类CCB＋ARB，二氢吡啶类CCB＋ACEI，ARB＋噻嗪类利尿剂，ACEI＋噻嗪类利尿剂，二氢吡啶类CCB＋噻嗪类利尿剂，二氢吡啶类CCB＋β受体阻滞剂；④个体化治疗，根据患者合并症的不同和药物疗效及耐受性，以及患者个人意愿或长期承受能力，选择适合患者个体的降压药物。⑤药物经济学：高血压是终生治疗，需要考虑成本／效益。

（3）特殊人群高血压的处理：①老年高血压，老年高血压常存在以单纯收缩压升高为主、血压波动大、脉压差大、血压昼夜节律异常的发生率高、合并多种疾病等特点，老年高血压患者降压时机及降压目标与成年人不同，建议老年高血压患者在用药前进行老年衰弱评估，制定个体化降压方案及生活方式指导，尤其要注意体位性低血压的发生，避免跌倒引起二次伤害；②高血压合并慢性病，如高血压合并冠心病、糖尿病、脑卒中、慢性肾脏病、心房颤动、心力衰竭等，应对患者综合评估，建议参考降压药物相关适应证进行降压药物选择，必要时转至上级医院进一步处理。

六、随访要点

（一）随访指标

1. 健康人群／高危人群

（1）体格检查：包括血压、心率、心律、身高、体重、腰围、臀围。

（2）辅助检查：包括血常规、尿常规、生化检查（肌酐、尿酸、丙氨酸氨基转移酶、血钾、血钠、血氯、血糖、血脂）、心电图。

2. 患病人群

（1）体格检查：包括血压、心率、心律、身高、体重、腰围、臀围。

（2）辅助检查：包括血常规、尿常规、生化检查（肌酐、尿酸、丙氨酸氨基转移酶、血钾、血钠、血氯、血糖、血脂）、心电图、胸部X线检查、血管彩超。

（3）其他：如血压、心率监测情况、药物服用情况、是否存在药物不良反应。

（二）随访方式

可选择门诊就诊、电话随访、家庭访视、互联网（微信、健康App）的方式进行随访。

第二节　高血压主动健康管理服务要求

一、特定体格检查中标准化操作规范和结果判定

（一）BMI

测量身体肥胖程度，BMI（kg/m²）＝体重（kg）/身高²（m²），BMI 18.5 ～ 23.9 为正常，24.0 ～ 27.9 为超重，28.0 及以上为肥胖。

（二）理想体重

理想体重（kg）＝身高（cm）-105 或理想体重＝［身高（cm）-100］×0.9（男性）或 ×0.85（女性）。理想体重 ±10% 为正常，超过理想体重 10.0% ～ 19.9% 为超重，理想体重 20.0% 以上为肥胖。

（三）腰围

受试者站立位，双足分开 25 ～ 30 cm，使体重均匀分配；腰围测量髂前上棘和第 12 肋下缘连线的中点水平。男性腰围≥ 85 cm、女性腰围≥ 80 cm 作为向心性肥胖的切点。

（四）腰/臀比

臀围测量环绕臀部的骨盆最突出点的周径。男性＞ 0.9、女性＞ 0.85 诊断为向心性肥胖。

二、辅助检查结果判定

（一）血糖监测

详见本书第十章糖尿病诊断标准。

（二）血压监测

在未服用降压药物的情况下，非同日 3 次测量收缩压≥ 140 mmHg 和/或舒张压≥ 90 mmHg，可诊断为高血压。如目前正在服用降压药物，血压虽＜ 140/90 mmHg，仍诊断为高血压。动态血压的高血压诊断标准为：平均 SBP/DBP 24 h ≥ 130/80 mmHg；白天≥ 135/85 mmHg；夜间≥ 120/70 mmHg。家庭自测血压的高血压诊断标准为≥ 135/85 mmHg。

（三）血脂监测

静脉采血检测空腹血脂。血脂异常主要包括高胆固醇血症和高甘油三酯血症。血浆

总胆固醇≥5.2 mmol/L可确定为高胆固醇血症，血浆甘油三酯≥1.7 mmol/L为高甘油三酯血症。

（柯道正　蒋　品　唐海沁　赵允伍）

参考文献

［1］《中国高血压防治指南》修订委员会. 中国高血压防治指南2018年修订版［J］. 心脑血管病防治，2019，19（1）：1-44.

［2］王继光. 2019中国家庭血压监测指南［J］. 诊断学理论与实践，2019，18（3）：23-27.

［3］国家卫生健康委员会疾病预防控制局，中华心血管病杂志编辑委员会，国家心血管病中心，等. 中国高血压健康管理规范（2019）［J］. 中华心血管病杂志，2020，48（1）：10-46.

［4］高血压联盟（中国），国家心血管病中心，中华医学会心血管病学分会，等. 中国高血压患者教育指南［J］. 中华高血压杂志，2013，6（12）：1123-1149.

［5］刘靖，卢新政，陈鲁原，等. 中国中青年高血压管理专家共识［J］. 中华高血压杂志，2020，28（4）：316-324.

［6］中国高血压联盟《夜间高血压管理中国专家共识》委员会. 夜间高血压管理中国专家共识［J］. 中华高血压杂志，2023，31（7）：610-618.

［7］中国高血压联盟《动态血压监测指南》委员会. 2020中国动态血压监测指南［J］. 诊断学理论与实践，2021，20（1）：21-36.

［8］中华医学会心血管病学分会，中华心血管病杂志编辑委员会. 盐敏感性高血压管理的中国专家共识［J］. 中华心血管病杂志，2023，51（4）：364-376.

［9］中国老年医学学会高血压分会，国家老年疾病临床医学研究中心中国老年心血管病防治联盟. 中国老年高血压管理指南2019［J］. 中华高血压杂志，2019，27（2）：111-135.

［10］国家心血管病中心，国家基本公共卫生服务项目基层高血压管理办公室，国家基层高血压管理专家委员会. 国家基层高血压防治管理指南2020版［J］. 中国循环杂志，2021，36（3）：209-220.

［11］中国高血压防治指南修订委员会，高血压联盟（中国），中国医疗保健国际交流促进会高血压病学分会，等. 中国高血压防治指南（2024年修订版）［J］. 中华高血压杂志（中英文），2024，32（7）：603-700.

［12］中华医学会心血管病学分会，海峡两岸医药卫生交流协会高血压专业委员会，中国康复医学会心血管疾病预防与康复专业委员会. 中国高血压临床实践指南［J］. 中华心血管病杂志，2024，52（9）：985-1032.

［13］王增武，陈浩，冯芮华，等. 基层心血管病综合管理实践指南2024［M］. 北京：科学技术文献出版社，2024.

第十章

糖尿病主动健康管理诊疗规范

第一节 糖尿病主动健康管理服务内容

一、服务对象

35岁以上社区居民。

二、服务流程

糖尿病主动健康管理服务流程见图10-1。

三、健康信息采集

（一）问诊项目

1. **基本信息** 如性别、年龄。

2. **患病信息** 如糖尿病前期史、一级亲属2型糖尿病病史、高血压病史、动脉粥样硬化性心血管疾病史、高脂血症病史、多囊卵巢综合征病史、黑棘皮病病史。

3. **体质信息** 如BMI、腰围、臀围。

4. **用药信息** 如类固醇类药物、他汀类药物、抗精神病药物、抗抑郁症药物。

5. **生活史** 如吸烟、饮酒、运动习惯。

（二）体检项目

1. **体格检查** 包括血压、心率、身高、体重、腰围、臀围。

2. **辅助检查** 包括空腹血糖、餐后2小时血糖、糖化血红蛋白、血脂、心电图、肝肾功能、尿常规、空腹胰岛素测定、尿微量白蛋白/肌酐比值（尿A/C比值）。

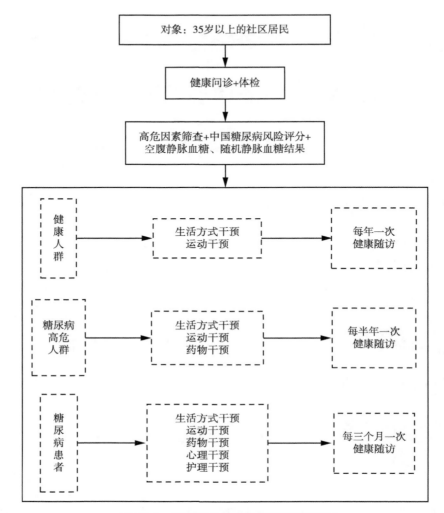

图 10-1　糖尿病主动健康管理服务流程

四、健康风险评估

（一）健康人群

排除糖尿病患病人群和高危人群以外的 18 岁以上、40 岁以下的人群。

（二）糖尿病高危人群

具有以下任何一个及以上的危险因素者和/或中国糖尿病风险评分总分 ≥25 分者。①年龄 ≥40 岁；②糖尿病前期，包括糖耐量异常、空腹血糖受损或两者同时存在；③超重（BMI ≥24.0 kg/m²）或肥胖（BMI ≥28.0 kg/m²）和/或向心性肥胖（男性腰围 ≥90 cm，女性腰围≥85 cm）；④静坐生活方式；⑤一级亲属中有2型糖尿病患者；⑥有妊娠糖尿病病史的女性；⑦高血压（收缩压≥140 mmHg 和/或舒张压≥90 mmHg），或正在接受降压治疗；⑧血脂异常（高密度脂蛋白胆固醇≤0.91 mmol/L 和/或总胆固醇≥2.22 mmol/L），或正在接受调脂治疗；⑨动脉粥样硬化性心血管疾病患者；⑩有一过性类固醇糖尿病病史者；⑪多囊卵巢综合征患者或伴有与胰岛素抵抗相关的临床状态（如黑棘皮症等）；⑫长期接受他汀类药物、抗精神病药物和/或抗抑郁药物治疗的患者；⑬中国糖尿病风险评分（表10-1）总分≥25分。

表 10-1 中国糖尿病风险评分表

评分指标	分值
年龄（岁）	
35～39	8
40～44	11
45～49	12
50～54	13
55～59	15
60～64	16
65～74	18
BMI（kg/m²）	
<22	0
22～23.9	1
24～29.9	3
≥30	5
腰围（cm）	
男性<75，女性<70	0
男性75～79.9，女性70～74.9	3
男性80～84.9，女性75～79.9	5
男性85～89.9，女性80～84.9	7
男性90～94.9，女性85～89.9	8
男性≥95，女性≥90	10
收缩压（mmHg）	
<110	0
110～119	1
120～129	3
130～139	6

续表

评分指标	分值
140 ~ 149	7
150 ~ 159	8
≥160	10
糖尿病家族史（父母、同胞、子女）	
无	0
有	6
性别	
女性	0
男性	2

（三）糖尿病患病人群

通过糖尿病诊断标准（表10-2）判断。

表10-2　糖尿病诊断标准

诊断标准	静脉血浆葡萄糖或HbAlc水平
典型糖尿病症状	
加上随机血糖[①]	≥11.1 mmol/L
或加上空腹血糖[②]	≥7.0 mmol/L
或加上OGTT[③] 2 h血糖	≥11.1 mmol/L
或加上HbAlc[④]	≥6.5%
无糖尿病典型症状者[⑤]，需改日复查	

注：①随机血糖指不考虑上次用餐时间，一天中任意时间的血糖，不能用来诊断空腹血糖受损或糖耐量异常；②空腹状态指至少8小时没有进食热量；③OGTT为口服葡萄糖耐量试验；④HbAlc为糖化血红蛋白；⑤典型糖尿病症状包括烦渴多饮、多尿、多食、不明原因体重下降。

五、主动健康指导

（一）健康人群

1. **指导原则**　以健康教育、生活方式指导为主。建议每年进行1次问诊筛查和健康体检。

2．健康教育内容

（1）糖尿病临床表现：患者常有多尿、多饮、多食、体重下降，有时表现为反复感染或感染迁延不愈（泌尿系统感染、生殖道感染、皮肤疖肿、肺结核等）、皮肤伤口不易愈合、皮肤瘙痒、反应性低血糖、视力模糊等；许多患者无任何症状，仅于健康检查或因各种疾病就诊化验时发现血糖高。

（2）糖尿病的危害：长期碳水化合物及脂肪、蛋白质代谢紊乱可引起多系统损害，导致眼、肾、神经、心脏、血管等组织器官出现慢性进行性病变，功能减退或衰竭，病情严重或应激时，可发生急性严重代谢紊乱。

3．生活方式指导

（1）营养干预：一般人群膳食指南满足人群合理膳食需求，以平衡膳食模式为标准，充分考虑食物多样化。①食物多样，合理搭配；②多吃蔬果、奶类、全谷、大豆；③适量吃鱼、禽、蛋、瘦肉；④少盐少油，控糖限酒；⑤吃动平衡，维持健康体重。

（2）其他干预：①戒烟，建议健康成年人不要吸烟及使用其他烟草类产品及电子烟，并尽量减少二手烟暴露；②限酒，如若饮酒，应限制其摄入，建议成年人一天最大饮酒的酒精量不超过15 g；③规律作息，培养良好睡眠习惯，每日睡眠时长维持7～9小时。

4．运动干预

推荐64岁及以下成年人每周进行150～300分钟中等强度或75～150分钟高强度有氧运动，或等量的中等强度和高强度有氧运动组合。每周至少进行2天肌肉力量练习。保持当前的日常体力活动，并循序渐进增加活动量。

对于65岁及以上老年人，上述推荐同样适用。考虑老年人生理功能退行性改变，推荐进行平衡能力、灵活性和柔韧性练习，以增加平衡等功能，预防跌倒等意外。如身体条件不允许每周进行150分钟中等强度体力活动，应尽可能地增加各种力所能及的身体活动。

（二）高危人群

1．指导原则

根据筛查和体检结果，针对性辅以健康教育和生活方式干预，必要时使用药物干预。建议每半年进行1次问诊筛查和健康体检。

2．健康教育内容

（1）糖尿病临床表现：同健康人群。

（2）糖尿病的危害：同健康人群。

（3）糖尿病自然进程：糖尿病的自然进程可以分为三个阶段，第一阶段是糖尿病前期；第二阶段是糖尿病期；第三阶段是糖尿病并发症期。

（4）糖尿病预防措施：包括生活方式干预、药物预防。

（5）糖尿病预防目标：控制2型糖尿病的危险因素，预防2型糖尿病的发生。

3. 生活方式干预

（1）营养干预：对于高危人群的营养干预，主要根据个体存在的具体风险因素进行针对性推荐。营养治疗重点在于控制饮食、改善生活方式、保持健康体重，降低糖尿病的发生率。

若患者存在超重/肥胖，限制热量的摄入及增加热量的消耗是预防及治疗超重及肥胖的首选方案。建议控制总热能，调整三大产能营养素供给，减少碳水化合物的摄入，多选用低血糖生成指数食物，适量优质蛋白质，限制膳食脂肪及胆固醇的摄入。同时确保充足的维生素、矿物质及膳食纤维并养成良好的饮食习惯。

若患者出现高血压，建议减少钠盐摄入，增加钾摄入，钠盐的推荐摄入量应每日少于5g，目标摄入量为每日2～3g氯化钠。合理饮食，饮食以水果、蔬菜、低脂奶制品、富含食用纤维的全谷物、植物来源的蛋白质为主，减少饱和脂肪和胆固醇摄入。

若患者出现高脂血症，建议控制总能量，减轻体重或维持标准体重；严格限制饮食中的胆固醇，减少脂肪的摄入，限制反式脂肪酸及精制糖的摄入，增加不饱和脂肪酸的摄入。

（2）其他干预：①戒烟，建议健康成年人不要吸烟及使用其他烟草类产品，并尽量减少二手烟暴露；②限酒，如若饮酒，应限制其摄入，建议成年人一天最大饮酒的酒精量不超过15g；③规律作息，培养良好睡眠习惯，每日睡眠时长维持7～9小时。

4. 运动干预　体力活动有助于增强β细胞功能、胰岛素敏感性、血管功能和肠道微生物群，有利于更好的进行糖尿病和健康管理，以及降低疾病风险。对于糖尿病风险人群的运动干预，主要根据个体具体的风险因素针对性推荐。如存在高血压病、心脑血管病等慢性病，则运动干预参考相应疾病的运动处方。如不存在相关慢性病，则参考健康成年人的运动处方。

5. 药物干预　糖尿病高危人群（糖尿病前期患者）经过强化生活方式干预6个月效果不佳，可考虑药物干预，推荐使用二甲双胍或阿卡波糖降低糖尿病前期人群发生糖尿病的风险。

（1）二甲双胍：双胍类药物可抑制肝葡萄糖的输出，改善外周组织对胰岛素的敏感性，增加外周组织对葡萄糖的摄取和利用。禁忌证为肾功能不全（血肌酐水平男性＞132.6 μmol/L（1.5 mg/dL），女性＞123.8 μmol/L（1.4 mg/dL）或估算的肾小球滤过率＜45 mL/［min·1.73 m²］；肝功能不全；严重感染；缺氧（如慢性心功能不全、心力衰竭、循环功能失调、慢性阻塞性肺疾病、肺源性心脏病、周围血管病变等）；接受大手术的患者；既往有乳酸性酸中毒病史者；酗酒者；孕妇；急、慢性代谢性酸中毒者；近期有上消化道出血者；有血液系统疾病者；当天使用造影剂者。二甲双胍疗效与体重无关；主要不良反应为胃肠道反应，从小剂量开始并逐渐加量可减轻不良反应；双胍类药物与乳酸酸中毒发生风险间的关系尚不确定；长期服用二甲双胍可引起维生素 B_{12} 水平下降。长期使用二甲双胍者可每年测定1次血清维生素 B_{12} 水平，如缺乏应适当补充维生素 B_{12}。

（2）阿卡波糖：α-葡萄糖苷酶抑制剂通过抑制碳水化合物在小肠上部的吸收而降低餐后血糖，适用于以碳水化合物为主要食物成分的餐后血糖升高患者。禁忌证为肠道炎症、慢性肠道疾病伴吸收或消化不良者、部分性肠梗阻或有肠梗阻倾向者、结肠溃疡及可因肠道充气而加重病情者；肝功能异常者；肾功能损害者，血肌酐水平＞177 μmol/L（2 mg/dL）；有严重造血系统功能障碍者；孕妇及儿童（18岁以下）；恶性肿瘤患者；酗酒者；已在用泻剂或止泻剂者；服用助消化药的酶制剂者，如淀粉酶、胰酶（因可减弱本品的疗效）。常见不良反应为胃肠道反应，如腹胀、排气等。服药应从小剂量开始，逐渐加量以减少不良反应；该药适合以碳水化合物为主要食物成分和餐后血糖升高的患者；单独服用本药不会低血糖，并可减少餐前反应性低血糖的风险；在老年患者中使用无需调整服药的剂量和次数，不增加低血糖风险；在服用过程中如发生低血糖，应静注或口服葡萄糖治疗，用蔗糖或淀粉类食物纠正低血糖效果差。因α-葡萄糖苷酶活性被抑制，寡糖及多糖的消化和吸收受阻，血葡萄糖水平不能迅速提高。

（三）患病人群

1. 指导原则　根据筛查和体检结果，针对性辅以健康教育、生活方式干预、药物干预。建议每3个月进行1次糖尿病预防管理筛查和健康体检。

2. 健康教育内容

（1）糖尿病临床表现：同高危人群。

（2）糖尿病的危害：同高危人群。

（3）糖尿病自然进程：同高危人群。

（4）糖尿病治疗措施：包括糖尿病教育、医学营养治疗、运动治疗、血糖监测和药物治疗。糖尿病的治疗策略应该是综合性的，包括血糖、血压、血脂、体重的控制，抗血小板治疗和改善生活方式等措施。

（5）糖尿病治疗目标：糖尿病治疗的近期目标是控制高血糖和相关代谢紊乱以消除糖尿病症状和防止急性严重代谢紊乱；远期目标是预防和/或延缓糖尿病慢性并发症的发生和发展，维持良好健康和学习、劳动能力，保障儿童生长发育，提高患者的生活质量、降低病死率和延长寿命。（参考糖尿病综合控制目标：空腹血糖目标4.4 ～ 7.0 mmol/L，非空腹血糖＜10.0 mmol/L，糖化血红蛋白＜7.0%，血压＜130/80 mmHg，总胆固醇＜4.5 mmol/L，高密度脂蛋白胆固醇男性＞1.0 mmol/L、女性＞1.3 mmol/L，甘油三酯＜1.7 mmol/L，低密度脂蛋白胆固醇分为两种情况，没有合并动脉硬化性心血管疾病的患者＜2.6 mmol/L，合并者＜1.8 mmol/L，BMI＜24.0 kg/m^2）。

（6）血糖监测设备和方法：血糖仪是进行自我血糖检测的好帮手。患者可根据自己的需要，选择适合的血糖仪，设备质量符合规范、操作简便、结果准确、采血无痛等可能都是需要考虑的因素。每种血糖仪都有配套的试纸，不能通用。也可选择连续动态血糖监测系统。不同品牌血糖仪的使用大同小异，简言之即"采血-滴血-检测-读数"。

采用生活方式干预的糖尿病患者，可根据需要有目的地通过血糖监测了解饮食控制和运动对血糖的影响，从而调整饮食和运动方案。使用口服降糖药者可每周监测2 ～ 4次空腹或餐后2小时血糖。使用基础胰岛素的患者应监测空腹血糖，根据空腹血糖调整睡前胰岛素的剂量；使用预混胰岛素者应监测空腹和晚餐前血糖，根据空腹血糖调整晚餐前胰岛素剂量，根据晚餐前血糖调整早餐前胰岛素剂量，空腹血糖达标后，注意监测餐后血糖以优化治疗方案。

（7）糖尿病急性并发症的识别与处理

1）低血糖的识别、预防和处理：①低血糖的识别，当患者出现心悸、焦虑、出汗、头晕、手抖、饥饿感甚至神志改变、认知障碍、抽搐和昏迷时，要警惕低血糖。应立即检测血糖，≤3.9 mmol/L属于低血糖。老年患者发生低血糖可能表现为行为异常或其他非典型症状，有些患者发生低血糖时可无明显的临床症状，称为无症状性低血糖，需警惕；②低血糖的预防，用胰岛素或胰岛素促分泌剂治疗的患者要注意与医师沟通自己的低血糖现象，以保证医师了解服药后的反应，谨慎地调整剂量；如果频繁发生低血糖，选择低血糖发生率较低的药物或胰岛素；定时定量进餐，如果进餐量减少应相应减少药物剂量，有可能误餐时提前做好准备；运动会促进血糖下降，最好跟医师沟通设定自己的运动项目、强度和运动量，运动前应增加额外的碳水化合物摄入；限制酒精摄入，杜绝空腹饮酒，乙醇能直接导致低血糖，坚决避免空腹饮酒；随身必备"低血糖急救卡"，请务必在急救卡上详细注明目前所用的降糖药物和用法剂量；"糖友"应随身携带糖果等可快速升糖的食物；③低血糖的处理，血糖≤3.9 mmol/L时，应予以下处理。神志清醒时，可给予15～20 g糖类食物（葡萄糖为佳），含葡萄糖饮料50～100 mL或蜂蜜1勺或糖果2～3块等；如患者神志不清，应即刻送医院急救，给予50%葡萄糖液20 mL静脉注射，切不可强行喂食，防止窒息。

2）高血糖危象：高血糖危象包括糖尿病酮症酸中毒和高血糖高渗状态。糖尿病患者如出现原因不明的恶心、呕吐、腹痛、脱水、少尿、休克、神志改变、昏迷，尤其是呼吸有酮气味（烂苹果味）、血压低而尿量少且血糖≥16.7 mmol/L者，应考虑高血糖危象，须尽快急诊就诊或者转诊。

（8）糖尿病慢性并发症的自我监测：出现手脚麻木、疼痛等感觉异常，可能是发生糖尿病周围神经病变；皮肤干燥、异常出汗可能是发生了糖尿病自主神经病变；吞咽困难、早饱、恶心、呕吐、腹泻、便秘和失禁，需考虑是否出现了糖尿病胃肠道自主神经病变；视物模糊、视力减退甚至失明可能是糖尿病视网膜病变；小便泡沫多、眼睑及下肢水肿要考虑糖尿病肾病；足部皮肤形态、颜色及趾甲改变、间歇性跛行可能是糖尿病足的危险信号；出现心悸、胸闷、心前区不适要警惕糖尿病合并冠心病的问题；反复头晕头痛、一侧肢体无力、麻木或口角流涎、语言不清，往往为脑血管意外先兆。

3. 生活方式干预　糖尿病的营养治疗目标：①促进并维持健康饮食习惯，强调选择合适的食物，并改善整体健康；②达到并维持合理体重，获得良好的血糖、血压、血脂的控制及延缓糖尿病并发症的发生；③提供营养均衡的膳食。具体干预原则如下。

（1）控制总热量，能量平衡：膳食营养均衡，满足患者对营养素的需求。减少精制碳水化合物（如米饭、面食、饼干等）和含糖饮料的摄入，以全谷物或杂豆类替代1/3精白米、面等主食。提倡选择低血糖负荷的食品。建议糖尿病患者能量摄入参考通用系数方法，按照105～126 kJ（25～30 kcal）/［kg（标准体重）·d］计算能量摄入。再根据患者身高、体重、性别、年龄、活动量、应激状况等进行系数调整。

（2）营养物质分配：①碳水化合物，膳食中碳水化合物所提供的能量应占总能量的50%～65%，200～350 g碳水化合物相当于250～400 g主食。在营养治疗开始时，应严格控制碳水化合物摄入量，从最少量开始，逐渐增加摄入量至患者血糖稳定；②蛋白质，蛋白质的摄入量可占供能比的15%～20%，为0.8～1.2 g/（kg·d），保证优质蛋白质比例超过三分之一，如乳、蛋、瘦肉及大豆制品。有显性蛋白尿或肾小球滤过率下降的糖尿病患者蛋白质摄入应控制在每日 0.8 g/kg；③脂肪，膳食中脂肪提供的能量应占总能量的20% ～ 30%。如果是优质脂肪（如单不饱和脂肪酸和ω-3多不饱和脂肪酸组成的脂肪），脂肪供能比可提高到35%。应尽量限制饱和脂肪酸、反式脂肪酸的摄入量；④膳食纤维，增加膳食纤维的摄入量。成年人每天膳食纤维摄入量应＞14 g/1000 kcal；⑤饮酒，不推荐糖尿病患者饮酒。若饮酒应计算酒精中所含的总能量。每天饮酒的酒精量不超过15 g。应警惕酒精可能诱发的低血糖，尤其是服用磺脲类药物或注射胰岛素及胰岛素类似物的患者应避免空腹饮酒并严格监测血糖；⑥钠，食盐摄入量限制在每天5 g以内，合并高血压的患者更应严格限制摄入量。

（3）饮食分配及餐次安排：根据血糖升高时间、用药时间和病情是否稳定等情况，并结合患者的饮食习惯，合理分配餐次，至少一日三餐，尽量定时定量，能量按25%、40%、35%的比例分配。口服降糖药或注射胰岛素后易出现低血糖的患者，可在三次正餐之间加餐2 ～ 3次。加餐量应从正餐的总量中扣除，做到加餐不加量。

（4）其他干预：戒烟、限酒、规律作息，具体见健康人群。

4. 运动干预　糖尿病患者可以从有规律的体力锻炼中获益。定期的有氧运动训练能够改善2型糖尿病患者的血糖管理，每日高血糖时间减少，总血糖降低0.5% ～ 0.7%（以糖化血红蛋白测量）。无论运动强度或类型如何，餐后更大的能量消耗都可以降低血糖水平，持续时间≥45分钟效果更佳。对于2型糖尿病患者，抗阻运动通常会在力量、骨密度、血压、血脂谱、骨骼肌质量和胰岛素敏感性方面改善10% ～ 15%。

建议2型糖尿病患者每周保持至少150 ～ 300分钟的中等强度以上的有氧运动。每周运动总量超过300分钟的中等强度有氧运动将获得额外的健康益处。推荐每周2天或更多的时间进行涉及所有主要肌肉群的抗阻运动。

对于老年糖尿病患者，在成年人糖尿病患者运动推荐的基础上，可增加平衡训练和柔韧性训练。对于合并其他慢性病的糖尿病患者，需了解这些疾病是否/如何影响安全地进行常规体力活动。如果一个人因为慢性病不能达到每周150分钟中等强度的有氧运动，在能力和条件允许的范围内尽可能多做体力活动。

由于糖尿病患者多存在心血管症状或心血管风险，运动前细致的检查和评估是必要的。此外，还应密切监测血糖，血糖水平＞13.9 mmol/L时谨慎运动，血糖水平＜3.9 mmol/L是运动的禁忌证。

5. 心理干预　糖尿病患者在受疾病困扰的同时，会出现抑郁、焦虑、失眠等心理问题。

可以使用PHQ-9、GAD-7、ISI等初步判定其严重程度。

糖尿病知识及技能的培训、多维度的社会心理支持是糖尿病患者应对心理压力的有效手段，需定期评估及调整，具体内容包括：①伴有焦虑、抑郁的糖尿病患者血糖控制难度及并发症发生风险均增加，应定期规范筛查，评估糖尿病相关并发症；②社会心理支持，如同伴支持模式有助于缓解糖尿病患者的心理压力，提高心理弹性，使患者具有正确应对和良好适应的能力，降低糖尿病相关痛苦、抑郁等负面情绪的发生；③糖尿病患者伴精神心理问题需转诊精神专科治疗。

6. 护理干预

（1）足部护理：糖尿病足病治疗困难，重在预防。每天应检查双足，特别是足趾间；洗脚时，用干布擦干，尤其是擦干足趾间；洗脚时的水温要合适，应低于37 ℃；不宜用热水袋、电热器等物品直接保暖足部；避免自行修剪胼胝或使用化学制剂处理胼胝、趾甲；穿鞋前先检查鞋内是否有异物或异常；不穿过紧的袜子或鞋；足部皮肤干燥可以使用油膏类护肤品；每天换袜子；水平地剪趾甲；一旦有问题，及时至专科医师或护士处诊治。

（2）牙齿护理：饭后要刷牙；使用软牙刷；经常按摩牙床；在进行任何牙齿治疗前要告诉医师患有糖尿病，因有可能需要抗生素治疗；合并牙周感染时，应及早接受严格抗生素治疗，否则会影响牙齿功能，甚至感染扩散或发生败血症。

（3）皮肤护理：保持皮肤清洁；避免阳光暴晒；足趾、腋窝、腹股沟处皮肤要保持干燥；出现各种皮肤疾病时要及时治疗。

7. 药物干预

（1）除胰岛素以外的降糖药物：除二甲双胍、阿卡波糖外，可加用磺脲类、格列奈类、噻唑烷二酮类（thiazolidinedione，TZD）、二肽基肽酶-4抑制剂（dipeptidyl peptidase-4，DPP-4）、钠－葡萄糖协同转运蛋白2抑制剂（sodium-dependent glucose transporters 2，SGLT2i）、胰高糖素样肽-1受体激动剂（glucagon-like peptide-1，GLP-1RA）、葡萄糖激酶激活剂（glucokinase activator，GKA）、过氧化物酶体增殖物激活受体（peroxisome proliferators-activated receptors，PPARs）全激动剂、葡萄糖依赖性促胰岛素多肽/胰高血糖素样肽-1（gastric inhibitory polypeptide，GIP/glucagon-like peptide-1，GLP-1）双重受体激动剂。常见药物适应证、剂量、用法及不良反应详见表10-3。

1）磺脲类：通过刺激胰岛β细胞分泌胰岛素，提高体内胰岛素水平来发挥作用。目前，我国上市的磺脲类降糖药物主要为第二代产品，包括格列本脲、格列吡嗪、格列齐特、格列喹酮和格列美脲。磺脲类药物使用不当（剂量过大）会有低血糖的风险，特别是老年患者和肝、肾功能不全者。磺脲类药物可导致体重增加，肾功能不全的患者可选用格列喹酮；依从性较差的患者，可选用每天服用1次磺脲类制剂，如格列美脲、格列齐特缓释片、格列吡嗪控释片。

2）格列奈类：通过刺激胰岛素早时相分泌降低餐后血糖。我国上市的格列奈类有瑞格列奈、那格列奈和米格列奈钙。格列奈类降糖药主要适用于以餐后血糖升高为主的2型糖尿病患者，或与长效胰岛素联合应用治疗胰岛β细胞尚有一定分泌功能的2型糖尿病患者；餐前即刻口服，不进食时不服药，故称其为餐时血糖调节剂。由于该类药物在体内的代谢时间较短，也可以用于轻中度肝、肾功能不全的患者，主要不良反应是低血糖反应和体重增加；格列奈类药物可以在肾功能不全的患者中使用。

3）TZD：主要通过激活过氧化物酶体增殖物激活受体γ起作用，被称为胰岛素增敏剂。有吡格列酮和罗格列酮两种制剂。单独使用TZD时不导致低血糖，但与胰岛素或促胰岛素分泌剂联合使用时可增加低血糖发生的风险。体重增加和水肿是TZD常见的不良反应，与胰岛素联合使用时更加明显。心功能不全者、严重骨质疏松和骨折病史患者禁用，活动性肝病或转氨酶升高超过正常上限2.5倍者禁用。

4）DPP-4：通过抑制二肽基肽酶IV而减少胰高糖素样肽-1受体在体内的失活，使内源性胰高糖素样肽-1受体水平升高，以葡萄糖浓度依赖的方式增加胰岛素分泌和抑制胰高血糖素分泌。目前在国内上市的有西格列汀、沙格列汀、维格列汀、利格列汀、阿格列汀和琥珀酸曲格列汀。DPP-4不受进餐影响，且单药治疗时低血糖风险很低，对于存在低血糖隐患的糖尿病患者，尤其是老年糖尿病患者、治疗依从性较差的糖尿病患者是一种较好的方式。其与二甲双胍合用则降糖疗效更佳，与磺脲类联用可增加低血糖风险。对体重是中性的作用，肾功能不全患者应注意按照药物说明书调整药物剂量，肝、肾功能不全的患者使用利格列汀不需要调整剂量。

5）SGLT2i：通过抑制肾脏对葡萄糖的重吸收，降低肾糖阈，从而促进尿糖的排出。目前在我国上市的SGLT2i有达格列净、恩格列净、卡格列净、艾托格列净和脯氨酸恒格列净。SGLT2i可单用或联合其他降糖药物治疗成年人2型糖尿病，目前在1型糖尿病、青少年及儿童中无适应证。SGLT2i单药治疗不增加低血糖风险，但与胰岛素或胰岛素促泌剂联用时则增加低血糖风险。SGLT2i在轻、中度肝功能受损患者中使用无需调整剂量，在重度肝功能受损患者中不推荐使用。SGLT2i不用于表皮生长因子受体＜30 mL/（min·1.73 m²）的患者。

SGLT2i有一定的减轻体重和降压作用。SGLT2i在一系列大型心血管结局及肾脏结局的研究中显示了心血管及肾脏获益。SGLT2i的常见不良反应为泌尿系统和生殖系统感染及与血容量不足相关的不良反应，罕见不良反应包括酮症酸中毒。此外，用药过程中还应警惕急性肾损伤。

6）GLP-1RA：通过激活GLP-1受体以葡萄糖浓度依赖的方式刺激胰岛素分泌和抑制胰高糖素分泌，同时增加肌肉和脂肪组织葡萄糖摄取，抑制肝脏葡萄糖的生成而发挥降糖作用，并可抑制胃排空，抑制食欲。我国上市的GLP-1RA依据药代动力学分为短效的贝那鲁肽、艾塞那肽、利司那肽和长效的利拉鲁肽、艾塞那肽周制剂、度拉糖肽、洛塞那肽和司美格鲁肽。GLP-1RA可有效降低血糖，能部分恢复胰岛β细胞功能，降低体重，改善血脂谱及降低血压；适合伴动脉粥样硬化性心血管疾病或高危心血管疾病风险的2型糖尿病患者，并且低血糖风险较小。GLP-1RA禁用于1型糖尿病及糖尿病酮症酸中毒患者，有甲状腺髓样癌个人或家族病史或2型多发性内分泌肿瘤综合征的患者，以及对其活性成分或任何辅料过敏的患者。GLP-1RA的主要不良反应为轻中度的胃肠道反应，包括腹泻、恶心、腹胀、呕吐等。

GLP-1RA与基础胰岛素的复方制剂（如甘精胰岛素利司那肽复方制剂、德谷胰岛素利拉鲁肽注射液）在胰岛素使用剂量相同或更低的情况下，降糖效果优于基础胰岛素，并且能减少低血糖风险，避免胰岛素治疗带来的体重增加等不良反应。

7）GKA：通过对2型糖尿病患者血糖传感器葡萄糖激酶的功能修复，重塑人体血糖稳态，达到治疗2型糖尿病的目的。目前，我国上市的GKA口服药物为多格列艾汀片，用于单独用药或单独使用盐酸二甲双胍血糖控制不佳时，与盐酸二甲双胍联合使用，配合饮食和运动改善成人2型糖尿病患者的血糖控制。肾功能不全患者、轻度肝功能损害患者无需调整GKA剂量，中度肝功能损害患者药物暴露增加，重度肝功能损害患者禁用；GKA与CYP3A4诱导剂或抑制剂合用应谨慎，禁用于1型糖尿病、糖尿病急性并发症及妊娠期、哺乳期和18岁以下人群。用药过程中需监测肝功能，偶见脂代谢异常和低血糖。不良反应包括血甘油三酯升高、便秘、心肌缺血等。

8）PPARs全激动剂：是一种过氧化物酶体增殖物激活受体（PPAR）全激动剂，是新一代胰岛素增敏剂，可适度平衡激活PPAR三个亚型受体（α、γ和δ），有效抑制由肥胖及炎症因子激活的CDK5对PPARγ的磷酸化，选择性地改变一系列与胰岛素增敏相关基因的表达。目前，我国自主研发并拥有自主知识产权的上市口服药物为西格列他钠。中度肝功能和肾功能损害患者谨慎使用，重度肝功能和肾功能损害患者不推荐使用；禁用于对PPARs全激动剂成分过敏、1型糖尿病及糖尿病酮症酸中毒患者；不建议用于妊娠和哺乳期女性，老年患者无需调整剂量，但18岁以下患者安全性和有效性尚未确定。主要不良反应包括体重增加、外周水肿、贫血等。

9）GIP/GLP-1双受体激动剂：通过同时激活两种肠促胰岛素受体：胰高血糖素样肽-1受体和葡萄糖依赖性胰岛素分泌多肽受体，提供更强的血糖控制效果，并有助于体重管理。我国上市的GIP/GLP-1双受体激动剂有替尔泊肽注射液。对于肝、肾功能损害的患者，无需调整剂量，但对于重度肝、肾功能损害的患者，使用该药物经验有限，应谨慎使用。禁用于1型糖尿病及糖尿病酮症酸中毒患者、具有甲状腺髓样癌个人史或家族史的患者或2型多发性内分泌腺瘤综合征患者，以及对于该药品存在严重超敏反应的患者。不良反应包括甲状腺髓样细胞肿瘤风险、胰腺炎、超敏反应、急性肾损伤、胃肠道疾病、急性胆囊疾病、2型糖尿病视网膜病变等。

表10-3　常见药物参考

药物分类	适应证	药物名称	剂量范围	用法	不良反应
双胍类	糖尿病患者控制高血糖一线用药，可单用或联合应用其他降糖药物	二甲双胍及缓释片	500～2000 mg/d	2～3（缓释片1～2）次/日，口服	胃肠道反应、乳酸性酸中毒
α-葡萄糖苷酶抑制剂	以碳水化合物为主要食物成分和餐后血糖升高患者	阿卡波糖	100～300 mg/d	3次/日，口服	胃肠道反应
		伏格列波糖	0.2～0.9 mg/d	3次/日，口服	
		米格列醇	75～300 mg/d	3次/日，口服	
促胰岛素分泌剂：磺脲类格列奈类	单用饮食控制疗效不满意的轻、中度2型糖尿病患者	格列本脲	2.5～15 mg/d	1～3次/日，口服	低血糖、过敏反应、体重增加
		格列美脲	1～8 mg/d	1次/日，口服	
		格列齐特	80～320 mg/d	1～3次/日，口服	
		格列齐特缓释片	30～120 mg/d	1次/日，口服	
		格列吡嗪	2.5～30 mg/d	1～3次/日，口服	
		格列吡嗪控释片	5～20 mg/d	1次/日，口服	
		格列喹酮	30～180 mg/d	1～3次/日，口服	
		瑞格列奈	1～16 mg/d	3次/日，口服	
		那格列奈	120～360 mg/d	3次/日，口服	
噻唑烷二酮类	胰岛素抵抗为主的2型糖尿病患者	罗格列酮	4～8 mg/d	1～2次/日，口服	体重增加、水肿、心血管风险、肝毒性、骨折
		吡格列酮	15～45 mg/d	1次/日，口服	

续表

药物分类	适应证	药物名称	剂量范围	用法	不良反应
DPP-4i	2型糖尿病患者	西格列汀	100 mg/d	1次/日，口服	超敏反应、胰腺炎、胃肠道反应
		沙格列汀	5 mg/d	1次/日，口服	
		维格列汀	50～100 mg/d	1～2次/日，口服	
		利格列汀	5 mg/d	1次/日，口服	
		阿格列汀	25 mg/d	1次/日，口服	
		琥珀酸曲格列汀	50～100 mg/w	1次/周，口服	
SGLT-2i	2型糖尿病患者	达格列净	5～10 mg/d	1次/日，口服	泌尿和生殖系统感染、骨折、糖尿病酮症酸中毒
		恩格列净	10～25 mg/d	1次/日，口服	
		卡格列净	100～300 mg/d	1次/日，口服	
		艾托格列净	5 mg/d	1次/日，口服	
		脯氨酸恒格列净	5～10 mg/d	1次/日，口服	
GLP-1RA	2型糖尿病患者	艾塞那肽	10～20 μg/d	2次/日，皮下注射	胃肠系统疾病，包括腹泻、恶心、呕吐等
		利拉鲁肽	0.6～1.8 mg/d	1次/日，皮下注射	
		利司那肽	10～20 μg/d	1次/日，皮下注射	
		贝那鲁肽	0.3～0.6 mg/d	3次/日，皮下注射	
		度拉糖肽	0.75～1.5 mg/d	1次/周，皮下注射	
		艾塞那肽周制剂	2 mg/w	1次/周，皮下注射	
		洛塞那肽	0.1～0.2 mg/w	1次/周，皮下注射	
		司美格鲁肽注射液	0.25～1 mg/w	1次/周，皮下注射	
		司美格鲁肽片	3～14 mg/d	1次/日，口服	
GKA	2型糖尿病患者	多格列艾汀片	150 mg/d	2次/日，口服	高脂血症、低血糖、便秘、心肌缺血等
PPARs全激动剂	2型糖尿病患者	西格列他钠	32～48 mg/d	1次/日，口服	体重增加、水肿、贫血等
GIP/GLP-1双受体激动剂	2型糖尿病患者	替尔泊肽注射液	2.5～15 mg/w	1次/周，皮下注射	甲状腺髓样细胞肿瘤风险、胰腺炎、超敏反应、急性肾损伤、胃肠道疾病、急性胆囊疾病、2型糖尿病视网膜病变等

（2）注射胰岛素：①启用胰岛素治疗的时间。1型糖尿病患者在发病时需开始胰岛素治疗，且需终生胰岛素替代治疗。2型糖尿病患者在生活方式和口服降糖药联合治疗的基础上，如血糖仍然未达到控制目标，即可开始使用口服降糖药物和胰岛素联合治疗。对于HbA1c≥9.0%或空腹血糖≥11.1 mmol/L同时伴明显高血糖症状的新诊断为2型糖尿病的患者，可考虑进行短期（2周至3个月）胰岛素强化治疗。特殊情况下为控制血糖，应考虑使用胰岛素。妊娠期；围手术期；急性并发症或应激状态，如糖尿病酮症酸中毒、糖尿病高血糖高渗综合征、乳酸性酸中毒、严重感染等；严重慢性并发症，如严重肾功能不全、糖尿病足等；继发性糖尿病和特殊类型糖尿病；合并其他严重疾病，如冠心病、脑血管病、血液病、肝病等；②建议转诊至上级医院，指导胰岛素使用。

（3）用药原则：①二甲双胍是2型糖尿病患者控制高血糖的一线用药，通常作为基础治疗，若无禁忌证且能耐受药物者，二甲双胍应一直保留在糖尿病的治疗方案中；②联合用药选择：磺脲类、格列奈类、α-葡萄糖苷酶抑制剂、TZD、DPP-4、SGLT2i、GLP-1RA是主要联合用药（磺脲类与格列奈类药物不能同时使用）；③若单用二甲双胍血糖未达标，应加用不同机制药物进行二联治疗；二联治疗3个月仍不达标，可启动三联治疗，在原有基础上再加一种不同机制的药物。如三联治疗中未包括胰岛素而血糖不达标，可加用胰岛素治疗；如三联治疗已包括胰岛素而血糖仍不达标，应将治疗方案调整为多次胰岛素治疗；④个体化用药策略，当HbA1c水平未达标时，应基于低血糖风险、体重、经济条件及药物可及性等因素选择合适的联合药物；⑤对于合并动脉粥样硬化性心血管疾病、动脉粥样硬化性心血管疾病高风险、心力衰竭或慢性肾脏病的患者，建议首选有心血管疾病和慢性肾脏病获益证据的GLP-1RA或SGLT2i。

六、随访要点

（一）随访指标

1. 健康人群

（1）体格检查：包括血压、心率、身高、体重、腰围、臀围。

（2）辅助检查：包括空腹血糖、血脂、心电图。

2. 高危人群

（1）体格检查：包括血压、心率、身高、体重、腰围、臀围。

（2）辅助检查：包括空腹血糖、餐后2小时血糖、糖化血红蛋白、血脂、心电图、肝肾功能、尿常规。

3. 患病人群

（1）体格检查：包括血压、心率、身高、体重、腰围、臀围。

（2）辅助检查：包括空腹血糖、餐后2小时血糖、糖化血红蛋白、血脂、心电图、肝肾功能、尿常规、空腹胰岛素测定、尿微量白蛋白/肌酐比值（尿A/C比值）。

（3）血糖自测情况：包括是否存在低血糖症状、有无并发症的潜在风险、检查下肢及足部皮肤。

（二）随访方式

可选择门诊就诊、电话随访、家庭访视、互联网（微信、健康App）的方式进行随访。

第二节　糖尿病主动健康管理服务要求

一、特定体格检查中标准化操作规范和结果判定

包括BMI、理想体重、腰围、腰/臀比，具体见本书第九章第二节。

二、辅助检查结果判定

（一）血压监测

在未服用降压药物的情况下，非同日3次测量收缩压≥140 mmHg和/或舒张压≥90 mmHg，可诊断为高血压。如目前正在服用降压药物，血压虽＜140/90 mmHg，仍可诊断为高血压。动态血压的高血压诊断标准为：平均SBP/DBP 24 h≥130/80 mmHg；白天≥135/85 mmHg；夜间≥120/70 mmHg。家庭自测血压的高血压诊断标准为≥135/85 mmHg。

（二）血脂监测

静脉采血检测空腹血脂。血脂异常主要包括高胆固醇血症和高甘油三酯血症。血浆总胆固醇≥5.2 mmol/L可确定为高胆固醇血症，血浆甘油三酯≥1.7 mmol/L为高甘油三酯血症。

（陈明卫　赵晓彤　王　珩　许慕蓉）

参考文献

［1］中华医学会糖尿病学分会. 中国2型糖尿病防治指南（2020年版）［J］. 中华糖尿病杂志, 2021,

13（4）：95.

［2］中华医学会糖尿病学分会，国家基层糖尿病防治管理办公室. 国家基层糖尿病防治管理指南（2022）［J］. 中华内科杂志，2022，61（7）：32.

［3］国家老年医学中心，中华医学会老年医学分会，中国老年保健协会糖尿病专业委员. 中国老年糖尿病诊疗指南（2024版）［J］. 中华糖尿病杂志，2024，16（2）：147-189.

［4］中华医学会内分泌学分会，中华医学会糖尿病学分会，中国医师协会内分泌代谢科医师分会. 中国成人糖尿病前期干预的专家共识（2023版）［J］. 中华糖尿病杂志，2023，15（6）：484-494.

［5］莫一菲，包玉倩.《中国血糖监测临床应用指南（2021年版）》解读［J］. 中华糖尿病杂志，2021，13（10）：936-948.

［6］中华医学会内分泌学分会. 中国糖尿病患者低血糖管理的专家共识［J］. 中华内分泌代谢杂志，2012，28（8）：619-619.

［7］国家老年医学中心，中华医学会糖尿病学分会，中国体育科学学会. 中国2型糖尿病运动治疗指南（2024版）［J］. 中华糖尿病杂志，2024，16（6）：616-647.

［8］中国营养学会. 中国居民膳食指南（2022）第5版［M］. 北京：人民卫生出版社，2022：94-115.

［9］中华人民共和国卫生健康委员会. 成人糖尿病食养指南（2023年版）［J］. 全科医学临床与教育，2023，21（5）：388-391.

［10］《多格列艾汀临床应用专家指导意见》专家组. 多格列艾汀临床应用专家指导意见［J］. 中华糖尿病杂志，2023，15（8）：703-706.

［11］中华医学会糖尿病学分会胰岛β细胞学组. 2型糖尿病胰岛β细胞功能评估与保护临床专家共识［J］. 中华糖尿病杂志，2022，14（6）：533-543.

第十一章

肥胖症主动健康管理诊疗规范

第一节 肥胖症主动健康管理服务内容

一、服务对象

35岁以上社区人群。

二、服务流程

肥胖症主动健康管理服务流程见图11-1。

三、健康信息采集

（一）问诊项目

1. 基本信息 包括性别、年龄、婚姻状态。

2. 患病信息 如出生时体重、肥胖遗传因素和环境因素、妊娠、既往是否有2型糖尿病病史、高血压病史、动脉粥样硬化性心血管疾病病史、高脂血症病史、多囊卵巢综合征病史、黑棘皮病病史、代谢综合征。

3. 体质信息 包括BMI、腰围、臀围。

4. 用药信息 如类固醇类药物、抗精神病药物、抗抑郁症药物。

5. 生活史 如吸烟、饮酒、饮食习惯、运动量。

6. 社会心理因素 了解家庭、工作、个人心理、文化程度、有无精神创伤史等情况。

（二）体检项目

1. 体格检查 包括血压、心率、身高、体重、腰围、臀围。

2. 辅助检查 包括空腹血糖、血脂谱、肾功能、肝功能、甲状腺功能、心电图。

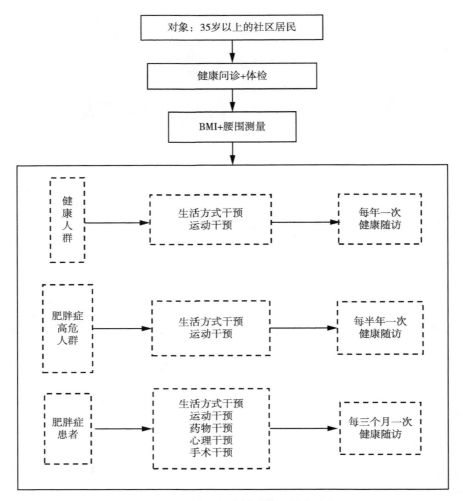

图 11-1　肥胖症主动健康管理服务流程

四、健康风险评估

（一）健康人群

排除肥胖患病人群和高危人群以外，BMI 为 18.5 ～ 23.9 kg/m^2 的 18 岁以上人群。

（二）肥胖症高危人群

1．双亲中一方或双方为肥胖者。

2．不良的饮食习惯，例如进食多、喜好甜食或油腻食物。

3．久坐生活方式、体力活动不足、体育运动少。

4．工作时间长、吸烟、酗酒、睡眠不足。

5. 胎儿期母体营养不良、蛋白质缺乏，出生时低体重儿，成年期饮食结构发生变化者。

6. 有肥胖相关性疾病或需长期服用相关药物（类固醇类药物、抗精神病药物、抗抑郁症药物）。

（三）肥胖症患病人群

根据国家卫生健康委办公厅印发的《肥胖症诊疗指南（2024年版）》（简称《指南》），BMI是评估全身性肥胖的通用标准。在我国成年人群中，BMI低于18.5 kg/m² 为低体重状态，达到18.5 kg/m² 且低于24.0 kg/m² 为正常体重，达到24.0 kg/m² 且低于28.0 kg/m² 为超重，达到或超过28.0 kg/m² 为肥胖症。为指导临床诊疗，需要对肥胖症的程度进一步分级，根据肥胖症国际分级标准及亚洲人群特征，以及《指南》专家组的讨论共识，建议BMI达到28.0 kg/m² 且低于32.5 kg/m² 为轻度肥胖症、达到32.5 kg/m² 且低于37.5 kg/m² 为中度肥胖症、达到37.5 kg/m² 且低于50 kg/m² 为重度肥胖症、达到或超过50 kg/m² 为极重度肥胖症。

五、主动健康指导

（一）健康人群

1. 指导原则　以健康教育、生活方式指导为主。建议每年进行1次问诊筛查和健康体检。

2. 健康教育内容

（1）肥胖症的诊断标准：根据《肥胖症诊疗指南（2024年版）》，BMI ≥ 24.0 kg/m² 定义为超重，BMI ≥ 28.0 kg/m² 定义为肥胖。

（2）肥胖症的危害：肥胖症患者往往有高血压、高血脂和葡萄糖耐量异常，肥胖是影响冠心病发病和死亡的一个独立危险因素。值得警惕的是，向心性肥胖症患者要比全身性肥胖症患者具有更高的疾病危险，当BMI只有轻度升高而腰围较大者，冠心病的患病率和死亡率就明显增加。肥胖症患者多在餐后较长时间内血脂维持在较高水平，富含甘油三酯的低密度脂蛋白（low density lipoprotein，LDL）中的较小而致密的颗粒有直接致动脉粥样硬化的作用。

（3）肥胖症的预防：注意膳食平衡，防止能量摄入超过能量消耗。注重膳食中蛋白质、脂肪和碳水化合物摄入的合理比例，特别要减少脂肪摄入量，增加蔬菜和水果在食物中的占比。在工作和休闲时间，有意识地多进行中、低强度的体力活动。保持健康的生活方式，戒烟、限酒和限盐。经常注意自己的体重，预防体重增长过多、过快。成年后的体重增长最好控制在 5 kg 以内，超过 10 kg 将增加肥胖相关疾病的风险。要提醒有肥胖倾向的个体（特别是腰围超标者），定期检查与肥胖有关疾病风险的指标，尽早发现高血压、血脂异常、冠心病和糖尿病等隐患，并及时治疗。

3. 生活方式指导　一般人群膳食指南满足人群合理膳食需求，以平衡膳食模式为标准，充分考虑食物多样化。①食物多样，合理搭配；②多吃蔬果、奶类、全谷、大豆；③适量吃鱼、禽、蛋、瘦肉；④少盐少油，控糖限酒；⑤吃动平衡，健康体重；⑥其他指导包括戒烟、限酒、规律作息等。

4. 运动干预　推荐 18 ～ 64 岁成年人每周进行 150 ～ 300 分钟中等强度或 75 ～ 150 分钟高强度有氧运动，或等量的中等强度和高强度有氧运动组合。每周至少进行 2 天肌肉力量练习。保持当前的日常体力活动，并循序渐进增加活动量。

对于 65 岁及以上老年人，上述推荐同样适用。考虑老年人生理功能退行性改变，推荐进行平衡能力、灵活性和柔韧性练习，以增加平衡等功能，预防跌倒等意外。如身体条件不允许每周进行 150 分钟中等强度体力活动，应尽可能地增加各种力所能及的身体活动。

（二）高危人群

1. 指导原则　根据筛查和体检结果，针对性辅以健康教育和生活方式干预，必要时使用药物干预。建议每半年进行 1 次问诊筛查和健康体检。

2. 健康教育内容

（1）肥胖症的高危人群：有家族肥胖病史者；进食过多、热能消耗过少者；患有内分泌紊乱或代谢障碍等疾病的患者；服用抗精神病、抗抑郁、糖皮质激素类药物者。

（2）肥胖症高危人群的预防措施：改变高危人群的知识、观念、态度和行为，应让他们了解，在大多数情况下，不良环境或生活方式因素对肥胖症的发生可起促进作用并激活这一趋势，而改变膳食、加强体力活动对预防肥胖是有效的。强调对高危个体监测体重和对肥胖症患者进行管理的重要性和必要性，并协助制定营养及运动处方。

（3）肥胖预防目标：控制肥胖的危险因素，预防肥胖的发生。

3. 生活方式干预

（1）营养干预：对于高危人群的营养干预，主要根据个体存在的具体风险因素进行针对性推荐。营养治疗重点在于控制饮食、改善生活方式、保持健康体重，若患者存在超重/肥胖，限制热量的摄入及增加热量的消耗是预防及治疗超重及肥胖的首选方案。①控制总热能，调整三大产能营养素供给：限能量平衡膳食；高蛋白质膳食；轻断食膳食模式；②摄入充足的维生素、矿物质及膳食纤维；③食物选择，对于含有碳水化合物的食物的选择可参考其血糖生成指数（glycemic index，GI），超重及肥胖者多选用低GI食物；适量优质蛋白质，限制膳食脂肪及胆固醇的摄入；④养成良好的饮食习惯。

（2）其他干预：①戒烟，建议健康成年人不要吸烟及使用其他烟草类产品及电子烟，并尽量减少二手烟暴露；②限酒，如若饮酒，应限制其摄入，建议成年人一天最大饮酒的酒精量不超过15 g；③规律作息，培养良好睡眠习惯，每日睡眠时长维持7～9小时。

4. 运动干预　对于超重和肥胖高危人群，推荐的运动参考健康成年人运动处方，以形成运动习惯、增加能量消耗，控制体重增加。

（三）患病人群

1. 指导原则　根据筛查和体检结果，针对性辅以健康教育、生活方式干预、药物干预等。建议每3个月进行1次随访评估。

2. 健康教育内容

（1）肥胖症的诊断标准及危害：同健康人群。

（2）肥胖症的治疗措施及治疗目标：对已有超重和肥胖并有肥胖相关疾病的个体，主要预防其体重进一步增长，最好使其体重有所降低，并对已出现并发症的患者进行疾病管理，如自我监测体重、制定减轻体重目标，以及指导相应的药物治疗方法。通过健康教育提高患者对肥胖可能进一步加重疾病危险性的认识，并努力提升患者的信心。

（3）长期治疗和随访的必要性：要使已超重或肥胖者意识到，期望短期恢复到所谓的"理想体重"往往不太现实，但是在一年之内比原有体重减少5%～10%也会对健康有极大好处。要使患者了解到，虽然在短期内过度限食可能见到一些暂时效果，但不长期坚持减少膳食中的热量，也不积极参加体力活动，则很难保证体重保持在已降低的水平。个别患者的体重甚至会进一步增长，甚至超过减重前的原始水平。减肥反复失败会使患者失去信心。可组织"胖友"座谈会交流减肥或控制体重的经验，举办讲座，讲解肥胖可能带来的危害及预防的方法；争取家属配合，创造减肥氛围；在医疗单位的配合下，监测有关的危险因素；引导重点对象做好膳食、体力活动及体重变化等自我监测记录和减重计划的综合干预方法，并定期随访。

3. 生活方式干预

（1）营养干预：根据《中国成人肥胖症防治专家共识》的推荐，在营养师的指导下，根据自身情况，在平素习惯饮食的基础上减少15%～30%的能量摄入，以达到减重目的。限制热量摄入对于2型糖尿病合并肥胖患者的综合管理至关重要。《2017ADA糖尿病医学诊疗标准》建议每日饮食减少500～750 kcal的热量摄入，或限制总热量摄入，女性1200～1500 kcal/d、男性1500～1800 kcal/d，根据个人的基线体重进行调整。国内外指南均指出，减重限制能量饮食及减重手术后，应同时补充复合维生素与微量元素，以预防因限制饮食所致的营养缺乏。

（2）其他干预：①戒烟，建议肥胖症患者不要吸烟及使用其他烟草类产品及电子烟，并尽量减少二手烟暴露；②限酒，如若饮酒，应限制其摄入，建议成人一天最大饮酒的乙醇量不超过15 g；③规律作息，培养良好睡眠习惯，每日睡眠时长维持7～9小时。

4. 运动干预　通过运动和其他活动增加能量消耗的生活方式干预降低体重，可以减少初始体重的9%～10%。但是，与减少能量摄入相比，运动在减重方面似乎影响较小。运动的减重效果在能量摄入小于基础代谢时下降。因此，应把适当减少能量摄入和足够强度的运动结合起来，这对超重和肥胖人群最大程度的减重是很必要的。

对于超重和肥胖人群，推荐中等至较大强度的有氧运动，即运动强度为40%～60%心率储备，甚至超过60%心率储备。强度级别4～6级。建议每天训练时间≥30分钟，每周训练时间不少于5天。另外推荐每周3天（隔天）进行抗阻运动，还可以进行柔韧性运动和神经肌肉练习等。

5. 心理干预　认知行为治疗可以提高肥胖患者自尊、身体形象、自我肯定，超重、肥胖及过往减重失败经历等因素易增加患者心理负担，并进一步影响减重治疗效果。如果患者出现抑郁情绪或抑郁状态，可以使用PHQ-9进行初步评估；如果患者出现焦虑情绪或焦虑状态，可以使用GAD-7进行筛查；如果患者出现睡眠障碍，可以使用ISI进行初步判定。同时应在心理治疗师协作下加强心理干预，帮助患者增加自信，缓解压力与抑郁、焦虑情绪，提高患者的减重效果和生活质量。

6. 药物干预　包括饮食、运动及行为的生活方式干预是超重或肥胖的首选治疗方式，但对于BMI≥24.0 kg/m²且存在超重或肥胖合并症，或BMI≥28.0 kg/m²不论是否有并发症的患者，经生活方式干预后未达到治疗目标，可考虑配合药物辅助治疗，并定期评估减重药物的安全性及有效性。

目前在我国共有五种药物获得国家药品监督管理局批准用于成年原发性肥胖症患者减重治疗，包括奥利司他、利拉鲁肽、贝那鲁肽、司美格鲁肽及替尔泊肽。

（1）奥利司他：是一种强效的选择性胰腺脂肪酶抑制剂，可降低肠道对脂肪的吸收，剂量为0.12 g/次，3次/日，餐前服用。主要不良反应是胃肠排气增多、大便紧急感、脂肪油性大便、脂肪泻、大便次数增多和大便失禁。其中严重的脂肪泻和大便失禁可能是导致患者停药的主要原因，应在与患者充分沟通后使用。另外长期服用该药物需适当补充脂溶性维生素（维生素A、维生素D、维生素E、维生素K）和胡萝卜素，以预防脂肪吸收障碍相关的维生素缺乏。

（2）利拉鲁肽/贝那鲁肽/司美格鲁肽：GLP-1RA，适用于需要长期体重管理的成年人患者〔初始BMI > 30.0 kg/m² （肥胖）或 > 27.0 kg/m² （超重）并伴有至少有一种体重相关的合并症，例如高血压、2型糖尿病或血脂异常〕，作为低热量饮食和增加运动的辅助治疗。主要不良反应为呕吐、消化不良、上腹痛、便秘、胃炎、胃肠胀气、胃食管反流、食欲下降、低血糖等。其中胃肠道不良反应可能是导致患者停药的主要原因，应在与患者充分沟通后使用，对于长期使用该药物的患者需注意监测代谢和营养相关指标。

（3）替尔泊肽：是一种GIP/GLP-1双重受体激动剂。GLP-1RA因其不良的胃肠道安全性和治疗肥胖症的中等疗效而受到阻碍。为了解决这些局限性，GLP-1和葡萄糖依赖性促胰岛素多肽的双重受体激动剂应运而生，并且显示出比单独使用GLP-1RA更有效地减轻体重。可用于长期体重管理，适用于在控制饮食和增加运动基础上，用于初始BMI符合以下要求的成年人的长期体重管理：BMI ≥ 28.0 kg/m² （肥胖），或BMI ≥ 24.0 kg/m² （超重）并伴有至少一种体重相关合并症（高血压、血脂异常、高血糖、阻塞性睡眠呼吸暂停、心血管疾病等）。常见的不良反应包括恶心、腹泻、食欲下降、呕吐、便秘、消化不良、腹痛。

此外，瑞他鲁肽作为GLP-1/GIP/胰高血糖素三重受体激动剂，将胰高血糖素作用的益处添加到GLP-1/GIP的双受体作用中来增强体重减轻；通过Ⅱ期临床研究证明了瑞他鲁肽作为目前唯一的三激素受体激动剂，表现出最高24.2%的体重降低幅度，几乎达到了减重手术的效果。该药物的减重疗效仍需要在未来的临床研究中进一步验证，并很有希望成为未来的减重利器。

7. 外科治疗　对于BMI ≥ 32.5 kg/m²且存在2型糖尿病、心血管疾病、睡眠呼吸暂停综合征等合并症，或BMI ≥ 35.0 kg/m²不论是否有并发症的患者，经生活方式干预和内科治疗等减重方法长期无效，且有行减重手术意愿时，经综合评估后可考虑行减重手术治疗。减重手术包括袖状胃及胃转流术，作为治疗肥胖的侵入性治疗方法，通常仅用于重度肥胖及肥胖合并2型糖尿病患者，一般由专科医师建议。可考虑向具有多学科联合且具有减重手术经验的上级医院内分泌代谢科（有合作减重外科）或减重外科推荐评估，术后需加强对患者的营养教育和营养支持，并常规进行代谢和营养指标监测。

8. 共病管理　肥胖症管理中除了减重治疗外，还应该关注共病的管理。对生活方式和上述减肥药物减重效果不佳并且已进展为糖尿病的患者，可以考虑启用包括二甲双胍、阿卡波糖和噻唑烷二酮类在内的糖尿病药物治疗。为减少足够的体重以控制血糖、血脂及血压，超重或肥胖症合并2型糖尿病的患者均应首选具有减重作用的降糖药物如GLP-1受体激动剂。超重或肥胖症并伴有多囊卵巢综合征的患者，应该考虑二甲双胍或利拉鲁肽的单药治疗或者联合治疗。超重或肥胖症的患者在减重干预同时持续有胃食管反流症状时，应给予质子泵抑制剂作为药物治疗。

六、随访要点

（一）随访指标

1. 健康人群/高危人群

（1）体格检查：包括血压、心率、身高、体重、腰围、臀围。

（2）辅助检查：包括空腹血糖、血脂、心电图，高危人群加查骨密度。

2. 患病人群

（1）体格检查：包括血压、心率、身高、体重、腰围、臀围。

（2）辅助检查：包括空腹血糖、血脂、微量营养素、骨密度、心电图。

（二）随访方式

可选择门诊就诊、电话随访、家庭访视、互联网（微信、健康App）的方式进行随访。

（三）随访措施

根据患者个体情况，制定3～6个月甚至更久的随访方案。建议患者每个月进行至少1次随访，评估饮食、体力活动和体重变化情况，如3个月内体重减轻＜5%，应重新评估总的能量需求，及时调整体重综合管理方案。对于不能够门诊随访的患者，建议应用电话、家庭访视或互联网平台的方式随访。

（四）减重后的维持

如果患者能长期维持3%～5%的体重减少，有助于降低糖尿病及心血管疾病风险。因此建议在达到减重目标后，为患者制定个性化的体重维持方案，包括饮食和运动，应保证营养充足并减少能量摄入，建议每周进行200～300分钟的中等强度体育活动，以达到成功维持体重1年以上。在随访过程中，通过健康宣教加强患者的自我监督和管理能力，并可利用互联网移动平台进行互动，增加患者依从性。

第二节 肥胖症主动健康管理服务要求

一、特定体格检查中标准化操作规范和结果判定

包括BMI、理想体重、腰围、腰/臀比，具体见本书第九章第二节。

中国成年人超重和肥胖的BMI和腰围界限值与相关疾病危险的关系见表11-1。

表11-1　中国成年人超重和肥胖的BMI和腰围界限值与相关疾病[1]危险的关系

分类	BMI（kg/m²）	腰围（cm）		
		男：＜85/女：＜80	男：85～95/女：80～90	男：≥95/女：≥90
体重过低[2]	＜18.5	……	……	……
体重正常	18.5～23.9	……	增加	高
超重	24.0～27.9	增加	高	极高
肥胖	≥28	高	极高	极高

注：①相关疾病指高血压、糖尿病、血脂异常和危险因素聚集；②体重过低可能预示有其他健康问题。
为了与国际数据可比，在进行BMI数据统计时，应计算并将体重指数≥25及≥30的数据纳入。

二、辅助检查结果判定

（一）血压监测

在未服用降压药物的情况下，非同日3次测量收缩压≥140 mmHg和/或舒张压≥90 mmHg，可诊断为高血压。如目前正在服用降压药物，血压虽＜140/90 mmHg，仍诊断为高血压。动态血压的高血压诊断标准为：平均SBP/DBP 24 h≥130/80 mmHg；白天≥135/85 mmHg；夜间≥120/70 mmHg。家庭自测血压的高血压诊断标准为≥135/85 mmHg。

（二）血脂监测

静脉采血检测空腹血脂。血脂异常主要包括高胆固醇血症和高甘油三酯血症。血浆总胆固醇≥5.2 mmol/L可确定为高胆固醇血症，血浆甘油三酯≥1.7 mmol/L为高甘油三酯血症。

（邓大同　石瑞峰　潘家东）

参考文献

［1］中国肥胖问题工作组．中国成人超重和肥胖症预防与控制指南（节录）［J］．营养学报，2004，26（1）：1-4．

［2］国家卫生健康委办公厅．关于印发肥胖症诊疗指南（2024年版）的通知：国卫办医政函〔2024〕382号［EB/OL］（2024-10-17）［2024-10-19］．http：//www.nhc.gov.cn/yzygj/s7659/202410/ae3948b3fc9444feb2ecd26fb2daa111.shtml．

［3］Consultation WHO．Obesity：preventing and managing the global epidemic［R］．World Health Organization Technical Report Series，2000，894：1-253．

［4］中华人民共和国卫生和计划生育委员会．WS/T 428-2013成人体重判定［S］．北京：中国标准出版社，2013．

［5］TAN K C B．Appropriate body-mass index for Asian populations and its implications for policy and intervention strategies［J］．Lancet，2004，363（9403）：157-163．

［6］GARVEY W T，MECHANICK J I，BRETT E M，et al．American association of clinical endocrinologists and American college of endocrinology comprehensive clinical practiceguidelines for medical care of patients with obesity［J］．Endocr Pract，2016，22（Suppl 3）：1-203．

［7］中华医学会内分泌学分会肥胖学组．中国成人肥胖症防治专家共识［J］．中华内分泌代谢杂志，2011，27（9）：711-717．

［8］American Diabetes Association．Standards of medical care in diabetes—2017：summary of revisions［J］．Diabetes Care，2017，40（Suppl 1）：S4-S5．

［9］中华医学会健康管理学分会，中国营养学会临床营养分会，全国卫生产业企业管理协会医学营养产业分会，等．超重或肥胖人群体重管理流程的专家共识（2021年）［J］．中华健康管理学杂志，2021，15（4）：317-322．

［10］DURRER SCHUTZ D，BUSETTO L，DICKER D，et al．European practical and patient-centred guidelines for adult obesity management in primary care［J］．Obesity Facts．2019，12（1）：40-66．

第十二章

慢性阻塞性肺疾病主动健康管理诊疗规范

第一节　慢性阻塞性肺疾病主动健康管理服务内容

一、服务对象

35岁以上社区居民。

二、服务流程

慢性阻塞性肺疾病（以下简称"慢阻肺"）主动健康管理服务流程见图12-1。

三、健康信息采集

（一）问诊项目

1. 基本信息　性别、年龄。

2. 患病信息　是否有咳嗽（季节性咳嗽、夜间咳嗽）、咳痰、呼吸困难、胸闷、喘憋、胸痛、乏力等症状。

3. 体质信息　如身高、体重、BMI、腰围、臀围。

4. 用药信息　抗生素类药物、支气管舒张药物、糖皮质激素使用情况。

5. 生活史　吸烟史或是否长期接触"二手烟"；是否长期从事接触粉尘、有毒有害化学气体、重金属颗粒等工作；排查空气污染严重地区的居民，居住地寒冷潮湿，使用燃煤木柴取火的居民。

6. 疾病史　胎儿和生命早期暴露于有害因素所致的肺生长发育不良；早产或低出生体重；哮喘（包括儿童期哮喘）病史和气道高反应性；下呼吸道感染病史（包括儿童期严重或反复下呼吸道感染），鼻炎和鼻部疾病，其他合并疾病史，如心血管疾病、肺癌、支气管扩

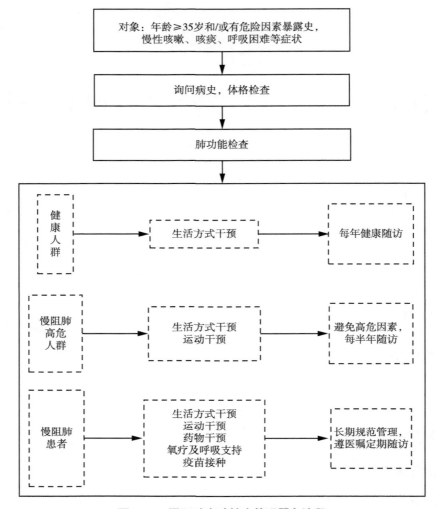

图 12-1　慢阻肺主动健康管理服务流程

张症、代谢综合征和糖尿病、胃食管反流、骨质疏松症、贫血、焦虑和抑郁、阻塞性睡眠呼吸暂停和失眠等。一级亲属患有慢阻肺、哮喘、肺气肿等疾病。

（二）体检项目

1. 体格检查　包括呼吸次数、呼吸音、啰音、心率、心律、双下肢水肿、杵状指（趾）、球结膜水肿、口唇和/或甲床发绀、颈静脉怒张、桶状胸、胸部语颤减弱、胸部叩诊过清音。

2. 辅助检查　如肺通气功能检查（含支气管舒张试验）、脉冲振荡检查、胸部X线或胸部CT检查、经皮脉搏血氧饱和度监测、心电图、血常规。

四、健康风险评估

（一）量表评估

基层医疗机构可根据自身需求，选择问卷进行慢阻肺筛查，目前使用较多的是《慢性阻塞性肺疾病自我筛查问卷》（表12-1），但是筛查问卷仅能用于识别慢阻肺的高危人群，不能作为慢阻肺患者的诊断依据。诊断慢阻肺仍需进行肺功能检查、胸部X线或胸部CT等辅助检查。

1. 健康人群　"慢性阻塞性肺疾病自我筛查问卷"量表总分值＜16分，建议定期随访。

2. 高危人群　"慢性阻塞性肺疾病自我筛查问卷"量表总分值≥16分，即被认为属于慢阻肺高危人群。建议进一步进行肺功能检查、胸部X线或胸部CT检查，明确诊断。

表12-1　慢性阻塞性肺疾病自我筛查问卷

问题	选项	评分标准	分数
您的年龄	40～49岁	0	
	50～59岁	3	
	60～69岁	7	
	70岁以上	10	
您的吸烟量（包/年）＝每天吸烟（包）×吸烟（年）	0～14包/年	0	
	15～30包/年	1	
	≥30包/年	2	
您的BMI（kg/m^2）＝体重（kg）/身高^2（m^2）	＜18.5 kg/m^2	7	
如果不会计算，您的体重属于哪一类：很瘦（7），一般（4），稍胖（1），很胖（0）	18.5～23.9 kg/m^2	4	
	24.0～27.9 kg/m^2	1	
	≥28.0 kg/m^2	0	
没有感冒时您是否经常咳嗽	是	3	
	否	0	
您平时是否感觉有气促	没有气促	0	
	平地急行或爬小坡时感觉气促	2	
	平地正常行走时感觉气促	3	
您目前使用煤炉、柴草烹饪或取暖吗	是	1	
	否	0	
您父母、兄弟姐妹及子女中是否有人患有支气管哮喘、慢性支气管炎、肺气肿或慢阻肺	是	2	
	否	0	
		总计	

（二）肺功能检查筛查

肺功能检查提示吸入支气管舒张剂后第1秒用力呼气末容积（forced expiratory volume in the first second，FEV1）/用力肺活量（forced vital capacity，FVC）比值。正常人＞80%，＜80%表明气道存在阻塞性通气障碍。

1. 健康人群　肺通气功能筛查显示吸入支气管舒张剂后FEV1/FVC＞0.8。

2. 慢阻肺危险人群　肺通气功能筛查显示吸入支气管扩张剂后FEV1/FVC为0.7～0.8，建议重复肺功能检查。

3. 慢阻肺患者　肺功能检查提示吸入支气管舒张剂后FEV1/FVC＜0.7，即存在不完全可逆的气流受限，是确诊慢阻肺的必要条件。

（三）慢阻肺患者评估

1. 气道受限严重程度评估　按照气流受限严重程度进行肺功能评估，以使用支气管舒张剂后FEV1占预计值百分比为分级标准。慢阻肺患者根据气流受限程度分为1～4级（GOLD分级）。

（1）轻度（GOLD1级）：FEV1≥80%预计值。

（2）中度（GOLD2级）：50%≤FEV1＜80%预计值。

（3）重度（GOLD3级）：30%≤FEV1＜50%预计值。

（4）极重度（GOLD4级）：FEV1＜30%预计值。

2. 症状评估　采用改良版英国医学研究委员会（modified Medical Research Council，mMRC）呼吸困难问卷（表12-2）对呼吸困难严重程度进行评估，或采用慢阻肺患者自我评估测试（表12-3）进行综合症状评估。

表12-2　mMRC呼吸困难问卷

呼吸困难评价等级	呼吸困难严重程度
0级	只有在剧烈活动时才感到呼吸困难
1级	在平地快步行走或步行爬小坡时出现气短
2级	由于气短，平地行走时比同龄人慢或者需要停下来休息
3级	在平地行走100 m左右或数分钟后需要停下来喘气
4级	因严重呼吸困难以至于不能离开家，或在穿衣服、脱衣服时出现呼吸困难

注：请在适合你的每个选项后面打√（只选择一个）。

表12-3　慢阻肺患者自我评估测试

序号	症状	评分	症状
1	我从不咳嗽	0　1　2　3　4　5	我总是咳嗽
2	我肺里一点痰都没有	0　1　2　3　4　5	我肺里有很多痰
3	我一点也没有胸闷的感觉	0　1　2　3　4　5	我有很重的胸闷的感觉
4	当我在爬坡或爬一层楼梯时我并不感觉喘不过气来	0　1　2　3　4　5	当我在爬坡或爬一层楼时我感觉非常喘不过气来
5	我在家里的任何活动都不受慢阻肺的影响	0　1　2　3　4　5	我在家里的任何活动都很受慢阻肺的影响
6	尽管我有肺病我还是有信心外出	0　1　2　3　4　5	因为我有肺病对于外出我完全没有信心
7	我睡得好	0　1　2　3　4　5	因为我有肺病我睡得不好
8	我精力旺盛	0　1　2　3　4　5	我一点精力都没有

注：数字0～5表示严重程度，请标记能反映您当时情况的选项，并在数字上打√，每个问题只能标记一个选项。

3. 稳定期慢阻肺综合评估与分组　对稳定期慢阻肺患者的病情严重程度进行综合性评估，可将患者分为A、B、E 3个组（图12-2），并根据分组情况选择稳定期的治疗方案。综合评估系统中，包含患者气流受限程度、症状水平和过去1年的中/重度急性加重史。

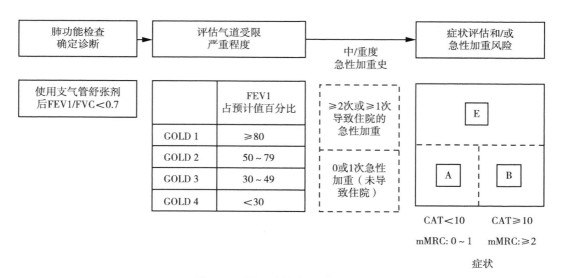

图12-2　慢阻肺综合评估示意图

五、主动健康指导

（一）健康人群

1. 指导原则　年龄在35岁以上人群，建议体检时检查肺通气功能。以健康教育和健康促进为主要手段，以减少发病率、控制危险因素为主要内容。

2. 健康教育内容

（1）拒绝烟草，包括一手烟、二手烟及电子烟。

（2）佩戴口罩，避免吸入有毒有害颗粒，减少室内外空气污染导致的健康损害。

（3）有效开窗通风，有条件可合理使用防尘净化等设备，改善环境和空气质量。

（4）通过体育锻炼增强体质，推荐参考健康成年人和老年人的运动处方进行运动。

3. 生活方式指导

（1）不吸烟，不接触"二手烟"：吸烟是慢阻肺最重要的环境发病因素，被动吸烟也可能导致呼吸道症状及慢阻肺的发生，孕妇吸烟可能会影响胎儿肺脏的生长及其在子宫内的发育，进而成为慢阻肺的危险因素。使用电子烟同样可以增加慢阻肺的发病风险。

（2）健康的烹饪和取暖方式：避免在通风不良的住宅内燃烧柴草、煤炭和动物粪便等用于做饭和取暖，造成室内空气污染。燃料产生的烟雾与吸烟具有相同作用。应改用天然气、液化气等清洁的烹饪燃料，使用合格的抽油烟机和有益健康的烹饪方式。

（3）避免有毒有害气体或颗粒：避免吸入有毒有害颗粒物质和有害气体，包括污染的空气、灰尘、有机和无机粉尘、二氧化硫、二氧化氮、臭氧和一氧化碳、高剂量杀虫剂、油烟等。

（二）高危人群

1. 指导原则　建议每年进行1次问诊筛查和肺通气功能检测。根据筛查和体检结果，针对性辅以健康教育和生活方式干预，必要时使用药物干预。

2. 健康教育内容

（1）戒烟宣教：戒烟能使慢阻肺进展速度和肿瘤风险显著降低。戒烟还可以降低冠心病和脑血管病的风险。对于吸烟的患者需要加强戒烟意愿，有戒断症状或需要尼古丁替代治疗时寻求医师帮助。

（2）完善职业卫生和环境保护：职业性粉尘和化学物质包括二氧化硅、煤尘、有机粉尘、过敏原等，浓度过大或接触时间过久，均可导致慢阻肺的发生。如存在工作环境暴露时，需采取有效防护措施，做好职业防护。

（3）预防感冒和呼吸道感染：儿童期严重或反复下呼吸道感染与成年时肺功能降低及呼吸系统症状的发生有关。结核分枝杆菌感染、人类免疫缺陷病毒感染均和呼气气流受限相关，故建议高危人群每年接种流感疫苗，避免发生呼吸道感染。

3. 生活方式干预

（1）烟草依赖的干预：戒烟是所有慢阻肺高危人群和患者的关键干预措施，鼓励所有吸烟者戒烟。医务人员首诊询问吸烟史，对所有吸烟者应进行戒烟干预，对烟草依赖患者进行诊治。吸烟者开始戒烟后，应安排随访至少6个月，6个月内随访次数不宜少于6次。随访的形式可以是要求戒烟者到戒烟门诊复诊或通过电话了解其戒烟情况。对于重度烟草依赖患者予以制定可行的目标，逐步减少每日吸烟量。

（2）职业性暴露或环境污染干预：针对职业暴露，建议患者在条件许可时避免持续暴露于潜在的刺激物中，完善个人防护措施。有效的通风、无污染炉灶和类似的干预措施有助于减少燃料烟雾暴露。减少室内外空气污染的暴露需要公共政策支持、地方和国家资源投入、生活习惯改变和患者个人保护等。

4. 运动干预　对于高危人群推荐参考健康成年人或老年人的运动处方，鼓励多动、少坐，可采取的运动方式包括步行、慢跑、功率自行车、太极拳、瑜伽等，具体内容参考运动处方部分。如存在高血压、糖尿病等合并症，则应参考相应章节的运动处方。

（三）患病人群

1. 指导原则　建议每年检查一次肺通气功能，有急性加重史者每6个月检查一次肺通气功能。建立个人及家庭健康档案，纳入慢性病综合管理，包括健康教育、戒烟干预、营养状况评估与干预、康复评估与干预、心理状况评估与干预等。目前肺功能检查已纳入基本公共卫生服务。

2. 健康教育内容

（1）戒烟教育：戒烟能够改善慢阻肺的进展，延缓肺功能下降速度，缓解患者临床症状和降低慢阻肺急性加重风险。基层医师应对高危人员建立首诊询问吸烟史制度，询问每例门诊就诊患者的吸烟史，依据尼古丁依赖量表简单评估其尼古丁依赖程度（包括烟龄、每日吸烟量等）及是否使用电子烟和其他烟草产品。积极做好戒烟宣传，鼓励和指导患者戒烟，必要时指导其就诊于戒烟门诊，并协助监督戒烟治疗。戒烟治疗的方式包括药物干预（尼古丁替代疗法、安非他酮、伐尼克兰）、心理干预、药物与心理干预相结合及其他干预措施。认知行为干预和戒烟药物联合，可提升持续戒烟率，改善肺功能。

（2）呼吸康复教育：慢阻肺导致患者肺功能持续下降，为改善患者的体能，提高活动耐力，改善生命质量，要针对性地进行呼吸康复训练，进行个体化、多学科、综合性干预，从而减轻患者的症状及体征，提高运动持久力及生活品质。呼吸康复训练对稳定期患者效果较为显著，常用呼吸康复训练包括有氧运动、阻抗训练、呼吸肌训练、咳嗽和气道廓清技术等。

（3）患者自我管理相关知识的教育：对所有患者进行疾病病程、急性加重或失代偿时症状方面的教育。使患者对疾病的预期、治疗和预后有清楚的认知。自我管理计划应包括呼吸困难和压力管理技巧、避免恶化因素、如何监测症状、如何管理恶化症状，以及在急性加重时可使用的联系信息。在医护人员的指导下，与患者及其照护者共同制订计划方案，根据患者病情制定近期和远期目标。至少每3个月定期随访1次，评估自身的病情，修改自我管理方案和目标。长期规律使用药物，使用过程中注意观察用药后的疗效和不良反应，并及时向医师反馈。告知患者在紧急情况下及时寻求医疗帮助的联系方式。

（4）吸入药物和吸入装置的正确使用方法：使用吸入治疗的患者应接受吸入器装置使用方法的培训。多数患者在使用吸入装置时至少出现一种及以上的错误操作，可能因为使用不当导致疾病进展。临床医师可通过演示吸入装置的用法、推荐选用合适的装置，以及在后续复诊时检查使用方法等，提高患者吸入装置使用技术和依从性。

3. 生活方式干预　慢阻肺患者由于长期咳嗽和呼吸困难导致机体能量过度消耗、消化吸收功能减退，从而出现营养不良。营养不良是独立于肺功能的预后不佳危险因素。基层医师应加强慢阻肺患者营养管理。根据患者的营养评估结果、每日的能量供给需求及配比，结合个人饮食习惯，为患者制定合理、科学的食谱，对摄入正常食物无法满足营养需要的患者可以适当给予口服营养补充，并给予相应的饮食宣教。

吸烟的患者要增加维生素C的摄入，服用皮质醇激素的患者要补充钙、维生素D、维生素K。若存在水钠潴留，需控制钠和水分的摄入，如使用排钾利尿剂，可能需要适当补充钾的摄入，选择含钾丰富的水果、蔬菜、新鲜肉类及奶制品，如香蕉、哈密瓜、土豆、菠菜、瘦肉等。如果腹胀，应避免产气食物的摄入，如豆类、牛奶、精制糖等。充足的体育锻炼、足够的液体摄入和加入易于咀嚼的膳食纤维可以改善胃肠道蠕动。餐前稍休息，食用能量密度高的食物，比如肉丸、坚果等。为防止误吸，需注意在进餐时保持呼吸肌吞咽的正确顺序，并采用合适的坐姿。部分慢阻肺患者可以通过管饲选择专业特殊医学用途食品，增加总能量和营养的摄入。

对于营养风险较高者，建议请营养师会诊，或转诊至上级医疗机构营养科，进行强化营养干预，并持续监测、随访、评估调整治疗计划。有条件的基层医疗机构可与上级医疗机构合作，探索建立医院－社区－家庭的营养管理模式。

膳食营养推荐如下。①能量：病情稳定的慢阻肺患者，其能量及营养素的需要量取决于潜在的肺部疾病、氧疗、治疗药物。对于存在气体交换障碍的慢阻肺患者要及时补充能量，但要避免过度喂养产生过多的CO_2；②蛋白质：1.2～1.7 g/d，提高蛋白质的供能比例至15%～20%；③脂肪：供能比例超过一般人群的上限，提高至30%～45%；④碳水化合物：因代谢产生的CO_2较高，增加呼吸负担，膳食中降低其供能比至40%～55%。矿物质及维生素要达到每日膳食推荐摄入量。

4. 运动干预　运动训练是肺康复的基石，有助于改善慢阻肺患者运动耐量，减轻患者呼吸困难症状和疲劳程度，增加肌肉力量和容积，改善情绪状态。运动几乎适用于所有慢阻肺患者，被众多国内外慢阻肺指南推荐用于中重度慢阻肺患者的常规治疗。推荐病情稳定的轻、中度（GLOD 1级、2级）稳定期慢阻肺患者于基层医疗机构进行运动训练。患者需生命体征平稳，mMRC呼吸困难分级≤2级。推荐训练3～5天/周，进行中等-高强度（40%～70%心率储备或强度级别4～6级）的有氧运动，如步行、骑自行车、游泳等。每日运动时间从20分钟逐步增加至60分钟，也可分每日多次完成。抗阻运动应在有氧运动2周无异常后进行。推荐2～3天/周，隔天进行。低强度起始，如2.5 kg哑铃等，根据耐受情况，渐进增加至中等强度，强度级别4～6级。柔韧性运动和多组分运动有助于改善患者平衡、协调等功能。此外，呼吸运动也是慢阻肺患者康复治疗的重要部分，包括呼吸技巧训练和呼吸肌力训练。

呼吸训练是慢阻肺患者康复治疗的重要部分，主要通过腹式呼吸模式的建立，重塑患者肺功能。治疗过程强调放松、自然、量力而行、持之以恒。

（1）放松训练：用辅助呼吸肌群减少呼吸肌的耗氧量，缓解呼吸困难。包括前倾依靠位训练，椅后依靠位训练和前倾站位训练。

（2）缩唇呼吸法：此方法可增加呼气时的阻力，这种阻力可向内传至支气管，使支气管内保持一定的压力，防止支气管及小支气管被增高的肺内压过早压瘪，促进肺泡内气体排出，减少肺内残气量，从而可以吸入更多的新鲜空气，缓解缺氧症状。具体方法为经鼻腔吸气，呼气时将嘴缩紧，如吹口哨样，4～6秒将气体呼出。

（3）暗示呼吸法：通过触觉诱导腹式呼吸，常用方法包括双手置上腹部法、两手分置胸腹法、下胸季肋部布带束胸法和抬臂呼气法。

（4）缓慢呼吸：有助于减少解剖无效腔，提高肺泡通气量。但过度缓慢呼吸反而增加耗氧量，因此每分钟呼吸频率最好控制在10次左右。

5. 药物干预

（1）支气管舒张剂：支气管舒张剂是慢阻肺的基础一线治疗药物，首选吸入剂型。主要的支气管舒张剂有β2受体激动剂、抗胆碱能药物及甲基黄嘌呤类药物。①β2受体激动剂，分为短效和长效两种类型。短效β2受体激动剂主要有特布他林、沙丁胺醇及左旋沙丁胺醇等，常见剂型为加压定量吸入剂。主要用于按需缓解症状，长期规律应用维持治疗的效果不如长效支气管舒张剂。长效β2受体激动剂（long-acting beta-agonists，LABA）作用时间持续12小时以上，较短效β2受体激动剂更好的持续扩张小气道，改善肺功能和呼吸困难症状，可作为有明显气流受限患者的长期维持治疗药物。早期应用于临床的药物包括沙美特罗和福莫特罗，其中福莫特罗属于速效和长效β2受体激动剂。②抗胆碱能药物，通过阻断M1和M3胆碱受体，扩张气道平滑肌，改善气流受限和慢阻肺的症状，可分为短效和长效两种类型。短效抗胆碱能药物主要品种有异丙托溴铵。长效抗胆碱能药物（long-acting muscarinic antagonist，LAMA）包括噻托溴铵、格隆溴铵、乌美溴铵和阿地溴铵等。LAMA在减少急性加重及住院频率方面优于LABA，长期使用可以改善患者症状及健康状态，也可减少急性加重及住院频率。

（2）茶碱类药物：可解除气道平滑肌痉挛。缓释型或控释型茶碱口服1～2次/天可以达到稳定的血浆药物浓度，对治疗稳定期慢阻肺有一定效果。由于茶碱的有效治疗窗小，必要时需要监测茶碱的血药浓度，当血液中茶碱浓度＞5 mg/L即有治疗作用；＞15 mg/L时不良反应明显增加。茶碱与多种药物联用时要警惕药物相互作用。

（3）吸入性糖皮质激素（inhaled corticosteroid，ICS）：不推荐对稳定期慢阻肺患者使用单一ICS治疗。在使用1种或2种长效支气管舒张剂的基础上可以考虑联合ICS治疗。不良反应有口腔念珠菌感染、喉部刺激、咳嗽、声嘶及皮肤挫伤。

（4）磷酸二酯酶4抑制剂：主要作用是通过抑制细胞内环腺苷酸降解来减轻炎症，目前临床应用的选择性磷酸二酯酶4抑制剂罗氟司特在亚洲人群中耐受性良好，口服罗氟司特1次/天可改善应用沙美特罗或噻托溴铵治疗患者的FEV1，同时对于固定剂量ICS＋LABA控制不佳的患者，加用罗氟司特对肺功能也有改善。

（5）祛痰药及抗氧化剂：祛痰药及抗氧化剂的应用可促进黏液溶解，有利于气道引流通畅，改善通气功能。临床常用祛痰抗氧化药物主要有N-乙酰半胱氨酸、羧甲司坦、厄多司坦、福多司坦和氨溴索等。

（6）免疫调节剂：采用常见呼吸道感染病原菌裂解成分生产的免疫调节药物，该类药物降低了慢阻肺急性加重的严重程度和频率，在有反复呼吸道感染的慢阻肺患者中建议使用。

6. 氧疗及呼吸支持 急性加重期患者或合并慢性呼吸衰竭的患者进行长期氧疗（long-term oxygen therapy，LTOT）可以提高静息状态下严重低氧血症患者的生存率，对血流动力学、血液学特征、运动能力、肺生理和精神状态都会产生有益的影响。LTOT一般经鼻导管吸入，流量$1.0 \sim 2.0$ L/min，> 15 h/d。接受LTOT的稳定期患者应有如下特征之一：①PaO_2 $\leqslant 7.3$ kPa（55 mmHg），或$SaO_2 \leqslant 88\%$，伴或不伴有3周发生2次高碳酸血症的情况；②PaO_2为$7.3 \sim 8.0$ kPa（$55 \sim 60$ mmHg），患者出现肺动脉高压、外周水肿（有充血性心力衰竭迹象），或红细胞增多症（红细胞压积$> 55\%$）。开始LTOT后，在第60～第90天，应对患者的疗效进行重新评估，以判断氧疗是否有效及是否需要继续治疗。建议家庭自备脉搏血氧饱和度仪、制氧机等。

家庭无创正压通气对于存在严重CO_2潴留（$PaCO_2 \geqslant 52$ mmHg，pH值> 7.30）的重度或极重度慢阻肺患者，可以改善症状、降低住院需求和病死率；尤其适用于合并阻塞性睡眠障碍的患者。合理设置家庭无创正压通气的参数对疗效有显著的影响。采用降低CO_2水平（如$PaCO_2$降低基础水平的20%，或$PaCO_2$降低至48 mmHg）的参数设置标准或采用"高强度"通气策略（吸气压滴定到$20 \sim 30$ cmH_2O，1 $cmH_2O = 0.098$ kPa），可以提高疗效。

7. 疫苗接种 是预防相应病原体感染的有效治疗手段。在慢阻肺中，尤其是年龄> 65岁的患者，推荐每年接种流感疫苗和每5年接种肺炎球菌疫苗，50岁以上者接种1次带状疱疹疫苗。

（1）流感疫苗：研究已证实接种流感疫苗可降低慢阻肺患者全因病死率，减少慢阻肺急性加重。推荐慢性呼吸系统疾病患者优先接种，尤其是老年和重度慢阻肺患者。

（2）肺炎球菌疫苗：慢阻肺患者接种肺炎球菌疫苗可以降低社区获得性肺炎的发病率，减缓慢阻肺急性加重。肺炎球菌疫苗包括PPSV23和13价肺炎球菌多糖疫苗，推荐65岁及以上人群或包括慢阻肺在内的肺炎链球菌感染高危人群接种PPSV23。

（3）百白破疫苗：对于从未接种百白破疫苗的慢阻肺患者，建议补接种，以预防百日咳、白喉和破伤风的发生。

（4）其他疫苗接种：近年来国外指南或疾病控制与预防机构推荐慢阻肺患者接种新型呼吸道合胞病毒疫苗、带状疱疹疫苗。新型冠状病毒疫苗建议按照国家统一规划接种。

8. 慢阻肺初始治疗方案推荐　根据诊断时患者的GOLD分组确定最初治疗方案（图12-3）。

A组：1种支气管舒张剂（短效或长效）；

B组：LAMA＋LABA联合治疗；

E组：LAMA＋LABA或ICS＋LAMA＋LABA（血嗜酸粒细胞计数≥300个/μL时推荐）。

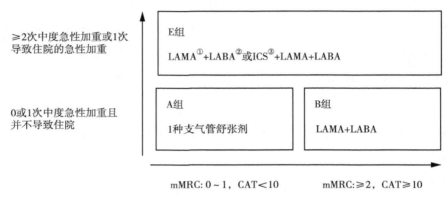

图12-3　慢阻肺稳定期初始治疗推荐

注：①LAMA为长效抗胆碱能药物；②LABA为长效β2受体激动剂；③ICS为吸入性糖皮质激素。

六、随访要点

（一）随访指标

1. 健康人群

（1）体格检查：血压、心率、身高、体重。

（2）辅助检查：心电图、肺功能。

2. 高危人群

（1）体格检查：血压、心率、身高、体重。

（2）辅助检查：心电图、肺功能。

（3）吸烟情况。

3. 患病人群

（1）体格检查：血压、心率、身高、体重。

（2）辅助检查：步行试验、心电图、肺功能、血氧饱和度、血常规、C反应蛋白。

（3）评估患者对药物治疗方案的依从性、对治疗的反应、吸入器使用方法、治疗的不良反应及疾病进展情况。评估静息、运动时呼吸困难的水平及加重次数。确定患者的吸烟状况和烟雾暴露情况，然后采取适当干预措施。监测慢阻肺患者是否出现短期和长期并发症及合并症。建立"评估－回顾－调整"长期随访的管理流程。

（4）其他随访指标：如果症状已经加重，可能需进行影像学检查。对于反复加重且有脓痰特征表现的患者，应检查有无支气管扩张。

（二）随访方式

病情稳定的轻度慢阻肺患者应该每6个月门诊随访一次，重度频繁加重的患者和近期曾住院的患者需要每2周至每1个月门诊随访一次。

（三）随访措施

随访时要识别任何可能影响治疗效果的因素并加以调整，考虑升级、降级或更换吸入装置及药物。如果起始治疗的效果较好，则维持原治疗方案。如果起始治疗的疗效不佳，则先考虑其疗效不佳是呼吸困难没有改善还是急性加重发生率仍较高，然后针对性调整治疗方案（图12-4）。

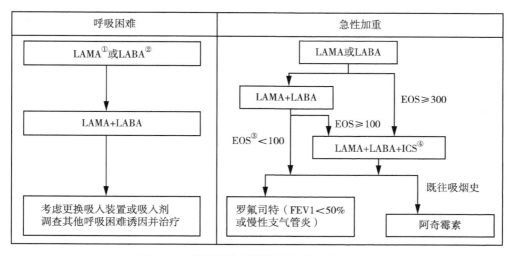

图12-4　慢阻肺稳定期药物治疗随访及流程

注：①LAMA为长效抗胆碱能药物；②LABA为长效β2受体激动剂；③EOS为血嗜酸粒细胞计数（个/μL）；④ICS为吸入性糖皮质激素。

第二节　慢性阻塞性肺疾病主动健康管理服务要求

一、特定体格检查中标准化操作规范和结果判定

基层医院医师应该仔细询问患者病史，对于有慢性呼吸道症状，有危险因素暴露史，或有慢阻肺、哮喘等呼吸道疾病家族史者，应该进一步检查明确诊断。体格检查包括是否存在口唇、甲床发绀、颈静脉怒张、桶状胸、呼吸次数、呼吸音、啰音、心率、心律、双下肢水肿、杵状指（趾）等。

二、辅助检查和结果判定

根据患者病情需要及医疗机构实际情况，恰当选择相应的检查项目，具体分为必做项目、推荐项目。必做项目包括血常规、肺通气功能检查（含支气管舒张试验）、胸部X线检查、心电图、经皮SpO_2检测。根据当地医院条件和患者病情选择恰当检查或转诊到上级医院的推荐项目包括：动脉血气分析、痰培养、胸部高分辨率CT检查、超声心动图、肺容量和弥散功能检查、6分钟步行距离、结核菌素纯蛋白衍生物试验、D-二聚体、B型脑钠肽或N-末端脑钠肽前体、C反应蛋白、过敏原检测、总免疫球蛋白E、诱导痰细胞学分类、呼出气一氧化氮检测、双下肢静脉超声、肺通气灌注扫描或CT肺动脉造影、运动心肺功能等。

1. 肺功能检查　是慢阻肺诊断的"金标准"，也是慢阻肺的严重程度评价、疾病进展监测、预后及治疗反应评估中最常用的指标。吸入支气管舒张剂后，FEV1/FVC＜0.7是判断存在持续气流受限的标准，FEV1占预计值百分比是评价气流受限严重程度的指标。单次测量FEV1/FVC在0.6～0.8时，应在3个月后重复肺功能检查以确诊。

2. 胸部影像学检查　胸部X线检查或CT扫描可用于排除其他类似症状的疾病，如肺癌或肺结核，同时也可帮助识别慢阻肺引起的肺气肿或肺过度充气。

3. 动脉血气分析　判断慢阻肺患者的O_2和CO_2交换情况，可以帮助评估病情严重程度。PaO_2降低和$PaCO_2$升高是慢阻肺的典型表现。

4. 脉搏血氧饱和度　用于评估血液中的氧含量，特别是在疾病急性加重时，血氧饱和度低于90%提示低氧血症。

5. 血常规检查　稳定期外周血嗜酸粒细胞计数对慢阻肺药物治疗方案是否需要联合吸

入糖皮质激素有一定的参考意义。部分患者由于长期低氧血症，其外周血血红蛋白、红细胞计数和红细胞压积可明显增高，对是否需要长期家庭氧疗有提示作用。

（杨志仁　阮晶晶　冯占春）

参考文献

［1］Global initiative for chronic obstructive lung disease. Global strategy for prevention, diagnosis and management of COPD：2024 Report［EB/OL］.（2023）［2024-03-25］.

［2］中华医学会呼吸病学分会慢性阻塞性肺疾病学组，中国医师协会呼吸医师分会慢性阻塞性肺疾病工作委员会. 慢性阻塞性肺疾病诊治指南（2021年修订版）［J］. 中华结核和呼吸杂志，2021，44（3）：170-205.

［3］中华医学会，中华医学会杂志社，中华医学会全科医学分会，等. 中国慢性阻塞性肺疾病基层诊疗与管理指南（2024年）［J］. 中华全科医师杂志，2024，23（6）：578-602.

［4］中国医师协会呼吸医师分会，中华医学会呼吸病学分会，中国康复医学会呼吸康复专业委员会，等. 中国慢性呼吸道疾病呼吸康复管理指南（2021年）［J］. 中华健康管理学杂志，2021，15（6）：521-538.

［5］中华医学会，中华医学会杂志社，中华医学会全科医学分会，等. 慢性阻塞性肺疾病基层诊疗指南（2018年）［J］. 中华全科医师杂志，2018，17（11）：856-870.

［6］中华人民共和国国家卫生和计划生育委员会. 中国临床戒烟指南（2015年版）［J］. 中华健康管理学杂志，2016，10（2）：88-95.

［7］中华医学会呼吸病学分会慢性阻塞性肺疾病学组. 慢性阻塞性肺疾病诊治指南（2013年修订版）［J］. 中华结核和呼吸杂志，2013，36（4）：255-264.

［8］慢性阻塞性肺疾病急性加重（AECOPD）诊治专家组. 慢性阻塞性肺疾病急性加重（AECOPD）诊治中国专家共识（2017年更新版）［J］. 国际呼吸杂志，2017，37（14）：1041-1057.

［9］常见呼吸系统疾病双向转诊建议制订组. 二、三级医院间三种常见呼吸系统疾病的双向转诊建议［J］. 中华全科医师杂志，2015，14（11）：835-837.

［10］何权瀛，张荣葆，谭星宇. 综合医院与社区卫生服务机构联合防控慢性阻塞性肺疾病［J］. 中华全科医师杂志，2008，7（8）：553-555.

第十三章

缺血性脑卒中主动健康管理诊疗规范

第一节　缺血性脑卒中主动健康管理服务内容

一、服务对象

40岁以上社区居民。

二、服务流程

缺血性脑卒中主动健康管理服务流程见图13-1。

三、健康信息采集

（一）问诊项目

1. 基本信息　性别、年龄。

2. 患病信息　高血压病史、糖尿病病史、高脂血症病史、心房颤动和瓣膜性心脏病、脑卒中家族史（一级亲属）或既往病史。

3. 体质信息　BMI。

4. 用药信息　抗血小板药物、降低胆固醇药物、抗凝药物、降压药物、降糖药物等。

5. 生活史　吸烟、饮酒、运动习惯。

（二）体检项目

1. 体格检查

（1）一般项目：血压、心率、身高、体重。

（2）神经系统：该项检查用于突发言语不清、口角歪斜和单侧肢体无力（FAST实验或"中风1-2-0"快速简易识别卒中）的人群和缺血性脑卒中（又称脑梗死）遗留运动功能后遗

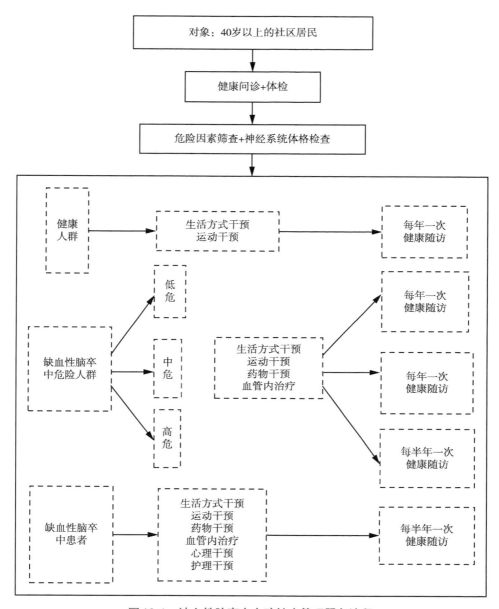

图13-1 缺血性脑卒中主动健康管理服务流程

症需要康复的患者。包括肌力检查、失语及构音障碍检查、感觉功能检查、眼球运动检查、面肌运动功能检查和共济运动检查。

2. 辅助检查 空腹血糖、血脂、心电图、肝肾功能、心肌酶谱、国际标准化比值（international normalized ratio，INR）、情绪评估。

四、健康风险评估

（一）健康人群

排除缺血性脑卒中患病人群和危险人群以外的40岁以上的人群。

（二）缺血性脑卒中危险人群

根据问诊和体检结果对危险因素进行判断，危险因素参考国家重大公共卫生服务项目《脑卒中高危人群筛查和干预项目》，包括：①高血压（收缩压≥140 mmHg和/或舒张压≥90 mmHg），或正在接受降压治疗；②血脂异常（高密度脂蛋白胆固醇≤0.91 mmol/L和/或总胆固醇≥2.22 mmol/L），或正在接受调脂治疗；③糖尿病，具有二级及以上医院诊断的既往病史；④心房颤动和/或瓣膜性心脏病，具有二级及以上医院诊断的既往史；⑤吸烟史，一生中连续或累积吸烟6个月及以上；⑥明显超重或肥胖（BMI≥25.0 kg/m²）；⑦运动缺乏（参考"生活方式筛查表"，表13-1）；⑧脑卒中家族史或既往病史（一级亲属），具有二级及以上医院明确诊断的脑卒中家族史、既往脑卒中病史或短暂性脑缺血发作病史者（短暂性脑缺血发作指脑、脊髓或视网膜局灶性缺血所致的、影像学未显示责任缺血病灶的短暂性神经功能障碍，在无法得到影像学责任病灶证据时，仍以症状/体征持续不超过24小时为时间界限）。

表13-1　生活方式筛查表

1. 吸烟
○无
○有，若正在吸烟，吸烟年限_____年，每天_____支
若已戒烟，戒烟年限_____年，曾经吸烟_____年
2. 饮酒
○不饮酒○少量饮酒○经常大量饮酒（白酒≥3次/周，每次≥2两）
3. 运动习惯
○经常运动（每周运动≥3次、每次中等强度及以上运动≥30分钟或从事中、重度体力劳动者视为经常有体育锻炼；常有体育锻炼。反之，则为缺乏运动。其中，中等体力劳动是指手和臂持续动作（如锯木头等）；臂和腿的工作（如卡车、拖拉机或建筑设备等运输操作）；臂和躯干的工作（如锻造、风动工具操作、粉刷、间断搬运中等重物、除草、锄田、摘果和蔬菜等）。重度体力劳动是指臂和躯干负荷工作（如搬重物、铲、锤锻、锯刨或凿硬木、割草、挖掘等）
○缺乏运动（不符合上述经常运动标准者）
4. 膳食习惯
口味：偏咸　偏淡　适中
荤素：偏荤　偏素　均衡
吃蔬菜（每日食用300 g蔬菜）：○≥5天/周○3～4天/周○≤2天/周
吃水果（每日食用200 g水果）：○≥5天/周○3～4天/周○≤2天/周

综合各项危险因素调查结果，对脑卒中患病风险进行评估。高危人群需要满足以下情况：具有高血压、血脂异常、糖尿病、心房颤动或瓣膜性心脏病、吸烟史、明显超重或肥胖、缺乏运动、脑卒中家族史等8项脑卒中危险因素中3项及以上者，或有短暂性脑缺血发作，或既往有脑卒中病史者。中危人群需要满足以下情况：具有3项以下危险因素，但患有高血压、糖尿病、心房颤动或瓣膜性心脏病中至少一种疾病者。低危人群需要满足以下情况：具有3项以下危险因素，且未患高血压、糖尿病、心房颤动或瓣膜性心脏病等任何一种慢性病者。

（三）缺血性脑卒中患病人群

已经发生缺血性脑卒中的人群。

五、主动健康指导

（一）健康人群

1. 指导原则　以健康教育、生活方式指导为主。建议每年进行1次问诊筛查和健康体检。

2. 健康教育内容

（1）缺血性脑卒中的概念：各种脑血管病变所致脑部血液供应障碍，导致局部脑组织缺血、缺氧性坏死，而迅速出现相应神经功能缺损的一类临床综合征。

（2）缺血性脑卒中的临床表现：患者表现为一侧肢体（伴或不伴面部）无力或麻木；一侧面部麻木或口角歪斜；说话不清或理解语言困难；双眼向一侧凝视；单眼或双眼视力丧失或模糊等。头颅磁共振可见相应部位有急性期梗死病灶。

（3）缺血性脑卒中的危害：导致各种神经功能的障碍，如偏瘫、失语、吞咽障碍，长期卧床者可能合并肌肉萎缩、压疮、肺部感染，使患者丧失生活自理能力及社会功能能力。

3. 生活方式指导

（1）营养干预：一般人群膳食指南满足人群合理膳食需求，以平衡膳食模式为标准，充分考虑食物多样化。推荐：①食物多样，合理搭配；②多吃蔬果、奶类、全谷物、大豆；③适量吃鱼、禽、蛋、瘦肉；④少盐少油，控糖限酒；⑤吃动平衡，健康体重。

（2）其他干预：①戒烟，建议健康成年人不要吸烟及使用其他烟草类产品及电子烟，并尽量减少二手烟暴露；②限酒，如若饮酒，应限制其摄入，建议成年人一天最大饮酒的酒精量不超过15 g；③规律作息，培养良好睡眠习惯，每日睡眠时长维持7～9小时。

4. 运动干预　推荐18～64岁成年人每周进行150～300分钟中等强度或75～150分钟高强度有氧运动，或等量的中等强度和高强度有氧运动组合。每周至少进行2天肌肉力量练习。保持当前的日常体力活动，并循序渐进增加活动量。

对于65岁及以上老年人，上述推荐同样适用。考虑老年人生理功能退行性改变，推荐进行平衡能力、灵活性和柔韧性练习，以增加平衡等功能，预防跌倒等意外。如身体条件不允许每周进行150分钟中等强度体力活动，应尽可能地增加各种力所能及的身体活动。

（二）危险人群

1. 指导原则　根据筛查和体检结果，针对性辅以健康教育和生活方式干预，必要时使用药物干预。低危人群建议每年进行1次问诊筛查和健康体检。中危人群建议每年进行1次问诊筛查和健康体检，并记录疾病控制情况。高危人群在筛查后满6个月及12个月随访，满6个月时进行1次问诊筛查和健康体检，并记录疾病控制情况，满12个月时在6个月的方案基础上增加改良Rankin量表（modified Rankin scale，mRS评分）（表13-2）。

表13-2　改良Rankin量表（mRS评分）

级别	临床表现
0级	完全没症状
1级	尽管有症状，但未见明显残障；能完成所有经常从事的职责和活动
2级	轻度残障；不能完成所有以前能从事的活动，但能处理个人事务而不需帮助
3级	中度残障；需要一些协助，但行走不需要协助
4级	重度残障；离开他人协助不能行走，以及不能照顾自己的身体需要
5级	严重残障；卧床不起、大小便失禁、须持续护理和照顾
6级	死亡

2. 健康教育内容

（1）缺血性脑卒中的概念：同健康人群。

（2）缺血性脑卒中的临床表现：同健康人群。

（3）缺血性脑卒中的危害：同健康人群。

（4）缺血性脑卒中预防措施：生活方式干预、药物预防。

（5）缺血性脑卒中预防目标：控制缺血性脑卒中的危险因素，预防其发生。

3. 生活方式干预

（1）营养干预：对于危险人群的营养干预，主要根据个体存在的具体风险因素进行针对性推荐。营养治疗重点在于控制饮食、改善生活方式、保持健康体重，降低缺血性卒中的发生率。①若患者存在超重/肥胖，限制热量的摄入及增加热量的消耗是预防及治疗超重及肥胖的首选方案。建议控制总热能，调整三大产能营养素供给，摄入充足的维生素、矿物质及膳食纤维，多选用低GI食物；进食适量优质蛋白质，限制膳食脂肪及胆固醇的摄入；②若患者出现高血压，建议减少钠盐摄入，增加钾摄入，饮食以水果、蔬菜、低脂奶制品、富含食用纤维的全谷物、植物来源的蛋白质为主，减少饱和脂肪和胆固醇摄入；③若患者出现高脂血症，不同类型的血脂异常，营养干预原则不同。A.单纯总胆固醇升高/高胆固醇血症患者：应严格限制饮食中的胆固醇，减少饮食中脂肪的摄入，适当限制饱和脂肪酸，同时增加不饱和脂肪酸。B.高甘油三酯血症患者/混合型高脂血症患者：控制总能量，减轻体重或维持标准体重；限制碳水化合物的摄入。C.低高密度胆固醇的患者：需要限制反式脂肪酸及精制糖的摄入，同时增加单不饱和脂肪酸及多不饱和脂肪酸的摄入；④若患者有糖尿病，糖尿病的营养治疗目标如下。A.促进并维持健康饮食习惯，强调选择合适的食物，并改善整体健康。B.达到并维持合理体重，获得良好的血糖、血压、血脂的控制以及延缓糖尿病并发症的发生。C.提供营养均衡的膳食。

（2）其他干预：①戒烟，建议健康成年人不要吸烟及使用其他烟草类产品及电子烟，并尽量减少二手烟暴露；②限酒，如若饮酒，应限制其摄入，建议成年人一天最大饮酒的乙醇量不超过15 g；③规律作息，培养良好睡眠习惯，每日睡眠时长维持7～9小时。

4. 运动干预　缺血性脑卒中风险人群的运动处方参考老年人运动处方，结合具体风险因素，如高血压、糖尿病等的运动处方，进行综合指导。规律运动有利于静息血压、吸烟、血糖、总胆固醇和高密度脂蛋白胆固醇等缺血性脑卒中危险因素的控制。

5. 药物干预　①对于可以使用药物干预的危险因素，使用相应的药物进行干预（高血压、糖尿病参见相应章节），并监测药物不良反应；②对于高胆固醇血症患者，可使用他汀类药物、胆固醇吸收抑制剂、前蛋白转化酶枯草溶菌素9（proprotein convertase subtilisin/kexin type 9，PCSK9）抑制剂、普罗布考等。推荐他汀类药物作为首选，随访方式参见"降低胆固醇药物"部分；③对于确诊心房颤动的患者，建议专科医师制定个体化治疗方案，随访方式参见"口服抗凝药"；④对于短暂性脑缺血发作患者，建议在专科门诊评估和制定药物治疗计划，社区医院可随访药物不良反应。

可使用ABCD2评分量表对患者进行危险分层ABCD2评分（表13-3），0～3分为低危人群；4～5分为中危人群；6～7分为高危人群。

表13-3 ABCD2评分量表

ABCD2评分（总分0～7分）	得分
A：年龄≥60岁	1
B：血压≥140/90 mmHg	1
C：临床表现	
单侧肢体无力	2
有言语障碍而无肢体无力	1
D：症状持续时间	
≥60 min	2
10～59 min	1
D：糖尿病（需口服降血糖药物或应用胰岛素治疗）	1
合计	

对于非心源性短暂性缺血发作患者，可首选阿司匹林（50～325 mg/d）或氯吡格雷（75 mg/d）单药治疗。阿司匹林（25 mg）＋缓释型双嘧达莫（200 mg）2次/日或西洛他唑（100 mg）2次/日，均可作为阿司匹林和氯吡格雷的替代治疗药物。发病24小时内ABCD2评分≥4分的非心源性短暂性脑缺血发作患者，尽早给予阿司匹林联合氯吡格雷治疗3周，此后阿司匹林或氯吡格雷进行长期二级预防。发病30天内伴有症状性颅内动脉严重狭窄（狭窄率70%～99%）的患者，尽早给予阿司匹林联合氯吡格雷治疗90天，此后阿司匹林或氯吡格雷进行长期二级预防。伴有主动脉弓动脉粥样硬化斑块证据的患者，抗血小板药物及他汀类药物均需使用。心源性栓塞性短暂性脑缺血发作患者需进行抗凝治疗。抗血小板药物、他汀类药物、抗凝药物的使用参见本章"患病人群"。

6. 血管内治疗　对于症状性颅内动脉粥样硬化性狭窄≥70%的短暂性脑缺血发作患者，若标准内科药物治疗无效，神经内科专科医师严格评估后可选择血管内介入治疗。

（三）患病人群

1. 指导原则　根据筛查和体检结果，针对性辅以健康教育、生活方式干预、药物干预。筛查后满6个月及12个月随访，满6个月时进行1次问诊筛查和健康体检，并记录疾病控制情况，满12个月时在6个月的方案基础上增加mRS评分。

2．健康教育内容

（1）缺血性脑卒中的概念：同健康人群。

（2）缺血性脑卒中的临床表现：同健康人群。

（3）缺血性脑卒中的危害：同健康人群。

（4）缺血性脑卒中治疗措施：包括危险因素的控制，阿替普酶、替奈普酶或尿激酶静脉溶栓，抗血小板药物，降低胆固醇药物，抗凝药物，血管内治疗和康复治疗等。

（5）缺血性脑卒中治疗目标：急性期再灌注治疗包括阿替普酶、替奈普酶或尿激酶静脉溶栓治疗和血管内机械取栓治疗缓解神经功能缺损症状，降低脑梗死的致残率和致死率。抗血小板药物、降低胆固醇药物、抗凝药物和血管成形术预防缺血性脑卒中再发。康复治疗改善患者神经功能障碍，提高生活质量。

3．生活方式干预

（1）营养干预：缺血性脑卒中的营养治疗目标如下。①促进并维持健康饮食习惯，强调选择合适的食物，并改善整体健康；②达到并维持合理体重，获得良好的血糖、血压、血脂的控制及减少缺血性脑卒中的复发；③提供营养均衡的膳食。

（2）其他干预：①戒烟，建议缺血性脑卒中患者不要吸烟及使用其他烟草类产品及电子烟，并尽量减少二手烟暴露；②限酒，如若饮酒，应限制其摄入，建议成年人一天最大饮酒的酒精量不超过15 g；③规律作息，培养良好睡眠习惯，每日睡眠时长维持7～9小时。

4．运动干预　缺乏体力活动是脑卒中的独立危险因素，运动是脑卒中全面康复的重要组成部分。体力活动和规律运动有助于改善或恢复患者的运动、平衡、步行和认知等功能能力，以及情绪状态和睡眠质量。规律运动对降低死亡率、预防卒中复发具有重要意义。

推荐患者每周进行3～5天的中等至较大强度，即40%～60%心率储备（heart rate recovery，HRR）或强度级别4～6级的有氧运动。单次从20 min/d逐渐增加至60 min/d，也可同一天分次完成，如单次运动10分钟，一天内运动3～6次等。考虑到脑卒中患者多伴有运动、平衡等功能障碍，运动方式需考量患者平衡和肌力等功能状态，可能需要安装扶手、座椅靠背、下肢支具等。推荐2～3天/周，隔天进行抗阻运动。低强度起始，如2.5 kg哑铃等，根据耐受性，渐进增加至中等至较大强度。腰腹、上肢、下肢力量运动中至少8～10个不同动作为1组，组间休息2分钟。1组中每个动作重复10～15次，每次运动重复1～3组。此外，柔韧性运动和多组分运动有助于改善患者平衡、协调、心肺耐力等。

5．心理干预　缺血性脑卒中患者在受疾病困扰的同时，会出现抑郁、焦虑、失眠等心理问题。如果患者出现抑郁情绪或抑郁状态，可以使用PHQ-9、抑郁自评量表（self-rating depression scale，SDS）进行初步评估；如果患者出现焦虑情绪或焦虑状态，可以使用GAD-7、焦虑自评量表（self-rating anxiety scale，SAS）进行筛查；如果患者出现睡眠障碍，可以使用ISI、阿森斯失眠量表（Athens insomnia scale，AIS）初步判定其严重程度。缺血性脑卒中知识及技能的培训、多维度的社会心理支持是缺血性脑卒中患者应对心理压力的有效手段，需定期评估及调整，具体内容包括：①社会心理支持，如同伴支持模式有助于缓解缺血性脑卒中患者的心理压力，提高心理弹性，使患者具有正确应对和良好适应的能力，降低缺血性脑卒中相关痛苦、抑郁等负面情绪的发生；②缺血性脑卒中患者伴精神心理问题需转诊精神专科治疗。

6. 护理干预　①安全指导，脑卒中患者由于运动、平衡功能障碍，坐位、站立、行走训练时易发生跌倒，因此需要使用缓解肌张力药物、肌力训练、使用辅助器具、改善居住环境防止跌倒、坠床；由于患者存在肢体活动的障碍、认知障碍或卒中后抑郁，还需要防烫伤、防走失、防自我伤害；②口腔管理健康指导，约80%的脑卒中患者伴有不同程度的认知、运动、感觉等功能障碍，进而限制了患者口腔清洁能力，需指导患者及照顾者口腔卫生知识及正确的刷牙、口腔护理方法；③在病情许可情况下，鼓励并协助患者在床上做主动运动和被动运动的康复训练，以预防静脉血栓形成；④对于缺血性脑卒中失能/半失能人群需协助日常活动，个人卫生护理，督促患者养成良好的作息习惯，饮食需照料。对于失语、感知觉障碍、认知功能障碍、吞咽功能障碍、肢体活动障碍、排泄功能障碍需进行针对性的康复锻炼。

7. 药物干预

（1）静脉注射溶栓药物：对于发病3～4.5小时的脑梗死患者，救护车应将患者尽快送至有救治能力的医院，经急诊团队/溶栓小组评估，排除用药禁忌后使用阿替普酶或替奈普酶进行静脉溶栓治疗；对于发病4.5～6小时的患者，排除用药禁忌后使用尿激酶进行静脉溶栓治疗。

（2）口服药物：建议在专科门诊制定药物治疗计划，社区医院可随访不良反应，出现严重不良反应，如消化道出血、横纹肌溶解时，建议专科门诊处理并调整治疗方案。

1）抗血小板药物治疗：对于非心源性缺血性卒中患者，推荐给予口服抗血小板药物而非抗凝药物预防缺血性卒中的发生。阿司匹林（50～325 mg）或氯吡格雷（75 mg）每日单药治疗均可作为首选药物。阿司匹林（25 mg）＋缓释型双嘧达莫（200 mg）2次/日，或西洛他唑（100 mg）2次/日，均可作为阿司匹林和氯吡格雷的替代治疗药物。有条件者前往上级医院进行氯吡格雷用药基因检测，若为CYP2C19功能缺失等位基因携带者，可使用替格瑞洛（90 mg，2次/日）替代氯吡格雷治疗。抗血小板药物的选择和联用需根据缺血性卒中严重程度、颅内、外动脉狭窄、既往抗血小板药物的使用及效果、基因检测结果、血栓弹力图等综合考虑，建议患者经神经内科专科医师评估后制定方案。常用抗血小板药物的使用剂量、禁忌证、注意事项、不良反应如下。

①血栓素A2抑制剂代表药物为阿司匹林。其禁忌证为已知对阿司匹林过敏的患者；服用本药物或其他非甾体抗炎药后诱发哮喘、荨麻疹或过敏反应的患者；禁用于冠状动脉搭桥手术围手术期镇痛；非甾体抗炎药后诱发胃肠道出血或穿孔病史的患者；有活动性消化道溃疡/出血，或既往曾复发溃疡/出血的患者；重度心力衰竭患者；血友病或血小板减少症。服药期间若有皮肤、黏膜、牙龈出血，大便发黑，停药后就诊；避免与其他非甾体抗炎药，包括选择性COX-2抑制剂合并用药。常见的不良反应：恶心、呕吐、上腹部不适或疼痛等胃肠道反应，停药后多可消失。长期或大剂量服用可有胃肠道出血或溃疡；过敏反应；②二磷酸腺苷P2Y12受体拮抗剂代表药物为噻吩吡啶类的氯吡格雷和非噻吩吡啶类的替格瑞洛。其中，氯吡格雷禁忌证为对氯吡格雷或本品任一成分过敏的患者；严重的肝功能不全；活动性病理性出血，如消化性溃疡或颅内出血的患者；哺乳期女性。服药期间若有皮肤、黏膜、牙龈出血，大便发黑，停药后就诊；奥美拉唑、埃索美拉唑与氯吡格雷联用降低血小板聚集抑制率，不推荐联合使用。常见的不良反应包括各个部位出血、消化道溃疡。有条件者前往医院进行氯吡格雷用药基因检测。替格瑞洛抗血小板效应比氯吡格雷强，但出血风险比氯吡格雷高。其禁忌证参见氯吡格雷；因联合用药可导致替格瑞洛的暴露量大幅度增加，禁止替格瑞洛片与强效CYP3A4抑制剂（如酮康唑、克拉霉素、萘法唑酮、利托那韦和阿扎那韦）联合用药。服药期间若有皮肤、黏膜、牙龈出血，大便发黑，停药后就诊。常见不良反应包括出血、高尿酸血症、呼吸困难、头晕、头痛、晕厥、低血压、血肌酐升高；③磷酸二酯酶Ⅲ抑制剂代表药物西洛他唑、双嘧达莫。西洛他唑禁忌证为对本药任何成分过敏者；患有3～4级充血性心力衰竭的患者；出血患者如血友病、毛细血管脆弱症、上消化道出血、咯血等；妊娠或有可能妊娠的女性。服药期间若有皮肤、黏膜、牙龈出血、大便发黑，停药后就诊。常见不良反应：出血、心悸、心动过速、肝功能异常。双嘧达莫禁忌证为对药品过敏者。其与抗凝药物、抗血小板药物及溶栓药物合用时应注意出血倾向。治疗剂量时有轻而短暂的不良反应，长期服用后最初的不良反应多消失。常见不良反应包括头晕、头痛、呕吐、

腹泻、脸红、皮疹和瘙痒。

2）降低胆固醇药物：对于非心源性缺血性卒中患者，LDL-C水平≥2.6 mmol/L，推荐使用高强度他汀类药物治疗（如40～80 mg阿托伐他汀、20 mg瑞舒伐他汀等）。禁忌证为活动性肝脏疾病，可包括原因不明的肝脏天冬氨酸转氨酶（aspartate transaminase，AST）和/或丙氨酸转氨酶（alanine transaminase，ALT）持续升高的患者；已知对本品中任何成分过敏的患者；妊娠、哺乳期女性。启用他汀类药物4～12周后，应根据空腹血脂水平和安全性指标（肝转氨酶和肌酶）评估使用降低LDL-C药物的治疗效果和调整生活方式。此后每3～12个月基于需要根据药物调整情况评估药物治疗的依从性和安全性。他汀治疗开始后每4～8周复查肝功能，如无异常，则逐步调整为每6～12个月复查1次；血清ALT和/或AST轻度升高，无相关临床表现及肝脏损害的其他证据无需减量或者停药，建议每4～8周重复检测肝功能；转氨酶升高达正常值上限3倍以上及合并总胆红素升高患者，应减量或停药，并转至神经内科门诊。患者有肌肉不适和/或无力，且连续检测血清肌酸激酶呈进行性升高时，应减少他汀剂量或停药；若肌酸激酶超过5倍正常值上限，应停药观察，并转至神经内科门诊。严重不良反应包括横纹肌溶解与肌病，转氨酶异常。使用瑞舒伐他汀患者需注意肾功能损害，严重的肾功能损害的患者（肌酐清除率＜30 mL/min）禁用。对于合并颅内外大动脉粥样硬化证据的非心源性缺血性卒中患者，推荐高强度他汀治疗联合胆固醇吸收抑制剂（如依折麦布）将LDL-C水平控制在1.8 mmol/L以下或LDL-C水平降低50%及以上。对于他汀类药物＋胆固醇吸收抑制剂治疗后LDL-D没有达标者可加用PCSK9抑制剂。

3）口服抗凝药：对合并非瓣膜性心房颤动的缺血性卒中患者，推荐口服抗凝药物以降低卒中复发率，推荐药物为华法林或新型口服抗凝剂。其中，优先选择新型口服抗凝药物，如利伐沙班、阿哌沙班、达比加群酯等。

①华法林，禁忌证为肝肾功能不全、严重高血压、凝血功能异常伴有出血倾向、活动性溃疡、先兆流产、外伤、近期需进行手术者、妊娠女性禁用；月经期女性或老年人群慎用；各种原因所致的维生素K缺乏症患者使用时应加强监测。注意事项：个体差异较大，使用期间应密切观察病情，并根据INR调整华法林用量，INR值维持在2～3；使用期间还应密切观察口腔黏膜、鼻腔、皮下出血，以及消化道、泌尿系统出血等，用药期间应避免不必要的手术操作，近期手术者建议停药5天，急诊手术者INR值需纠正至1.5以下，避免过度劳累和容易损伤的活动。常见不良反应为身体各部位出血，月经量过多等；②新型口服抗凝药，主要包括Ⅱa因子抑制剂，比如达比加群酯等，以及Xa因子抑制剂，比如利伐沙班等。其中，

达比加群酯禁忌证为对药物及辅料过敏者；重度肾功能受损（CrCl＜30 mL/min）患者；临床上显著的活动性出血、有大出血显著风险的病变或状况的患者；机械人工瓣膜使用者。注意事项：肝功能受损。常见不良反应为出血。利伐沙班禁忌证为对药物及辅料过敏者；有临床明显活动性出血的患者；具有大出血显著风险的病灶或病情；伴有凝血异常和临床相关出血风险的肝病患者；妊娠期及哺乳期女性；机械人工瓣膜使用者。注意事项：肾功能损害。常见不良反应：出血。

8.　血管内治疗　对于发病24小时以内的急性大动脉闭塞导致的缺血性脑卒中患者，应尽快前往医院，进行颅内血管和脑灌注评估后由专科医师决定是否进行血管内机械取栓治疗；对于病情稳定的脑梗死患者，需完善颅内血管和脑灌注等评估，由专科医师决定是否进行球囊扩张成形术或支架成形术。

9.　危险因素控制

（1）高血压：既往未曾接受降压治疗的缺血性卒中患者，在发病数天且病情稳定后，若收缩压≥140 mmHg或舒张压≥90 mmHg，如无绝对禁忌，可开始降压治疗；既往有高血压且长期服药的患者，如无绝对禁忌，发病数天且病情稳定后可以重新开始降压治疗；若患者可以耐受，收缩压推荐降至130 mmHg以下，舒张压降至80 mmHg以下；对于颅内大动脉狭窄（70%～99%）导致的缺血性卒中或短暂性脑缺血发作患者，如能耐受，收缩压推荐降至140 mmHg以下，舒张压降至90 mmHg以下。

（2）糖尿病：参见"糖尿病"章节，需注意的是，合并糖尿病的缺血性卒中或短暂性脑缺血发作患者，应个体化控制急性期后血糖，以防止低血糖事件。

（3）短暂性脑缺血发作：参见本章"危险人群"。

六、随访要点

（一）随访指标

1.　健康人群

（1）体格检查：血压、心率、身高、体重。

（2）辅助检查：空腹血糖、血脂、心电图。

2.　危险人群

（1）体格检查：血压、心率、身高、体重。

（2）辅助检查：空腹血糖、血脂、INR（服用华法林者）、心电图。

（3）mRS评分。

3. 患病人群

（1）体格检查：血压、心率、身高、体重。

（2）辅助检查：空腹血糖、血脂、肝功能、心肌酶谱、INR（服用华法林者）、心电图。

（3）mRS评分。

（二）随访方式

可选择门诊就诊、电话随访、家庭访视、互联网（微信、健康App）的方式进行随访。

第二节　缺血性脑卒中主动健康管理服务要求

一、特定体格检查中标准化操作规范和结果判定

（一）BMI

测量身体肥胖程度，BMI（kg/m²）＝体重（kg）/身高²（m²），BMI 18.5～23.9 kg/m²为正常，24.0～27.9 kg/m²为超重，≥28.0 kg/m²为肥胖。

（二）缺血性卒中识别的简易识别法

1. FAST试验（面－臂－语言试验）　F即face，意为口角歪斜；A即arm，意为单侧肢体无力；S即speech，意为言语困难；T即time，指"时间就是大脑"，患者一旦被怀疑卒中，应该尽快转诊。

2. "中风1-2-0"　为FAST试验的中国表述方法。"1"：意为看一张脸，患者出现口角歪斜；"2"：意为看两只手，患者出现一侧肢体无力；"0"：意为聆听语音，患者出现言语困难。"120"为急救电话，代表一旦怀疑患者卒中，应该及时转诊。

（三）神经系统体格检查

1. 肌力检查　检查时，被检者做有关肌肉收缩运动，检查者给予阻力，或使患者用力维持某一姿势，检查者用力改变其姿势，以判断相应肌肉的肌力。

2. 失语及构音障碍检查

（1）失语：让被检者睁眼、闭眼、握拳等，用左手摸右耳朵，抬右腿；对话、看图说话、复述物体命名；给被检者一张报纸，让被检者读字；自动书写、抄写、听写。根据流利性、听理解、复述可以快速判断失语类型。其中，运动性失语表现为以口语表达障碍最为

突出，被检者口语为非流利型、电报式，理解正常、表述障碍、不能说话，口语理解相对保留，复述、命名、阅读、书写不同程度受损。感觉性失语以口语为流利、理解障碍为主，答非所问。混合性失语（完全性失语）是最严重的一种失语，被检者限于刻板言语，听理解存在严重缺陷，命名、复述、阅读和书写均不能。

（2）构音障碍：被检者具有语言交流所必备的语言形成及接受能力，但声音形成困难，主要表现为发音困难、发音不清，或发声、音调及语速的异常，严重者甚至完全不能发音。

3. 感觉功能检查　包括浅感觉和深感觉的检查。

（1）浅感觉：①触觉检查，被检者需要闭上眼睛，检查者用棉签捻成细条轻触患者的皮肤，询问触碰部位，或让被检者随着检查者的触碰数，说出"一、二、三"，测试时注意两侧对称部位的比较，刺激的动作要轻且频率不宜过快。检查四肢时，刺激的走向应与肢体长轴平行。顺序为面部→颈部→上肢→躯干→下肢。当遇到口头表达障碍的患者，可尝试用其他方法，如点头、手指示意等；②痛觉检查，嘱被检者闭目，用大头针的尖锐端和钝端，分别随机而垂直的刺激皮肤，询问是否疼痛。每次刺激保持一致的压力；③温度觉，用盛有热水（40～45 ℃）及冷水（5～10 ℃）的试管，被检查者闭上眼睛，冷热水交替接触触碰被检者的皮肤，询问被检者是否感受到"冷"和"热"。注意：盛水试管的直径要小，管底接触与皮肤的面积不宜过大，接触时间一般2～3秒。检查时让被检查者两侧对称部位进行比较。

（2）深感觉：①运动觉，嘱被检查者闭上眼睛，检查者在一个较小的范围里被动活动检查者的足趾或手指，让其说出足趾或手指的运动方向。例如：检查者用示指和拇指轻持被检者的手指或足趾两侧做轻微的被动上下运动（角度5°左右）。如果被检查者感觉不清楚可增加活动幅度再尝试较大的关节（4～5次）。被检查者回答肢体被动活动方向（如"朝上"或者"朝下"），或用对侧肢体模仿被检查侧。注意被检者在检查者加大关节的被动活动范围后才可辨别肢体位置的变化时，提示存在本体感觉障碍；②位置觉，被检查者闭上眼睛，检查者将其肢体移动并停止在某种位置上。要求被检查者说出肢体所处的位置，或用对侧肢体模仿至相同的位置；③振动觉，选择振动频率为128 Hz或256 Hz的音叉的基底置于患者的骨隆起处。检查者拇指和示指握持音叉柄（切勿接触叉端），快速击打叉端启动振动。常选择的部位有胸骨、锁骨、肩峰、鹰嘴、尺桡骨茎突、髂前上棘、股骨粗隆、腓骨小头和内外踝等。询问被检查者是否感到振动，并注意感受音叉振动的持续时间、两侧对比。正常人有共鸣性振动感，随机应用无振动和振动的刺激。

4. 眼球活动检查　伸出右手示指，置于被检者眼前30～40 cm。嘱被检者头部不要转动，注视示指尖。依次将示指移向左侧、左上、左下方，以及右侧、右上、右下方（至"H"型）。

5. 面肌运动功能检查　先观察被检查者额纹、眼裂、鼻唇沟和口角是否对称，然后让患者做蹙眉、皱眉、瞬目、示齿、鼓腮和吹哨等动作，观察被检查者面部肌肉有无瘫痪及运动是否对称。

6. 共济运动检查　首先观察被检查者站立、讲话、行走是否协调，有无动作性震颤和语言顿挫等，然后再检查以下实验。

（1）指鼻实验：嘱被检查者用示指指尖触及前方距其0.5 m检查者的示指，再触及自己的鼻尖，用不同速度、方向、睁眼与闭眼反复进行该检查，同时进行两侧比较。睁眼或/和闭眼指鼻不准均为异常。

（2）跟-膝-胫实验：被检查者仰卧位，上举一侧下肢，用足跟触及对侧膝盖，再沿胫骨前缘下移，需在睁眼和闭眼两种条件下完成。睁眼或闭眼状态下抬腿触膝时出现辨距不良和意向性震颤、下移时摇晃不稳均为异常。

（3）闭目难立征实验：双足并拢站立，双手向前平伸，需在睁眼和闭眼两种条件下完成该动作。睁眼或闭眼出现摇摆均为阳性。

二、辅助检查结果判定

（一）血糖监测

参见本书第十章糖尿病诊断标准（表10-2）。

（二）血压监测

在未服用降压药物的情况下，非同日3次测量收缩压≥140 mmHg和/或舒张压≥90 mmHg，可诊断为高血压。如目前正在服用降压药物，血压虽＜140/90 mmHg，仍诊断为高血压。动态血压的高血压诊断标准为：平均SBP/DBP 24 h≥130/80 mmHg；白天≥135/85 mmHg；夜间≥120/70 mmHg。家庭自测血压的高血压诊断标准为≥135/85 mmHg。

（三）血脂监测

静脉采血检测空腹血脂。血脂异常主要包括高胆固醇血症和高甘油三酯血症。血浆总胆固醇≥5.2 mmol/L可确定为高胆固醇血症，血浆甘油三酯≥1.7 mmol/L为高甘油三酯血症。

（章娟娟　唐尚锋　何　俊　田仰华）

参考文献

［1］中国卒中学会，中国卒中学会神经介入分会，中华预防医学会卒中预防与控制专业委员会介入学组．急性缺血性卒中血管内治疗中国指南2023［J］．中国卒中杂志，2023，18（6）：684-711．

［2］中国心胸血管麻醉学会非心脏麻醉分会，中国医师协会心血管内科医师分会，中国心血管健康联盟．抗血栓药物围手术期管理多学科专家共识［J］．中华医学杂志，2020，100（39）：3058-3074．

［3］中华医学会神经病学分会，中华医学会神经病学分会脑血管病学组，中华医学会神经病学分会神经血管介入协作组．中国急性缺血性卒中早期血管内介入诊疗指南2022［J］．中华神经科杂志，2022，55（6）：565-580．

［4］中国卒中学会中国脑血管病临床管理指南撰写工作委员会．中国脑血管病临床管理指南第2版［J］．中国卒中杂志．2023，18（7）：817-1048．

［5］中华医学会神经病学分会，中华医学会神经病学分会脑血管病学组．中国缺血性卒中和短暂性脑缺血发作二级预防指南2022［J］．中华神经科杂志，2022，55（10）：1071-1110．

［6］中国医师协会神经内科医师分会脑血管病专家组．急性缺血性卒中替奈普酶静脉溶栓治疗中国专家共识［J］．中国神经精神疾病杂志，2022，48（11）：641-651．

［7］中华医学会神经病学分会，中华医学会神经病学分会脑血管病学组．中国急性缺血性卒中诊治指南2023［J］．中华神经科杂志，2024，57（6）：523-559．

［8］中华医学会，中华医学会杂志社，中华医学会全科医学分会，等．缺血性卒中基层诊疗指南2021［J］．中华全科医师杂志，2021，20（9）：927-946．

［9］中国血脂管理指南修订联合专家委员会．中国血脂管理指南（基层版2024年）［J］．中国全科医学，2024，27（20）：2429-2436．

［10］他汀类药物安全性评价工作组．他汀类药物安全性评价专家共识［J］．中华心血管病杂志，2014，42（11）：890-894．

［11］中华医学会心血管病学分会，中国老年学学会心脑血管病专业委员会．华法林抗凝治疗的中国专家共识［J］．中华内科杂志，2013，52（1）：76-82．

［12］中华医学会神经病学分会，中华医学会神经病学分会脑血管病学组．中国脑血管病一级预防指南2019［J］．中华神经科杂志，2019，52（9）：684-709．

［13］KLEINDORFER D O，TOWFIGHI A，CHATURVEDI S，et al．2021 guideline for the prevention of stroke in patients with stroke and transient ischemic attack：a guideline from the American Heart Association/American Stroke Association［J］．Stroke，2021，52（7）：364-467．

［14］GAMM A J，LIP G Y，DE C R，et al．2024 ESC Guidelines for the management of atrial fibrillation developed in collaboration with the European Association for Cardio-Thoracic Surgery（EACTS）［J］．Eur Heart J，2024，45（36）：3314-3414．

第十四章

原发性骨质疏松症主动健康管理诊疗规范

第一节 原发性骨质疏松症主动健康管理服务内容

一、服务对象

35岁以上社区居民。

二、服务流程

原发性骨质疏松症主动健康管理服务流程见图14-1。

三、健康信息采集

（一）问诊项目

1. **基本信息** 包括性别、年龄。

2. **患病信息** 脆性骨折史，一级亲属脆性骨折家族史，45岁前自然停经、50岁前双侧卵巢切除术史，内分泌疾病史（如甲状腺功能亢进症、甲状旁腺功能亢进症、性腺功能减退症、库欣综合征、1型糖尿病等），以及血液病、结缔组织病、肾脏疾病（如慢性肾功能衰竭或肾小管性酸中毒）、骨肿瘤、营养性疾病、慢性肝病、心肺疾病、胃肠疾病史。

3. **体质信息** 如身高、体重、BMI。

4. **用药信息** 糖皮质激素、质子泵抑制剂、抗癫痫药物、芳香化酶抑制剂（来曲唑、阿那曲唑、依西美坦等）、促性腺激素释放激素类似物（曲普瑞林、亮丙瑞林等）、长期抗乙肝病毒药物、噻唑烷二酮类药物（吡格列酮、罗格列酮）和过量的甲状腺激素等。

5. **生活史** 吸烟、饮酒、摄入咖啡、摄入牛奶、户外运动。

6. **跌倒史** 跌倒是骨折的独立危险因素。跌倒的危险因素包括环境因素和自身因素等。

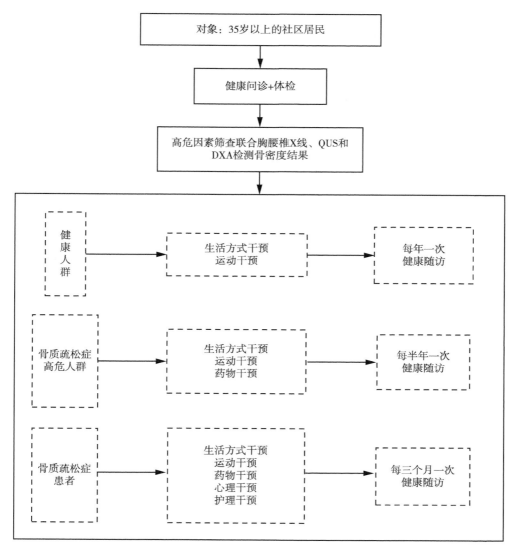

图14-1　原发性骨质疏松症主动健康管理服务流程

注：QUS为定量超声检查，DXA为双能X射线吸收法。

环境因素包括光线昏暗、路面湿滑、地面障碍物等。自身因素包括增龄、视觉异常、感觉迟钝、既往跌倒史、平衡能力差、步态异常及合并某些疾病和使用某些药物（如安眠药、抗癫痫药和治疗精神疾病药物）等。

（二）体检项目

1. 体格检查　身高、体重、脊柱弯曲（侧弯和后凸）、脊柱压痛、其他骨骼畸形。

2. 辅助检查　血钙、血磷、25-羟维生素D、肝肾功能、骨转换生化标志物〔推荐血清Ⅰ型原胶原N-端前肽（N-terminal propeptide of type 1 precollagen，P1NP）和血清Ⅰ型胶原交联C-末端肽（C-terminal peptide of type 1 collagen，CTX）。对于非必须项目，具备检测能力的社区医院可以检测，不具备检测能力且病情需要时上级医院检查］、胸腰椎侧位X线片（分别选择胸4至腰1椎体、胸12至腰5椎体）、定量超声检查（QUS）跟骨骨密度、双能X射线吸收法（dual energy X-ray absorptiometry，DXA）检测骨密度（非必须项目，具备DXA检测设备的社区医院检测，无该设备且病情需要时上级医院检查）。

四、健康风险评估

（一）筛查方法

1. 问诊　①询问有无骨痛；②询问有无脆性骨折史，脆性骨折是指受到轻微创伤或日常活动即发生的骨折，如曾发生髋部或椎体脆性骨折，不依赖于骨密度测定，临床上即可诊断骨质疏松症；③询问身高变化，1年内身高缩短≥2 cm或者较年轻时最高身高缩短≥4 cm是诊断骨质疏松症的重要线索。已经使用抗骨质疏松症治疗药物者询问有无药物不良反应。

2. 国际骨质疏松基金会骨质疏松风险1分钟测试题　共9题，由患者回答，只要其中一题为"是"，即为阳性，为骨质疏松症高危人群，提示存在骨质疏松症的风险，并建议进行骨密度检查，骨密度检查结果为正常者或骨量减少者均为高危人群，见表14-1。基于DXA测定骨密度分类标准和骨质疏松症诊断标准见表14-2、表14-3。

3. 胸腰椎侧位X线　判定骨质疏松性椎体压缩性骨折首选的检查方法。摄片的范围应分别包括胸4至腰1和胸12至腰5椎体，采用Genant目视半定量判定方法，椎体压缩性骨折的程度可以分为Ⅰ、Ⅱ、Ⅲ度或轻、中、重度（表14-4）。

4. QUS　通常测量部位为跟骨，主要用于骨质疏松症风险人群的筛查和骨质疏松性骨折的风险评估，但不能用于骨质疏松症的诊断和药物疗效判断。目前国内外尚无统一的QUS筛查判定标准，可参考QUS设备厂家提供的信息，如结果怀疑骨质疏松症，应进一步行DXA测量。

5. DXA　有条件的社区医院可以进行DXA检测骨密度。如果社区医院不具备该仪器而患者又需要进行该项检查，建议到上级医院检查。

6. 骨质疏松性骨折风险评估　WHO推荐使用骨折风险预测工具（FRAX®）评估（表14-5），评估患者未来10年髋部及主要骨质疏松性骨折（椎体、前臂、髋部或肱骨近端）概率。FRAX®预测的髋部骨折可能性≥3%或任何主要骨质疏松性骨折可能性≥20%为骨质疏松性骨折高风险。

表 14-1　国际骨质疏松基金会骨质疏松风险 1 分钟测试题

编号	问题	回答
1	是否实际年龄超过 60 岁（女性）/70 岁（男性）	是□否□
2	50 岁之后是否有骨折史	是□否□
3	是否体质量过轻（BMI 值低于 19 kg/m²）	是□否□
4	40 岁后的身高是否减少超过 4 cm	是□否□
5	父母任何一方是否有髋部骨折史	是□否□
6	是否存在以下任一情况：类风湿关节炎、消化道疾病（炎症性肠病、乳糜泻）、糖尿病、慢性肾脏病、甲状腺或甲状旁腺疾病（甲状腺或甲状旁腺功能亢进）、肺病（慢阻肺）、长时间制动、艾滋病（HIV）	是□否□
7	是否接受过以下药物治疗：曾服用类固醇激素（如持续服用泼尼松 3 个月及以上）、噻唑烷二酮类药物、器官移植术后免疫抑制剂、抗抑郁药物、抗惊厥药物、抗癫痫药	是□否□
8	女士回答：是否存在以下任一情况：乳腺癌、接受芳香化酶抑制剂治疗乳腺癌、早绝经、不正常闭经、卵巢切除或由于性腺功能减退导致低雌激素水平	是□否□
9	男士回答：是否存在以下任一情况：前列腺癌、接受雄激素剥夺治疗前列腺癌、低睾酮（性腺功能减退）、是否过量饮酒（每天超过 3 个单位）和/或是否目前吸烟	是□否□
结果判定	上述问题，只要其中有一题回答结果为"是"，即为阳性，提示存在骨质疏松症的风险，并建议进行骨密度检查或 FRAX® 风险评估	

表 14-2　基于 DXA 测定骨密度分类标准和骨质疏松诊断标准

分类	T-值
正常	T-值≥−1.0
低骨量	−2.5＜T-值＜−1.0
骨质疏松	T-值≤−2.5
严重骨质疏松	T-值≤−2.5＋脆性骨折

注：T-值＝（实测值−同种族同性别正常青年人峰值骨密度）/同种族同性别正常青年人峰值骨密度的标准差；以上为绝经后女性、≥50 岁男性的诊断标准，对于儿童、绝经前女性和＜50 岁男性，骨密度水平的判断建议用同种族的 Z-值表示。Z-值＝（骨密度测定值−同种族同性别同龄人骨密度均值）/同种族同性别同龄人骨密度标准差。将 Z-值≤−2.0 视为"低于同年龄段预期范围"或低骨量。

表 14-3　骨质疏松症诊断标准

骨质疏松症的诊断标准（符合以下三条中之一者）
·髋部或椎体脆性骨折
·DXA 测量的中轴骨骨密度或桡骨远端 1/3 骨密度的 T-值≤−2.5
·骨密度测量符合低骨量（−2.5＜T-值＜−1.0）＋肱骨近端、骨盆或前臂远端脆性骨折

表 14-4　Genant 目视半定量法判定椎体压缩性骨折的程度图

正常	椎体骨折形态类型			椎体骨折程度
	楔形变形	双凹变形	压缩变形	
				Ⅰ度：轻度骨折，与相同或相邻的椎骨相比，椎骨前、中、后部高度下降 20%～25%
				Ⅱ度：中度骨折，与相同或相邻的椎骨相比，椎骨前、中、后部高度下降 25%～40%
				Ⅲ度：重度骨折，与相同或相邻的椎骨相比，椎骨前、中、后部高度下降 40% 以上

表 14-5　FRAX® 计算依据的主要临床危险因素、骨密度值及结果判断

危险因素	解释
年龄	模型计算的年龄是 40～90 岁，低于或超过此年龄段，按照 40 或 90 岁计算
性别	选择男性或女性
体重	填写单位是千克（kg）
身高	填写单位是厘米（cm）
既往骨折史	指成年期自然发生或轻微外力下发生的骨折，选择是与否
父母髋部骨折史	选择是与否
吸烟	根据患者现在是否吸烟，选择是与否
糖皮质激素	如果患者正在接受糖皮质激素治疗或接受过相当于泼尼松＞5 mg/d 的治疗超过 3 个月，选择是
类风湿关节炎	选择是与否
继发性骨质疏松	如果患者具有与骨质疏松症密切关联的疾病，选择是 这些疾病包括 1 型糖尿病、成骨不全症的成年人患者、长期未治疗的甲状腺功能亢进症、性腺功能减退症或早绝经（＜45 岁）、慢性营养不良或吸收不良、慢性肝病
过量饮酒	乙醇摄入量大于等于 3 单位/日为过量饮酒。一个单位相当于 8～10 g 乙醇，相当于 285 mL 啤酒，120 mL 葡萄酒，30 mL 烈性酒
骨密度	先选择测量骨密度的仪器，然后填写股骨颈骨密度的实际测量值（g/cm²），如果患者没有测量骨密度，可以不填此项，系统将根据临床危险因素进行计算
结果判断	FRAX® 预测的髋部骨折概率≥3% 或任何主要骨质疏松性骨折概率≥20% 时，为骨质疏松性骨折高危患者，建议给予治疗；FRAX® 预测的任何主要骨质疏松性骨折概率为 10%～20% 时，为骨质疏松性骨折中风险；FRAX® 预测的任何主要骨质疏松性骨折概率＜10%，为骨质疏松性骨折低风险

（二）原发性骨质疏松症风险人群分类

1. 健康人群　排除骨质疏松症患病人群和高危人群以外的人群为健康人群。

2. 原发性骨质疏松症高危人群　符合以下任何一个条件可诊断为骨质疏松症高危人群：①国际骨质疏松基金会骨质疏松风险1分钟测试阳性人群；②QUS跟骨骨密度检查结果提示异常降低人群；③DXA骨密度检查结果正常但骨质疏松风险1分钟测试阳性人群；④DXA骨密度检查结果骨量减少人群。

3. 原发性骨质疏松症患病人群　符合以下任何一个条件可诊断为骨质疏松症患病人群：①髋部或椎体脆性骨折；②DXA测定中轴骨骨密度或桡骨远端1/3骨密度T-值≤-2.5；③骨密度测量符合骨量减少（-2.5＜T-值＜-1.0）＋肱骨近端、骨盆或前臂远端脆性骨折。

五、主动健康指导

（一）健康人群

1. 指导原则　以健康教育、生活方式指导为主。建议每年进行1次问诊筛查和健康体检。

2. 健康教育内容

（1）原发性骨质疏松症的临床表现：原发性骨质疏松症是一种常见的代谢性骨病，与增龄相关，好发于绝经后女性和老年人，女性尤为突出。典型的临床表现为慢性骨骼疼痛、脊柱变形（身高变短和驼背）、骨质疏松性骨折（脆性骨折）。脆性骨折是指在受到轻微外伤和日常活动中即可发生的骨折，常见好发部位为椎体（胸、腰椎），髋部（股骨近端），前臂远端和肱骨近端等。约有50%骨质疏松症患者早期无明显症状，常在发生脆性骨折后或者检测骨密度时发现。

（2）原发性骨质疏松症的危害：骨质疏松性骨折是骨质疏松症的严重后果。骨折的常见部位包括椎体、髋部、前臂远端、肱骨近端等，其中椎体骨折最常见，髋部骨折最严重。骨质疏松性骨折的危害巨大，是老年患者致残和致死的主要原因之一。发生髋部骨折后1年内，20%患者会因各种并发症导致死亡，约50%患者致残，生活质量明显下降。而且骨质疏松症及骨折治疗的医疗和护理，还会造成沉重的家庭负担和社会负担。

3. 生活方式指导

（1）一般人群膳食指南满足人群合理膳食需求，以平衡膳食模式为标准，充分考虑食物多样化。推荐食物多样，合理搭配；多吃蔬果、奶类、全谷物、大豆；适量吃鱼、禽、蛋、瘦肉；少盐少油，控糖限酒；吃动平衡，健康体重。

（2）其他干预：①戒烟，建议缺血性脑卒中患者不要吸烟及使用其他烟草类产品及电子烟，并尽量减少二手烟暴露；②限酒，如若饮酒，应限制其摄入，建议成年人一天最大饮酒的酒精量不超过15 g；③规律作息，培养良好睡眠习惯，每日睡眠时长维持7～9小时。

4. 运动干预　大多数健康的成年人在开始运动之前不需要咨询社区医师或健康管理师。从低频率开始，逐渐增加运动的时间或强度可以安全、有效地达到推荐的运动量。推荐65岁以下的成年人每周进行150～300分钟中等强度或75～150分钟高强度有氧运动，或等量的中等强度和高强度有氧运动组合。每周至少进行2天肌肉力量练习。保持当前的日常体力活动，并循序渐进增加活动量。

对于65岁及以上老年人，上述推荐同样适用。考虑老年人生理功能退行性改变，推荐进行平衡能力、灵活性和柔韧性练习，以增加平衡等功能，预防跌倒等意外。如身体条件不允许每周进行150分钟中等强度体力活动，应尽可能地增加各种力所能及的身体活动。

（二）高危人群

1. 指导原则　根据筛查和体检结果，针对性辅以健康教育和生活方式干预，必要的骨健康基本补充剂（钙片和维生素D）使用。对于骨量减低者，根据FRAX®评估患者未来10年髋部骨折及主要骨质疏松性骨折（椎体、前臂、髋部或肩部）的概率，决定是否进行抗骨质疏松症药物干预。建议每半年进行1次问诊筛查和健康体检。

2. 健康教育内容　同健康人群。

3. 生活方式干预

（1）对于高危人群的营养干预，主要根据个体存在的具体风险因素进行针对性推荐。①若骨密度正常，参考健康人群膳食建议。建议食物多样，合理搭配；多吃蔬果、奶类、全谷物、大豆；适量吃鱼、禽、蛋、瘦肉；少盐少油，控糖限酒；吃动平衡，健康体重；②若骨量减少，可参照患病人群营养治疗方案。合理营养，均衡饮食，摄入富含钙、维生素D和低盐、适量蛋白质的均衡膳食。A.增加钙含量食物：根据不同年龄和生理状态下钙质的需求不同，摄取足够的钙质，减少影响钙吸收的因素。建议每天至少饮用300 mL牛奶。如果膳食钙摄入不足，可以补充元素钙制剂，口服含500～600 mg元素钙的钙剂。B.增加富含维生素D的食物：如含脂肪较多的野生海鱼和受阳光照射后的蘑菇，其他种类食物含量很低或缺乏。对于户外活动少、缺乏日照的人群，可以适当补充维生素D，成年人维生素D摄入量为400 IU/d；65岁及以上老年人推荐摄入量为600 IU/d。

（2）其他干预：戒烟、限酒、规律作息，具体见健康人群。

4. 运动干预　①若骨量正常者：从低频率开始，逐渐增加运动的时间或强度可以安全、有效地达到推荐的运动量。推荐＜65岁成年人每周进行150～300分钟中等强度或75～150

分钟高强度有氧运动，或等量的中等强度和高强度有氧运动组合。每周至少进行2天肌肉力量练习。保持当前的日常体力活动，并循序渐进增加活动量。对于65岁及以上老年人，上述推荐同样适用。考虑老年人生理功能退行性改变，推荐进行平衡能力、灵活性和柔韧性练习，以增加平衡等功能，预防跌倒等意外。如身体条件不允许每周进行150分钟中等强度体力活动，应尽可能地增加各种力所能及的身体活动；②若骨量减少者：从低频率开始，逐渐增加运动的时间或强度可以安全、有效地达到推荐的运动量。推荐风险人群每周3～5 d的中等强度（40%～60% HRR）到较大强度（≥60% HRR），强度级别4～6级，承受体重的有氧运动，如慢走、跳绳、健身操和间歇性慢跑等。单次运动时间从30 min/d逐渐增加至60 min/d。推荐每周2～3天的抗阻运动，隔天进行，低强度起始，如2.5 kg哑铃等，根据耐受性，渐进增加至中等到较大强度，即强度级别4～6级。运动之前要进行评估，除外不适合运动的疾病。

5. 药物干预

（1）骨健康基本补充剂使用：骨健康基本补充剂使用参照患病人群。

（2）抗骨质疏松症药物干预：对于骨量减低者，需要根据FRAX®评估患者未来10年髋部骨折及主要骨质疏松性骨折（椎体、前臂、髋部或肩部）的概率来决定是否进行抗骨质疏松症药物干预，当FRAX®工具计算出未来10年髋部骨折概率≥3%或任何主要骨质疏松性骨折发生概率≥20%时，可判定为骨质疏松性骨折高危患者，需要抗骨质疏松症药物干预（干预药物使用参照本章患病人群）。

（三）患病人群

1. 指导原则　根据筛查和体检结果，针对性辅以健康教育、生活方式干预、药物干预。建议每3个月进行1次问诊和健康体检。

2. 健康教育内容

（1）原发性骨质疏松症的临床表现：同健康人群。

（2）原发性骨质疏松症的危害：同健康人群。

（3）原发性骨质疏松症治疗措施：主要包括饮食指导、运动指导、充足日照、戒除不良习惯、健康教育和药物治疗等综合治疗。药物治疗包括骨健康基本补充剂和抗骨质疏松症药物。

（4）原发性骨质疏松症治疗目标：主要防治目标包括改善骨骼生长发育，促进成年期达到理想的峰值骨量；维持骨量和骨质量，预防、减缓骨丢失的进展；加强肌肉质量，提高肌肉协调性，避免跌倒和骨质疏松性骨折的发生。

（5）原发性骨质疏松症患者自我监测：监测骨骼疼痛情况、身高变化情况、新发骨折情况、抗骨质疏松症药物的不良反应情况。

3. 生活方式干预

（1）营养干预：合理营养，均衡饮食，摄入富含钙、维生素D和低盐、适量蛋白质的均衡膳食。①增加钙含量食物。根据不同年龄和生理状态下钙质的需求不同，摄取足够的钙质，减少影响钙吸收的因素。建议每天至少饮用300 mL牛奶。如果膳食钙摄入不足，可以补充元素钙制剂，口服含500～600 mg元素钙的钙剂；②增加富含维生素D的食物。如含脂肪较多的野生海鱼和受阳光照射后的蘑菇，其他种类食物含量很低或缺乏。对于户外活动少、缺乏日照的人群，可以适当补充维生素D，成年人维生素D摄入量为400 IU/d；65岁及以上老年人推荐摄入量为600 IU/d。

（2）充足日照：接受阳光照射时不使用防晒霜、不隔玻璃、不打伞，要求尽可能多地暴露皮肤于阳光下晒15～30分钟（取决于日照时间、纬度、季节等因素），频率为每周2次，老年人和皮肤颜色较深的个体，需要更长时间的阳光照射。夏天日照要避免中暑，可以选择上午或下午温度适宜的时间日照。

（3）预防跌倒：预防跌倒的发生是骨质疏松症社区规范化管理的一项重要内容。跌倒的危险因素包括环境因素和自身因素等。环境因素包括光线昏暗、路面湿滑、地面障碍物、地毯松动、卫生间未安装扶手等。自身因素包括年龄老化、肌少症、视觉异常、感觉迟钝、神经肌肉疾病、缺乏运动、平衡能力差、步态异常、既往跌倒史、维生素D不足、营养不良、心脏疾病、直立性低血压、抑郁症、精神和认知疾病、药物（如安眠药、抗癫痫药物及治疗精神疾病药物）等。医师要对危险因素进行筛查，针对不同危险因素进行不同的干预。

（4）其他干预：戒烟、限酒、规律作息，具体见健康人群。

4. 运动干预　从低频率开始，逐渐增加运动的时间或强度可以安全、有效地达到推荐的运动量。尽管一些患者能耐受更大强度的运动，但一般采用中等强度（40%～60% HRR）的承受体重的有氧运动，如爬楼梯、步行、跳绳和其他可耐受的方式。可从轻度至中等强度，强度级别3～5级。单次运动时间从30 min/d逐渐增加至60 min/d。还应进行抗阻运动，2～3天/周，隔天进行，低强度起始，如2.5 kg哑铃等，根据耐受性，渐进增加至中等强度，即强度级别3～5级。此外，考虑到原发性骨质疏松症好发于老年人，推荐每周2～3天的多组分运动，对于减少、预防摔倒是很有效的。具体参照骨质疏松症运动篇。

5. 心理干预　骨质疏松症患者在受疾病困扰的同时，会出现抑郁、焦虑、失眠等心理问题。如果患者出现抑郁情绪或者抑郁状态，可以使用PHQ-9进行初步评估；如果患者出现焦虑情绪或焦虑状态，可以使用GAD-7进行筛查；如果患者出现睡眠障碍，可以使用ISI初步判定其严重程度。

骨质疏松症知识及技能的培训、多维度的社会心理支持是骨质疏松症患者应对心理压力的有效手段，需定期评估及调整，具体内容包括：伴有焦虑、抑郁的骨质疏松症患者发生骨折等不良事件的风险增加，应定期规范筛查，评估骨质疏松症相关并发症。社会心理支持，如同伴支持模式有助于缓解骨质疏松患者的心理压力，提高心理弹性，使患者具有正确应对和良好适应的能力，降低骨质疏松症相关痛苦、抑郁等负面情绪的发生；社区团体性心理辅导等。骨质疏松症患者伴精神心理问题需转诊精神专科治疗。

6. 护理干预　骨质疏松症健康教育，了解跌倒的因素，指导患者预防跌倒，行动不便者可选用拐杖、助行架等辅助器具，以提高行动能力，减少跌倒发生。指导骨折卧床者康复训练，加强骨折邻近关节被动运动（如关节屈伸等）及骨折周围肌肉的等长收缩训练等，以预防肺部感染、关节挛缩、肌肉萎缩及废用性骨质疏松等。

7. 药物干预

（1）骨健康基本补充剂补充钙剂和维生素D为骨质疏松症预防和治疗的基本措施。①钙剂：中国居民中青年推荐每日钙摄入量为800 mg（元素钙），50岁以上中老年、妊娠中晚期及哺乳期人群推荐每日摄入量为1000～1200 mg。营养调查显示我国居民每日膳食约摄入元素钙400 mg，故尚需补充元素钙500～600 mg/d。钙剂选择需考虑其钙元素含量、安全性和有效性。不同种类钙剂中的元素钙含量（表14-6），其中碳酸钙含钙量高，吸收率高，易溶于胃酸，常见不良反应为上腹不适和便秘等。枸橼酸钙含钙量较低，但水溶性较好，胃肠道不良反应小，且枸橼酸有可能减少肾结石的发生，适用于胃酸缺乏和有肾结石风险的患者。高钙血症和高钙尿症时应避免使用钙剂。补充钙剂需适量，超大剂量补充钙剂可能增加肾结石和心血管疾病的风险。在骨质疏松症防治中，钙剂应与其他药物联合使用。②维生素D：维生素D有利于钙在胃肠道的吸收，促进骨骼矿化、保持肌力、改善平衡能力和降低跌倒风险。《中国居民膳食营养素参考摄入量》建议，成年人推荐维生素D摄入量为400 U/d；65岁及以上老年人因缺乏日照和摄入、吸收障碍常有维生素D缺乏，推荐摄入量为600 U/d。确诊维生素D缺乏或不足者可初始每日口服维生素D_3 1000～2000 IU，对于存在肠道吸收不良或依从性较差的患者，可考虑使用维生素D肌肉注射制剂，检测血清25-羟基维生素D水平，调整维生素D的补充量，维持血清25-羟基维生素D水平在30 ng/mL以上。应用维生素D制剂时应注意个体差异和安全性，定期监测血钙和尿钙浓度。不推荐使用活性维生素D纠正维生素D缺乏，不建议1年单次较大剂量普通维生素D的补充。

表14-6　不同钙剂元素钙含量（%）

化学名	元素钙
碳酸钙	40.00
磷酸钙	38.76
氯化钙	36.00
醋酸钙	25.34
枸橼酸钙	21.00
乳酸钙	18.37
葡萄糖酸钙	9.30
氨基酸螯合钙	20.00

（2）抗骨质疏松症药物：抗骨质疏松药物治疗适应证主要包括：经骨密度检查确诊为骨质疏松症的患者；已经发生过椎体和髋部等部位脆性骨折者；骨量低下伴肱骨上段、前臂远端或骨盆等部位脆性骨折，或骨量低下伴高骨折风险的患者。骨折风险推荐使用骨折风险预测工具（FRAX®）计算，FRAX®预测的髋部骨折可能性≥3%或任何主要骨质疏松性骨折可能性≥20%，为骨质疏松性高骨折风险。具体抗骨质疏松症药物治疗适应证见表14-7。

表14-7　抗骨质疏松症药物治疗适应证

抗骨质疏松症药物治疗适应证
·发生椎体脆性骨折（临床或无症状）或髋部脆性骨折者
·DXA骨密度（腰椎、股骨颈、全髋或桡骨远端1/3）T-值≤-2.5，无论是否有过骨折
·骨量低下者:（骨密度：-2.5＜T-值＜-1.0），具备以下情况之一者：
a. 发生过某些部位的脆性骨折（肱骨上段、前臂远端或骨盆）
b. FRAX®工具计算出未来10年髋部骨折概率≥3%或任何主要骨质疏松性骨折发生概率≥20%

抗骨质疏松症药物有多种，包括骨吸收抑制剂、骨形成促进剂、双重作用药物，另外还有其他机制类药物和中成药。骨吸收抑制剂包括双膦酸盐、降钙素、雌激素、选择性雌激素受体调节剂、RANKL单克隆抗体等；骨形成促进剂主要包括甲状旁腺激素类似物；双重作

用药物包括硬骨抑素单克隆抗体；其他机制类药物包括活性维生素 D 及其类似物、维生素 K_2 类和锶盐；中药有骨碎补总黄酮制剂、淫羊藿苷类制剂和人工虎骨粉制剂等。常用抗骨质疏松症药物种类及用法见表 14-8。

1）双膦酸盐类：双膦酸盐与骨骼羟基磷灰石的亲和力高，能够特异性结合到骨重建活跃的骨表面，抑制破骨细胞功能，从而抑制骨吸收，是目前临床上应用最为广泛的抗骨质疏松症药物。①双膦酸盐类药物主要包括阿仑膦酸钠、唑来膦酸、利塞膦酸钠、伊班膦酸钠、和米诺膦酸等，主要适用于绝经后骨质疏松症，阿仑膦酸钠、唑来膦酸也适用于男性骨质疏松症。在美国，阿仑膦酸钠、唑来膦酸、利塞膦酸钠还批准用于治疗糖皮质激素诱发的骨质疏松症（glucocorticoid-induced osteoporosis，GIOP）。双膦酸盐类药物能够增加骨质疏松症患者腰椎和髋部骨密度，降低椎体、非椎体骨折风险，阿仑膦酸钠、唑来膦酸、利塞膦酸钠还可以降低髋部骨折风险。不同双膦酸盐用法也有所差异，阿仑膦酸钠、利塞膦酸钠、米诺膦酸口服使用，唑来膦酸静脉使用，伊班膦酸钠既可口服又可静脉应用；②双膦酸盐类药物不良反应：常见有胃肠道反应、"流感样"症状和肾脏毒性。口服患者可能发生轻度胃肠道反应，包括上腹疼痛、反酸等症状。应严格按说明书提示的方法服用，有活动性胃及十二指肠溃疡、反流性食管炎、功能性食管活动障碍者慎用。静脉输注双膦酸盐出现一过性发热、骨痛和肌痛等类流感样不良反应，多在用药 3 天内明显缓解，症状明显者应用非甾体抗炎药或其他解热镇痛药对症治疗。双膦酸盐类药物大部以原形从肾脏排泄，对于肾功能异常的患者，应慎用此类药物或酌情减少药物剂量。肌酐清除率＜35 mL/min 患者禁用。罕见的不良反应有颌骨坏死和非典型股骨骨折。对患有严重口腔疾病或需要接受牙科手术的患者，不建议使用该类药物。需要行侵入性口腔手术时，建议暂停双膦酸盐治疗 3 ～ 6 个月，再实施口腔手术，术后 3 个月如无口腔特殊情况，可恢复使用双膦酸盐。非典型股骨骨折指在低暴力下发生在股骨小转子以下到股骨髁上之间的骨折。治疗过程中出现大腿或者腹股沟部位疼痛，应进行双股骨 X 线摄片检查，一旦发生非典型股骨骨折，立即停止使用双膦酸盐等抗骨吸收药物。

2）降钙素：一个突出特点是抑制破骨细胞的生物活性、减少破骨细胞数量，减少骨量丢失并增加骨量；另一个突出特点是能明显缓解骨痛，对骨质疏松症及其骨折引起的骨痛有效。①目前临床使用的降钙素有两种，依降钙素和鲑降钙素。依降钙素适用于骨质疏松症及骨质疏松引起的疼痛，鲑降钙素适用于预防因制动引起的急性骨丢失及创伤后痛性骨质疏松症。两种药物均增加骨质疏松症患者腰椎和髋部骨密度，降低椎体骨折风险，鲑降钙素还有降低非椎体骨折风险。依降钙素肌肉注射；鲑降钙素皮下和肌肉注射，其鼻喷剂可鼻喷使用。鲑降钙素连续使用不超过3个月；②降钙素不良反应：少数患者使用后出现面部潮红、恶心等不良反应，偶有过敏现象，可按照药品说明书的要求，确定是否做过敏试验。

3）绝经激素：抑制破骨细胞的生物活性，抑制骨转换，减少骨丢失，还能改善围绝经期和绝经后女性相关症状（如潮热、出汗等）、泌尿生殖道萎缩症状。①绝经激素治疗方法包括雌激素补充疗法、雌＋孕激素补充疗法和替勃龙治疗。能够增加骨质疏松症患者腰椎和髋部骨密度，降低椎体、髋部及非椎体骨折的风险，并明显缓解更年期症状。有口服、经皮和阴道用药等多种制剂；激素治疗的方案、剂量、制剂选择及治疗期限，应根据患者个体情况而定；②绝经激素不良反应：轻度增加血栓风险，增加体重。正确使用绝经激素治疗，减少风险，治疗期间定期进行安全性评估，尤其是乳腺和子宫。雌激素依赖性肿瘤（乳腺癌、子宫内膜癌）、血栓性疾病、不明原因阴道出血，以及活动性肝病和结缔组织病为绝对禁忌证；子宫肌瘤、子宫内膜异位症、有乳腺癌家族史、胆囊疾病和垂体腺瘤、催乳素瘤者酌情慎用；③绝经激素治疗原则：有适应证、无禁忌证（利＞弊）；绝经早期开始用（＜60岁或绝经不到10年）；有子宫女性一定加用孕激素，尽量选择对乳腺影响小的孕激素；血栓高危女性可选择非口服雌激素；仅泌尿生殖道萎缩局部问题，尽量局部用药；应用最低有效剂量；治疗方案个体化；坚持定期随访和安全性监测（尤其是乳腺和子宫）；对治疗年限无明确限制，是否继续用药，应根据个体的特点和需求及每年体检结果进行利弊评估后作出决定。

4）选择性雌激素受体调节剂：在骨骼与雌激素受体结合，发挥类雌激素的作用，抑制骨吸收，增加骨密度；在乳腺和子宫，则发挥拮抗雌激素的作用，因而不刺激乳腺和子宫。①选择性雌激素受体调节剂代表药物为雷诺昔芬，主要适用于预防和治疗绝经后骨质疏松症，降低女性骨转换至绝经前水平，减少骨丢失，增加骨密度，降低椎体和非椎体骨折风险；②雷诺昔芬不良反应：常见潮热出汗、腿部痉挛，绝大多数不良反应无需停止治疗。轻度增加静脉栓塞的危险性，故有静脉栓塞病史及有血栓倾向者，如长期卧床和久坐者禁用。雷洛昔芬不适用于男性骨质疏松症患者。

5）甲状旁腺素类似物：刺激成骨细胞活性，促进骨形成，增加骨密度，改善骨质量。①甲状旁腺素类似物目前临床使用的药物为特立帕肽，主要用于治疗骨折高风险的绝经后骨质疏松症；美国还批准用于治疗骨折高风险的男性骨质疏松症及GIOP，可有效提高骨密度，降低椎体和非椎体骨折的危险；②特立帕肽不良反应：临床常见的不良反应为恶心、肢体疼痛、头痛和眩晕。特立帕肽治疗时间不宜超过24个月。禁用于畸形性骨炎、骨骼疾病放射治疗史、肿瘤骨转移及并发高钙血症者，肌酐清除率小于35 mL/min者，小于18岁的青少年和骨骺未闭合的青少年，对本品过敏者。

6）活性维生素 D 及其类似物：能够促进肠道对钙的吸收，提高骨密度，减少跌倒，降低骨折风险的作用。①活性维生素 D 及其类似物代表药物有阿法骨化醇和骨化三醇，活性维生素 D 及其类似物主要用于老年人、肾功能减退及1α羟化酶缺乏或减少的患者。适当剂量的活性维生素 D 及其类似物能促进骨形成和矿化，抑制骨吸收；增加骨密度，增加老年人肌肉力量和平衡能力，减少跌倒的发生率，进而降低骨折风险；②活性维生素 D 及其类似物不良反应：总体安全性良好，治疗期间应注意监测血钙和尿钙，特别是同时补充钙剂者；肾结石患者慎用。高钙血症者禁用。

7）RANKL 单克隆抗体：与 RANK 配体（RANKL）结合，阻止 RANKL 与其同源受体 RANK 结合，从而抑制破骨细胞末端分化和活化。抑制骨吸收、增加骨量、改善皮质骨或松质骨的强度。①RANKL 单克隆抗体代表药物为地舒单抗，地舒单抗是一种特异性 RANKL 的完全人源化单克隆抗体，主要用于治疗高骨折风险的绝经后骨质疏松症，美国还批准用于治疗男性骨质疏松症和GIOP，可增加腰椎和髋部骨密度，降低椎体、非椎体和髋部骨折风险；②地舒单抗不良反应：主要不良反应包括低钙血症、严重感染（膀胱炎、上呼吸道感染、肺炎、皮肤蜂窝织炎等）、皮疹、皮肤瘙痒、肌肉或骨痛等；长期应用可能会过度抑制骨吸收，出现下颌骨坏死或非典型性股骨骨折。低钙血症禁用，治疗前必须纠正低钙血症，治疗前后需补充充足的钙剂和维生素 D。

8）维生素 K 类（四烯甲萘醌）：四烯甲萘醌是维生素 K2 的一种同型物，是 γ-羧化酶的辅酶，在 γ-羧基谷氨酸的形成中起着重要作用。γ-羧基谷氨酸是骨钙素发挥正常生理功能所必需的，具有提高骨量的作用。①维生素 K 类代表药物为四烯甲萘醌，主要用于提高骨质疏松症患者的骨量。能够促进骨形成，并有一定抑制骨吸收作用，能够轻度增加骨质疏松症患者的骨量；②四烯甲萘醌不良反应：总体安全性良好，少数患者出现胃部不适、腹痛、皮肤瘙痒、水肿和转氨酶暂时性轻度升高。禁忌用于服用华法林的患者。

9）硬骨抑素单克隆抗体：双重作用类药物，通过抑制硬骨抑素的活性，拮抗其对骨代谢的负向调节作用，在促进骨形成的同时抑制骨吸收。①硬骨抑素单克隆抗体代表药物为罗莫佐单抗，美国和欧洲批准其用于存在骨折高风险的绝经后女性，可增加骨质疏松症患者骨密度，降低椎体及髋部骨折风险；②罗莫佐单抗不良反应：可能会增加心肌梗死（心脏病发作）、脑卒中和心血管疾病死亡的风险，该药不应使用于过去一年内有心脏病发作或脑卒中的患者，使用时要注意监测心脑血管不良事件。注意过敏反应，如血管性水肿、多形性红斑、皮炎、皮疹和荨麻疹等，若发生应立即停药，并给予抗过敏治疗。该药治疗期间，应补充足够的钙剂和维生素D。

表14-8 常见抗骨质疏松症药物种类和用法

分类	种类	药物名称	主要适应证	常用剂量和用法
骨吸收抑制剂	双膦酸盐	阿仑膦酸钠	绝经后骨质疏松症；男性骨质疏松症（有些国家还批准用于糖皮质激素诱发的骨质疏松症）	70 mg/片、10 mg/片、70 mg＋维生素D_3 2800 U/片 或5600 U/片；70 mg/周或10 mg/d，晨起空腹口服，保持上半身直立30分钟
		唑来膦酸	绝经后骨质疏松症；男性骨质疏松症（有些国家还批准用于糖皮质激素诱发的骨质疏松症）	5 mg/支，静脉滴注5 mg/年
		利塞膦酸钠	绝经后骨质疏松症；糖皮质激素诱发的骨质疏松症（有些国家还批准用于男性骨质疏松症）	5 mg/片或35 mg/片；5 mg/d或35 mg/周，晨起空腹口服，保持上半身直立30分钟
		伊班膦酸钠	绝经后骨质疏松症	1 mg/支，2 mg静脉滴注，每3个月1次
		米诺膦酸	绝经后骨质疏松症	1 mg/片，每次口服1片，每日1次
	降钙素	依降钙素	骨质疏松症和骨质疏松引起的疼痛等	20 U/支，20 U肌肉注射每周1次；10 U/支，10 U肌肉注射每周2次
		鲑降钙素	预防因突然制动引起的急性骨丢失和由于骨质溶解、骨质减少引起的骨痛，其他药物治疗无效的骨质疏松症等	鼻喷剂4400 U/瓶，200 U鼻喷，每日或隔日1喷；注射剂50 U/支，50 U或100 U皮下或肌肉注射，每日1次
	绝经激素	雌激素/雌孕激素复合制剂	围绝经期和绝经后女性，特别是有绝经相关症状（如潮热、出汗等）、泌尿生殖道萎缩症状，以及希望预防绝经后骨质疏松症的女性	口服、经皮和阴道用药多种制剂，个体化治疗
	选择性雌激素受体调节剂	雷洛昔芬	预防和治疗绝经后骨质疏松症	60 mg/片，60 mg口服，每日1次
	RANKL单克隆抗体	地舒单抗	高骨折风险的绝经后骨质疏松症	60 mg/支，60 mg皮下注射，每半年1次
骨形成促进剂	甲状旁腺激素类似物	特立帕肽	高骨折风险的绝经后骨质疏松症（有些国家还批准用于男性骨质疏松症和糖皮质激素性骨质疏松症）	2.4 mL/支，20 μg，皮下注射，每日1次

分类	种类	药物名称	主要适应证	常用剂量和用法
双重作用药物	硬骨抑素单克隆抗体	罗莫佐单抗	存在骨折高风险的绝经后女性	105 mg（1.17 mL），每个月使用210 mg，皮下注射，总疗程为12个月
其他机制药物	活性维生素D及其类似物	阿法骨化醇	绝经后及老年性骨质疏松症	0.25 μg/粒、0.5 μg/粒、1 μg/粒；0.25～1.0 μg，口服，每日1次
		骨化三醇	绝经后及老年性骨质疏松症	0.25 μg/粒、0.5 μg/粒；0.25 μg口服每日1次或2次；或0.5 μg口服每日1次
	维生素K_2制剂	四烯甲萘醌	提高骨质疏松症患者的骨量	15 mg/粒；15 mg口服，每日3次
中药	补肾、强骨、止痛	骨碎补总黄酮制剂	原发性骨质疏松症、骨量减少，症见骨脆易折、腰背或四肢关节疼痛、畏寒肢冷或抽筋、下肢无力、夜尿频多	用法和剂量参见相关药品说明书
	滋补肝肾、活血通络、强筋健骨	淫羊藿苷类制剂	骨质疏松症，症见腰脊疼痛，足膝酸软，乏力	用法和剂量参见相关药品说明书
	健骨	人工虎骨粉制剂	腰背疼痛、腰膝酸软、下肢痿弱、步履艰难	用法和剂量参见相关药品说明书

（3）抗骨质疏松症药物治疗监测：抗骨质疏松症药物治疗过程中需要定期监测，评估治疗效果和安全性，决定下一步治疗方案。具体监测内容见表14-9。

表14-9　抗骨质疏松症药物[①]治疗监测

监测内容	开始治疗前	治疗3个月	治疗6个月	每年
肝肾功能、血常规	√	√	√	√
血清Ca、P、ALP、25-羟基维生素D	√	√	√	√
超声骨密度	√			√
新发椎体骨折[②]	√			√
药物安全性	√	√	√	√
泌尿系B超[③]	√			√
妇科、乳腺B超[④]	√		√	√
骨转换生化标志物（PINP、CTX）[⑤]	√	√	√	√
DXA检测骨密度[⑥]	√			√

注：Ca.钙；P.磷；ALP.碱性磷酸酶；√：建议监测。①药物包括骨健康基本补充剂；②胸腰椎侧位X线片检查；③泌尿系B超仅在服用骨健康基本补充剂和活性维生素D治疗药物的服务人群中检查；④仅在服用绝经激素的人群中筛查；⑤非必须选项，具备检测能力的社区医院可以检测，不具备检测能力且病情需要时上级医院检查；⑥非必须选项，具备DXA检测设备的社区医院检测，无该设备且病情需要时，于上级医院检查。

（4）用药原则：骨健康基本补充剂（钙和维生素D）的使用应贯穿于整个骨质疏松症治疗过程，与抑制骨吸收药或促进骨形成药联合使用。不建议联合相同作用机制的药物。如果使用降钙素缓解疼痛，可短期与其他抗骨质疏松症药物联合使用。口服双膦酸盐治疗5年后、静脉应用唑来膦酸3年后，可考虑药物假期。特立帕肽疗程不应超过2年，罗莫佐单抗批准疗程为12个月，特立帕肽和罗莫佐单抗治疗结束后需要序贯使用其他抗骨质疏松药物。地舒单抗治疗5～10年后应重新评估骨折风险，对于仍然处于高骨折风险的患者，可序贯其他抗骨质疏松药物或继续地舒单抗治疗。序贯治疗方案可以选择特立帕肽序贯双膦酸盐类药物或地舒单抗，罗莫佐单抗序贯双膦酸盐类药物或地舒单抗等。

（5）根据骨折风险分层选择抗骨质疏松症治疗药物：①骨折高风险，骨质疏松症患者均属于骨折高风险，初始药物可选择阿仑膦酸钠、利塞膦酸钠等；若口服药物不耐受，可选择唑来膦酸或地舒单抗等；②骨折极高风险，骨质疏松症患者合并以下任意一条危险因素均属于骨折极高风险。包括近期发生脆性骨折（特别是24个月内发生的脆性骨折），接受抗骨质疏松症药物治疗期间仍发生骨折。多发性脆性骨折（包括椎体、髋部、肱骨近端或桡骨远端等）包括正在使用可导致骨骼损害的药物如高剂量糖皮质激素（≥7.5 mg/d泼尼松龙超过3个月）等的患者DXA测量骨密度T-值＜-3.0、高跌倒风险或伴有慢性病导致跌倒史、FRAX®计算未来10年主要骨质疏松骨折风险＞30%或髋部骨折风险＞4.5%的患者。对于骨折极高风险的患者，初始药物可选择特立帕肽、唑来膦酸、地舒单抗、罗莫佐单抗。对于髋部骨折极高风险患者，建议优先选择唑来膦酸或地舒单抗。

六、随访要点

（一）随访指标

1. 健康人群

（1）问诊：询问有无骨痛，询问有无新发脆性骨折，询问有无跌倒，询问有无身高变化。

（2）体格检查：包括身高、体重、脊柱弯曲（侧弯和后凸）、脊柱压痛、其他骨骼畸形。

（3）实验室和辅助检查：如血钙、血磷、25-羟基维生素D、肝肾功能、胸腰椎侧位X线、QUS跟骨骨密度检查、DXA检测骨密度（非必须项目，具备条件的社区医院可以检测，不具备检测能力且病情需要时于上级医院检查）。若健康人群转变为骨质疏松高危人群或骨质疏松症者，可检查骨转换生化标志物（推荐P1NP、CTX，非必须项目，具备检测能力的社区医院可以检测，不具备检测能力且病情需要时于上级医院检查）。

2. 高危人群/患病人群

（1）问诊：询问有无骨痛变化，询问有无新发脆性骨折，询问有无跌倒，询问有无身高变化，询问有无治疗药物改变和不良反应。

（2）体格检查：身高、体重、脊柱弯曲（侧弯和后凸）、脊柱压痛、其他骨骼畸形。

（3）实验室和辅助检查：血钙、血磷、25-羟基维生素D、肝肾功能、骨转换生化标志物（推荐P1NP、CTX。非必须项目，具备检测能力的社区医院可以检测，不具备检测能力且病情需要时上级医院检查）、胸腰椎侧位X线、QUS跟骨骨密度检查、DXA检测骨密度（非必须项目，具备条件的社区医院可以检测，必要时于上级医院检查）。

（二）随访方式

可选择门诊就诊、电话随访、家庭访视、互联网（微信、健康App）的方式进行随访。

第二节　原发性骨质疏松症主动健康管理服务要求

一、特定体格检查中标准化操作规范和结果判定

（一）脊柱侧弯检查

被检者站位，检查者从后面观察脊柱有无侧弯。对轻度侧弯可以触诊检查，服务对象站位或坐位，检查者用示指、中指或拇指沿脊椎的棘突尖以适当的压力自上而下划压，划压后皮肤出现一条红色充血痕，以此痕为标准，观测脊柱有无侧弯。

（二）脊柱压痛检查

被检者端坐位，身体稍向前倾，检查者以右手拇指从枕骨粗隆开始自上而下逐个按压脊椎棘突及椎旁肌肉，如有压痛，提示压痛部位可能有病变。

二、辅助检查选择和结果判定

（一）胸、腰椎侧位X线检查人群

1. 70岁以上，椎体、全髋或股骨颈骨密度T-值≤-1.0。

2. 女性65～69岁，椎体、全髋或股骨颈骨密度T-值≤-1.5。

3. 绝经后女性及50岁以上男性，具有以下任一特殊危险因素需进行检查。

（1）成年期（≥50岁）发生非暴力性骨折。

（2）较年轻时最高身高缩短≥4 cm。

（3）1年内身高进行性缩短≥2 cm。

（4）近期或正在使用长程（＞3个月）糖皮质激素治疗。

（二）血25羟维生素D检测结果判定

低于20 ng/mL为维生素D缺乏，20～30 ng/mL为维生素D不足，高于30 ng/mL为维生素D充足，低于10 ng/mL为维生素D严重缺乏，高于150 ng/mL为维生素D中毒。

（何　勇　王晓松　刘　星）

参考文献

［1］《全科和基层医疗卫生机构原发性骨质疏松症诊疗要点推荐》编写专家组. 全科和基层医疗卫生机构原发性骨质疏松症诊疗要点推荐［J］. 中华内分泌代谢杂志，2024，40（9）：727-733.

［2］中华医学会骨质疏松和骨矿盐疾病分会. 原发性骨质疏松症诊疗指南（2022）［J］. 中华骨质疏松和骨矿盐疾病杂志，2022，15（6）：573-611.

［3］中国医师协会全科医师分会. 原发性骨质疏松症社区规范化管理方案［J］. 中国全科医学，2019，22（11）：1251-1257.

［4］中国营养学会骨营养与健康分会，中华医学会骨质疏松和骨矿盐疾病分会. 原发性骨质疏松症患者的营养和运动管理专家共识［J］. 中华骨质疏松和骨矿盐疾病杂志，2020，13（5）：396-410.

［5］中华医学会骨质疏松和骨矿盐疾病分会. 原发性骨质疏松症社区诊疗指导原则［J］. 中华骨质疏松和骨矿盐疾病杂志，2019，12（1）：1-9.

［6］中国健康促进基金会基层医疗机构骨质疏松症诊断与治疗专家共识委员会. 基层医疗机构骨质疏松症诊断和治疗专家共识（2021）［J］. 中国骨质疏松杂志，2021，27（7）：937-944.

［7］《原发性骨质疏松症诊疗社区指导原则》编写组，原发性骨质疏松症社区诊疗指导原则［J］. 中国全科医学，2019，22（10）：1125-1132.

［8］中华医学会骨质疏松和骨矿盐疾病分会. 维生素D及其类似物临床应用共识［J］. 中华骨质疏松和骨矿盐疾病杂志，2018，11（1）：1-19.

［9］程义勇.《中国居民膳食营养素参考摄入量》2013修订版简介［J］. 营养学报，2014，36（4）：313-317.

［10］中华医学会，中华医学会临床药学分会，中华医学会杂志社等. 骨质疏松症基层合理用药指南［J］. 中华全科医师杂志，2021，20（5）：523-529.

第四篇
主要健康问题干预规范

第十五章

营养干预规范

第一节 一般人群膳食营养

一、相关概述

营养素是人类赖以生存及繁衍后代的必需物质，营养是指摄取、消化、吸收和利用食物中各种营养素的过程。机体所需的营养素均可从食物中获取，按照食物的营养特点，自然食物可以分成五大类，分别为谷物及薯类、肉蛋奶类、豆类及其制品类、蔬菜水果类和油脂坚果类。包含这五大类且比例恰当的平衡膳食，有利于机体获得适宜的能量及各种营养素，达到合理营养、促进健康的目的。

（一）总能量和营养素

1. 总能量 能量，又称热量、热能等，主要由食物中的蛋白质、脂肪和碳水化合物等三大宏量营养素在人体代谢过程中产生。人体的一切生命活动都需要能量，以满足工作、学习、劳动、锻炼、维持正常体温及身体内生理活动和儿童发育的需要。人体能量需要与能量消耗是一致的。在理想的平衡状态下，个体的能量需要等于其能量消耗。成年人的能量消耗主要用于维持基础代谢、体力活动和食物热效应三个方面。对于妊娠期和哺乳期女性，还包括胎儿生长、母体组织储备和授乳所需的能量，对于儿童则包括生长发育所需的能量，患者受损组织的修复也需要能量。

2. 蛋白质 蛋白质是一类化学结构复杂的有机化合物，是人体必需的营养素，也是所有生命的物质基础，没有蛋白质就没有生命。蛋白质是构成机体组织、器官的重要成分，参与调节机体的生理功能，并且可以供给能量。在营养学中，根据食物蛋白质中必需氨基酸的组成和含量，蛋白质可分为完全蛋白质、半完全蛋白质和不完全蛋白质。完全蛋白质所含必需氨基酸种类齐全，其数量充足且比例适当，如乳类中的酪蛋白、乳白蛋白，蛋类中的卵白蛋白、卵磷蛋白，肉类中的白蛋白、肌蛋白，大豆中的大豆蛋白，小麦中的麦谷蛋白，以及玉米中的谷蛋白等。半完全蛋白质所含必需氨基酸种类齐全，但有的数量不足或比例不适当，如小麦中的麦胶蛋白等。不完全蛋白质所含必需氨基酸种类不全，如玉米中的玉米胶蛋白，动物结缔组织中的胶质蛋白，以及豌豆中的豆球蛋白等。蛋白质广泛存在于动植物性食物中。动物性食物蛋白质质量好、利用率高，属于优质蛋白，但同时也含有较多的饱和脂肪酸和胆固醇。相比之下，植物性食物蛋白质则利用率普遍较低。因此，在日常饮食中，需要注意蛋白质互补和适当搭配。大豆是植物性食物，可提供丰富的优质蛋白质。

3. 脂肪　脂肪又称甘油三酯，是人体能量的主要来源，同时也是人体最重要的成分和能量储存形式。它在维持体温、保护脏器等方面发挥着多种重要作用。按照脂肪中脂肪酸的饱和程度，可以分为饱和脂肪酸、单不饱和脂肪酸和多不饱和脂肪酸。人类膳食中的脂肪主要来自动物脂肪、肌肉组织及植物种子。动物脂肪中饱和脂肪酸和单不饱和脂肪酸的含量较高，而多不饱和脂肪酸的含量相对较少。植物油则主要富含不饱和脂肪酸。过量摄入脂肪可能导致肥胖症、心血管疾病、血脂异常，以及某些癌症发病率的上升。因此，限制和减少脂肪摄入已成为发达国家及我国许多地区预防这些疾病的重要措施。目前，各国对脂肪的推荐摄入量不仅关注总脂肪摄入量，还很重视脂肪酸的组成比例。随着物质条件的改善，人们的脂肪摄入量也相应增加。目前，我国一些富裕省份和大中城市的人均每日脂肪摄入量占总能量的比例已接近或超过30%，与之相关的疾病发病率也逐年上升。因此，关注合理的脂类营养对于预防疾病和延缓衰老具有重要意义。

4. 碳水化合物　碳水化合物也称糖类，具有贮存和提供能量、抗生酮等作用。膳食中的碳水化合物是来源最广、使用最多、价格最便宜的供能营养素，还能改变食物的色、香、味、形，并提供膳食纤维。膳食碳水化合物广泛存在于谷物、薯类和豆类等植物性食物中，是人类能量的主要来源。膳食缺乏碳水化合物时，容易导致酮血症，影响大脑、神经和红细胞等组织的正常功能。然而，碳水化合物摄入过多又可能引发肥胖症等慢性病。膳食碳水化合物占总能量的比例长期超过80%或低于40%都不利于健康。膳食中的碳水化合物应来源多样，如淀粉、非淀粉多糖、低聚糖等，同时应限制精制糖的摄入。膳食纤维主要存在于谷、薯、豆类，以及蔬菜、水果等植物性食物中。植物成熟度越高，纤维含量通常越多，而谷类加工越精细，所含膳食纤维则越少。我国居民的饮食以谷类等植物性食物为主，在改善生活水平的同时不应忽视传统的良好饮食习惯，需重视膳食纤维对健康的重要性。

5. 矿物质　除了上述三大宏量营养素外，矿物质在人体内同样发挥着重要的作用，是人体必需的微量营养素。人类所需的矿物质在体内不能合成，均来自食物或饮用水。包括钙、磷、钾、钠、硫、氯和镁等常量元素，以及铁、碘、锌、硒、铜、钼、铬、钴等微量元素。我国人群比较容易缺乏的主要是钙、锌、铁、碘、硒等矿物质，但在实施食盐加碘强化工作后，我国碘缺乏病的发生率明显降低。然而某些微量元素的生理剂量与中毒剂量之间的范围较窄，过量摄入可能导致毒性反应。因此，在食品中强化微量元素时应注意控制其用量。

6. 维生素　维生素是维持机体生命活动所必需的物质。维生素的种类很多，在机体物质和能量代谢过程中发挥重要作用。维生素可分为脂溶性维生素，包括维生素 A、维生素 D、维生素 E、维生素 K，以及水溶性维生素，包括 B 族维生素（维生素 B_1、维生素 B_2、烟酸、维生素 B_6、叶酸、维生素 B_{12}、泛酸、生物素等）和维生素 C。维生素对人体具有重要的生理功能，缺乏会导致相关疾病，过量亦会损害健康。

（二）水及其他膳食成分

1. 水　水不仅是身体的重要组成部分，还在调节生理功能方面发挥着关键作用。人体离不开水，一旦体内水分流失达到 10%，生理功能即会发生严重紊乱；而水分流失超过 20%，则可能迅速导致死亡。水的摄入与排出需要保持平衡，以维持适宜的水合状态和正常的生理功能。充足的饮水是身体健康的基本保障，有助于支持身体活动和认知能力。应主动且足量地饮水，建议采取少量多次的方式，最好选择白开水或茶水，不要用饮料替代白开水。

2. 其他膳食成分　除了营养素，植物性食物中还含有一些生物活性成分，它们能够保护人体，预防心血管疾病和癌症等慢性病，这些生物活性成分被称为植物化学物，主要包括类胡萝卜素、植物固醇、皂苷、芥子油苷、多酚、蛋白酶抑制剂、单萜类、植物雌激素、硫化物和植酸等。

（三）食物种类

1. 谷薯类　包括谷类、薯类及杂豆类，如大米、小麦、小米、荞麦、燕麦、土豆、绿豆、蚕豆、赤豆、红豆、鹰嘴豆、芸豆等，是我国每日膳食的主体，亦被称为主食。

2. 蔬菜水果　包括蔬菜和水果两类，含有比较丰富的微量营养素及植物化合物。

3. 动物性食物　指肉类（包含畜、禽、水产品）、蛋类及奶类食物。

4. 大豆及坚果类　大豆类指黄豆、黑豆及青豆等；坚果类包括油脂类坚果，如核桃、瓜子、花生等和淀粉坚果，如板栗等。

5. 烹调用油盐　指烹调油及盐，油可提供能量。

同一类食物所含的营养素相近，可以互换，既可满足营养需要，又做到食物多样化，丰富每日膳食。

二、膳食原则

平衡膳食模式可以确保机体摄入的能量及营养素是适宜的，满足机体的营养需求，促进健康，而食物多样是平衡膳食模式的基本原则。《中国居民膳食指南（2022）》中，一般人群的膳食指南适用于2岁及以上的健康人群，旨在满足他们的合理膳食需求。该指南以平衡膳食模式为标准，并充分考虑食物的多样性。

（一）食物多样，合理搭配

1. 每日摄入多种食物 人体需要的40多种营养素都需要从日常饮食中获得。除了母乳可以满足6个月以内婴儿的全部营养需求外，其他天然食物都无法提供人体所需的所有营养素。每种食物都有它的食用价值和营养价值，因此只有食物多样的膳食，才能满足营养的要求，每天的膳食应包含谷物、薯类、蔬菜、水果、畜禽、鱼、蛋、奶类，以及大豆和坚果等食物。建议每日摄入12种以上的食物（不包括调味品），每周应达到25种以上，见表15-1。简而言之，每日食物应"杂"一些。

表15-1 建议摄入的主要食物种类数

食物类别	平均每天种类数	每周至少品种数
谷类（稻米、小麦、玉米、大麦、燕麦、黑米等）	3	5
薯类（马铃薯、甘薯、芋头、山药、木薯等）		
杂豆类（赤豆、绿豆、豌豆、鹰嘴豆、蚕豆等）		
蔬菜（花叶类、瓜茄类、根茎类、菌藻类、水生类等）	4	10
水果类（仁果、核果、浆果、柑橘、瓜果、亚/热带水果等）		
畜、禽、鱼（猪牛羊、鸡鸭鹅、鱼虾蟹贝等）	3	5
蛋类（鸡蛋、鸭蛋、鹅蛋、鹌鹑蛋、鸽子蛋等）		
奶及奶制品（液态奶、酸奶、奶酪、奶粉等）	2	5
大豆及其制品（豆腐、豆腐干、千张、豆浆及豆豉等）		
坚果类（板栗、莲子等淀粉类和花生、核桃等油脂类）		
合计	12	25

2.在食物多样的基础上，坚持谷类为主 谷类主要包括小麦、大米、玉米、高粱、荞麦、小米、燕麦等，富含碳水化合物，是最经济的膳食能量来源，同时还是蛋白质、B族维

生素、矿物质及膳食纤维的来源。谷类为主是我国的传统饮食模式，也是平衡膳食模式的重要特征。目前存在一些误区，有些人认为，多吃米、面等富含碳水化合物的食物容易发胖，或升高血糖，因此，有些人开始严格限制谷类食物的摄入。然而，无论是控制体重还是降低血糖，其首要原则都是要控制总能量的摄入，而非仅仅控制碳水化合物的摄入。碳水化合物是人体必不可少的营养成分，除了提供能量外，在体内还发挥着重要的生理功能，若摄入比例过低则可能会危害机体健康。因此，健康人膳食中碳水化合物所提供的能量应占总能量的50%～65%。

3. 合理搭配　市场上销售的精米和精面因经过多次加工，导致B族维生素缺乏、膳食纤维大量流失。长期摄入这种单一的精米和精面容易引发糙皮病和便秘等问题。全谷类及杂豆类因加工少，营养素得以保留，将杂豆类与谷类搭配制成的主食，既提高了营养价值，又改善了杂豆的口感。另外，与大米、面粉相比，薯类含有更多营养素，如膳食纤维、维生素C、钾和镁等，具有降糖、降脂和通便等功效；而且薯类的热量较低，相同重量的薯类热量仅为大米的1/3，是低热量且高营养密度食物的代表。因此，推荐成年人每天摄入谷类食物为250～400 g，其中全谷物和杂豆类50～150 g，摄入薯类50～100 g。

（二）多吃蔬果、奶类、全谷、大豆

1. 蔬菜和水果　蔬菜和水果是维生素、矿物质、膳食纤维和植物化学物的重要来源，含有较多的有机酸、芳香物质和色素等，使它们具备良好的感官特性，这对刺激食欲、促进消化及丰富饮食多样性具有重要意义。另外其所含的植物化学物具有保健价值，发挥促进健康的作用。膳食中应做到：①荤素搭配，餐餐有蔬菜，推荐每天摄入300～500 g，深色蔬菜通常富含维生素、植物化学物和膳食纤维，建议每天的食用量应占总体蔬菜摄入量的1/2以上。此外，菌类如香菇、蘑菇、木耳等含蛋白质较一般蔬菜高，必需氨基酸比例合适，并富含多种微量元素，故也应纳入日常膳食中；②适合生吃的蔬菜，比如西红柿、黄瓜等，可以作为餐前饭后的"零食""茶点"；③天天吃水果，推荐每天摄入200～350 g的新鲜水果，最好2个品种以上；另外，果汁不能代替鲜果，果汁中的糖属于游离糖，应限制摄入；④挑选蔬菜、水果时应重"鲜"、选"色"、多"品"，即选择新鲜应季、深色的蔬菜水果，且品种尽量多；⑤烹饪时要先洗后切、急火快炒、开汤下菜及炒好即食。

2. 奶类　奶类有牛奶、羊奶、马奶等，以牛奶的消费量最大。奶类富含钙、优质蛋白质和B族维生素，且蛋白质及脂肪易于消化吸收；其所含的乳糖可调节胃酸，促进胃肠道蠕动和消化液分泌，还可促进钙的吸收和调节肠道菌群。鲜奶加工后可制成各种奶制品，常见的如液态奶、奶粉、酸奶、奶酪和炼乳等，应摄入各种奶制品。推荐每天摄入量达到300 mL液态奶。乳糖不耐受者，可首选酸奶和低乳糖奶产品；其次是少量多次饮用，并可与谷物搭配。对牛奶蛋白过敏的人，应避免食用牛奶及奶制品。

3. **全谷类及杂豆类**　全谷类及杂豆类因加工少，营养素得以保留，是膳食纤维和B族维生素的重要来源。杂豆类与谷类搭配制成的主食，其营养结构更符合人体需要，例如，红豆饭、八宝粥、豆沙包等都是良好的搭配。

4. **大豆类**　大豆类包括黄豆、黑豆和青豆等。大豆制品种类繁多，可分为非发酵制品和发酵制品两类，前者有豆浆、豆腐、豆腐脑、豆皮等，后者有腐乳、豆豉等。大豆及其制品富含优质蛋白质、钙、钾、铁、维生素B_1、维生素B_2及生物活性物质，具有降血脂、抗氧化、抗衰老、抗肿瘤及免疫调节的功能，可降低慢性病发病风险。推荐经常吃豆制品，每天摄入量相当于大豆制品25 g，大约是40 g豆皮，或55 g豆腐干/素鸡，或70 g北豆腐，或140 g南豆腐，或180 g内酯豆腐，或400 mL豆浆。

5. **坚果**　坚果属于高能量食物，含有大量的优质脂肪酸、锌、硒等，是膳食的有益补充，可以适量吃坚果，推荐每周摄入量50～70 g，相当于每天20～25 g（约一把半）带壳葵花瓜子，或15～20 g花生，或2～3个核桃，或4～5个板栗，首选原味坚果，避免摄入过多的糖、盐等。

不同人群各种食物的建议摄入量见表15-2。

表15-2　不同人群蔬菜水果、谷类、奶类、大豆、坚果类食物建议摄入量

食物类别	单位	幼儿		儿童青少年			成年人	
		2～3岁	4～6岁	7～10岁	11～13岁	14～17岁	18～64岁	65岁～
谷类	g/d	85～100	100～150	150～200	225～250	250～300	200～300	200～250
其中全谷物和杂豆	g/d	适量	适量	30～70	30～70	50～100	50～150	50～150
薯类	g/d	适量	适量	25～50	25～50	50～100	50～100	50～75
蔬菜	g/d	150～250	200～300	300	400～450	450～500	300～500	300～450
水果	g/d	100～200	150～200	150～200	200～300	300～350	200～350	200～300
奶类	g/d	500	350～500	300	300	300	300	300
大豆	g/周	35～105	105	105	105	105～175	105～175	105
坚果	g/周	—	—	—	50～70	50～70	50～70	50～70

注：能量需求量计算标准如下。2～3岁（1000～1200 kcal/d），4～6岁（1200～1400 kcal/d），7～10岁（1400～1600 kcal/d），11～13岁（1800～2000 kcal/d），14～17（岁2000～2400 kcal/d），18～64岁（1600～2400 kcal/d），65岁以上（1600～2000 kcal/d）。

（三）适量吃鱼、禽、蛋、瘦肉

鱼、禽、蛋和瘦肉均属于动物性食物，富含优质蛋白质、脂类、维生素和矿物质，有些也含有较高的饱和脂肪酸和胆固醇，过量摄入可能会增加肥胖和心脑血管疾病的风险，应适当摄入，平均每天摄入肉、蛋总量120～200 g。

1. 鱼类　分为淡水鱼和海水鱼，后者分为深海鱼和浅海鱼。鱼类富含蛋白质，脂肪含量相对较少（1%～10%），多由不饱和脂肪酸组成，熔点低，常温下呈液态。其中某些鱼类富含多不饱和脂肪酸，如EPA和DHA，具有降血脂、防止动脉粥样硬化、抗癌等作用；鱼类肌肉组织肌纤维较短易于消化，老年人和幼儿可多选择鱼类作为优质蛋白的来源，推荐每周吃鱼2次或300～500 g。

2. 畜肉和禽肉　畜肉是指猪、牛、羊、骡、鹿、马、兔等牲畜的肌肉和内脏，呈暗红色，故被称为"红肉"，我国居民消耗最多的畜肉是猪牛羊肉。畜肉蛋白质含量10%～20%，牛羊肉可达20%，猪肉约为13.2%；脂肪平均含量15%，猪肉最高。禽肉包括鸡、鸭、鹅、鸽、鹌鹑、火鸡等禽类的肌肉和内脏，营养价值与畜肉相当，蛋白质含量约20%，脂肪含量相对较少，且含有20%的亚油酸，易于消化吸收。禽肉质地较畜肉细嫩，且含氮浸出物较多，故禽肉汤相对更鲜美。推荐量与鱼等水产类食物相等，每周300～500 g。

3. 蛋类　蛋类有鸡蛋、鸭蛋、鹅蛋、鹌鹑蛋、鸽子蛋等，营养成分齐全，是优质蛋白的重要来源。各类蛋的营养价值类似，蛋黄是维生素和矿物质的主要集中部位，并且富含卵磷脂和胆碱，因此不应丢弃蛋黄。推荐每周摄入蛋类300～350 g。

4. 动物内脏　动物肝、肾、心等内脏含有丰富的脂溶性维生素、B族维生素、铁、硒和锌等，适量食用可弥补日常膳食的不足，建议每个月2～3次，且每次不要过多。

5. 膳食安排　膳食安排时应将这些动物性食物分散在各餐中，成年人每周水产品和畜禽肉摄入总量不超过1.1 kg，鸡蛋不超过7个，最好每天有蛋，每餐有肉。鉴于脂肪含量及质量的区别，建议优先选择水产类，其次是禽类，最后是畜类。

6. 烹饪方法　在烹饪方法上，推荐使用蒸、煮和氽烫，尽量减少炸和烤。烟熏和腌制的肉类在加工过程中可能受到致癌物的污染，过量食用会增加肿瘤发生的风险，因此应当少吃。

（四）少盐少油，控糖限酒

人体不可缺少油、盐、糖等调味品，但长期的高盐、高油、高糖饮食，容易引起高血压、高血脂、肥胖症、脂肪肝、骨质疏松、龋齿等问题。目前我国多数居民油、盐、糖的摄入远远高于推荐量，为了防治相关慢性病，促进健康，应当控制油、盐、糖的摄入，培养清淡饮食习惯。

1. 少盐　盐摄入过多会增加胃溃疡、胃癌、高血压及骨质疏松症的发病风险，每天应控制食盐的摄入，成年人每天摄入盐不超过5g，改变"咸则鲜"的不良饮食习惯，努力将三口之家每个月食盐摄入量控制在500g左右。学会查看包装食品的营养成分表，了解钠含量，每393mg钠相当于1g食盐。控盐小技巧如下。

（1）减少食盐的摄入：烹饪时应少放盐，逐渐减少钠盐的摄入量：少放5%～10%并不会影响菜的咸味，建议使用定量盐勺控制放盐量；烹饪中增加醋，可以凸显咸味；不宜加糖，因为糖可中和咸味，会使食盐用量增加；出锅前再放盐；不用菜汤拌饭。

（2）注意含盐调味品的用量：酱油、味精（谷氨酸钠）、蚝油、豆瓣酱、鸡精、沙拉酱和调料包这类调味品的钠盐含量都很高，比如10mL酱油含盐1.6～1.7g，10g豆瓣酱含盐1.5g，因此应选择低钠盐、低盐酱油，减少味精、鸡精、豆瓣酱用量，使用混合调味包时不需要将整包用完。

（3）少吃腌制食品：咸菜、咸蛋、咸肉、咸鱼、腐乳等含盐高，比如一小袋15g的榨菜含盐约1.6g，一块20g的腐乳含盐约1.5g，不宜每天进食，应将其含盐量纳入每日食盐总量。

（4）少吃高盐食品：除了调味品外，腌制品、一些方便食品（午餐肉、方便面、速冻食品等）和零食（如五香瓜子、话梅、果脯、薯条等）中也含有过多的隐形盐。

（5）外出就餐：尽可能减少外出就餐，在外就餐时主动要求少放盐，并选择低盐菜品。

2. 少油　烹调油包括植物油和动物油，是脂肪酸和维生素E的重要来源，且可赋予食物独特的色香味形，达到促进食欲的目的，日常膳食中不可缺少。但烹调油中的脂肪可提供较高的能量，1g脂肪提供9kcal能量，而1g碳水化合物和1g蛋白质均供能4kcal，因此大量摄入烹调油，易导致超重及肥胖，且动物油中饱和脂肪酸及胆固醇含量较高，过多摄入会增加心脑血管疾病风险。对于成年人脂肪供能不宜超过总能量的30%，每天烹调油25～30g。控油小技巧如下。

（1）坚持定量用油，控制总量：将全家一定时间的烹调用油倒入控油壶，比如两口人三餐都在家吃饭，可以将一周，即25×2×7＝350g的烹调用油倒入油壶；当家庭成员多时，可以倒入一天的用量，做到心中有数，逐步养成定量用油的习惯。

（2）烹调方法要合理：不同的烹调方法用油量不同，尽量选择蒸、煮、炖、水滑、熘、拌等，都可以减少用油量。另外，动物性食物本身含有相对高的脂肪，可以利用自身含有的脂肪，减少烹调油。

（3）少吃油炸食品：油炸食物含油高，色泽、口感、香味诱人，容易进食过量，且反复高温油炸会产生有害物质，应尽量减少摄入。

（4）减少饱和脂肪酸及反式脂肪酸摄入：选择植物油作为烹调油；减少饼干、蛋糕、糕点、加工肉制品及油炸制品等摄入；阅读食物配料表，少选择含人造黄油、可可脂、氢化植物油、精炼植物油和棕榈油等的预包装食品。

（5）巧用烹调工具：目前可选择的炊具种类很多，比如不粘锅、空气炸锅、蒸锅等，都可以减少烹调油的用量。

3. 控糖　具有甜味的糖不仅是能量的重要补充，还能提供愉悦的进食感受，常常使人欲罢不能。在当今物质富余的时代，人们渴望它的甜味刺激，却忽视其提供能量的作用，没有意识到其对代谢的不利改变。糖不仅是重要的甜味剂，还具有改变食物的质地、延长货架期等作用，因此，在食品加工行业中糖的用处极为广泛。然而随着糖摄入的增加，除了增加龋齿等口腔问题，以胰岛素抵抗为中心环节的代谢性疾病的发病风险也越来越高，因此，应该减少糖的摄入。控糖是指减少人工添加到食品中的糖及糖浆，包括白砂糖、绵白糖、红糖、冰糖、玉米糖浆及果葡糖浆等。此外，蜂蜜、果汁中等天然存在的糖也应控制。推荐每天摄入添加糖不超过50 g，最好控制在25 g以下。含糖饮料是添加糖的一个非常广泛的来源。含糖饮料指糖含量高于5%的饮品，多数含糖量在8%～11%，有些产品可高达13%以上。1瓶500 mL的含糖饮料中糖含量在25～55 g，有的甚至高达70 g。所以，日常生活中，我们应尽量减少含糖饮料的摄入，鼓励饮用白开水、淡茶水等。此外，蛋糕、饼干、面包等烘焙类也是添加糖的一个重要来源，除了淀粉外，多数还会添加15%左右的糖，所以也应加以限制。尤其是血糖高的中老年人，此类食物升血糖较快，应当尽量不进食。此外，添加糖还可能隐藏在一些"不甜"的加工食品中，如番茄酱、酸奶、咖啡、膨化食品、芝麻糊、核桃粉和话梅等。

4. 限酒　亲友吃饭时饮酒往往感觉更能体现热情和亲密，并能烘托气氛。但饮酒对健康并无益处，每克酒精可提供高达7 kcal的能量，供能系数仅次于脂肪。酒精可增加肝的代谢负担，易造成酒精性肝病，而且增加超重/肥胖、痛风、心血管疾病及部分消化道肿瘤的发病风险。每个人对乙醇的耐受程度存在差异，有些人即使喝一点酒就可能出现过敏反应，甚至昏迷；而有些人虽然耐受力较强，但过度饮酒会对身体造成严重损害，可能导致急性或慢性乙醇中毒，酒精性脂肪肝在严重时还可能发展为酒精性肝硬化。此外，过量饮酒还会增加高血压、脑卒中等疾病的发生风险。因此，任何形式的饮酒对人体都无益处，若饮酒应限量，成年人如饮酒，一天饮用的乙醇量不超过15 g，即相当于450 mL啤酒（4%计）或150 mL葡萄酒（12%计）或50 mL白酒（38%计）或30 mL的高度白酒（52%计）。《中国心血管健康与疾病报告2021》中规定，男性平均每日纯乙醇摄入量41～61 g，女性21～41 g为危险饮酒。男性平均每日纯乙醇摄入量≥61 g，女性≥41 g为有害饮酒。因此，饮酒时要避免劝酒和酗酒，适量饮用为宜。儿童、青少年、孕妇、哺乳期女性及慢性病患者应当禁酒。

（五）规律进餐，足量饮水

规律的进餐习惯是实现均衡膳食和合理营养的基础。一日三餐、定时定量的饮食是健康生活方式的重要组成部分，不仅能确保全面充分的营养素摄入，还可促进健康。饮食不规律、暴饮暴食、不合理节食等不健康的饮食行为会影响机体健康。保持规律的进餐习惯，每天都要吃早餐，合理安排一日三餐，早餐提供的能量应占全天总能量的25%～30%，午餐占30%～40%，晚餐占30%～35%。

水是构成成年人体的重要成分，并发挥关键的生理作用。摄入与排出的水分需保持平衡，以维持适宜的水合状态和正常生理功能。充足的饮水是身体健康的基础，有助于支持身体活动和认知能力。在温和气候条件下，低身体活动水平的成年男性每天应饮水约1700 mL，成年女性约1500 mL。应主动且适量地喝水，建议采取少量多次的方式，优先选择白开水或茶水，不用饮料替代。过多摄入含糖饮料可能增加龋齿和肥胖的风险，应尽量少喝或避免饮用这类饮料。

（六）吃动平衡，健康体重

体重是评估人体营养和健康状况的重要指标，而饮食和运动是维持健康体重的关键因素。评价体重是否合适有很多方法，其中最简单的公式是：理想体重（kg）＝身高（cm）－105，当体重处于90%～110%理想体重时，意味着体重是适宜的；低于下限时可能意味着体重不足，超过上限时可能意味着体重超标。当然，这只是简单的公式评估身体重量，如果想要详细了解机体组成成分，需要利用仪器进行检测，目前常用生物电阻抗法分析身体成分，了解体内肌肉、脂肪等比例，准确评估身体各成分是否适宜。此外，各个年龄段人群都应该坚持每天运动，维持能量平衡，保持健康体重。体重过低或过高都可能增加疾病的发生风险。推荐每周应至少进行5天中等强度身体活动，累计150分钟以上；同时，坚持日常身体活动，平均每天主动身体活动6000步；尽量减少久坐时间，每小时起身活动一下，保持活动对健康有益。

三、老年人膳食指导

膳食营养是老年人的健康基石，与其生活质量、社会负担等密切相关，对实现主动健康、应对老龄化社会有重要影响。老年人容易受到牙齿缺损、食欲缺乏、早饱、肌肉萎缩、活动不便、消化及吸收能力下降、慢性病及药物等因素的影响，营养不良风险较高，因此，需要为老年人的膳食提供指导，确保合理膳食和均衡营养，以减少和延缓疾病的发生与发展。

（一）一般老年人（65～79岁）的膳食指导

1. 食物品种丰富，合理搭配　老年人更加需要注意丰富食物品种，主要可以从如下方面着手：餐餐有蔬菜、选择不同种类的水果、动物性食物换着吃及食用不同种类的奶类和豆类食物。

2. 摄入足够量的动物性食物和大豆类食品　动物性食物的总摄入量应争取达到平均每日120～150 g，并应选择不同种类的动物性食物，其中鱼40～50 g，畜禽肉40～50 g，蛋类40～50 g。各餐都应有一定量的动物性食物，食用畜肉时尽量选择瘦肉，减少肥肉的摄入。同时，建议根据自身健康状况选择适合的奶制品，如鲜奶、酸奶、老年奶粉等，并坚持长期食用。推荐食用量是每日300～400 mL牛奶或蛋白质含量相当的奶制品。老年人可食用豆腐、豆腐干、豆皮、豆腐脑、黄豆芽及豆浆等不同形式的豆制品，以保证摄入充足的大豆类制品，达到每日15 g大豆的推荐水平。

3. 营造良好氛围，鼓励共同制作和分享食物　家人和亲友应劝导并鼓励老年人一起挑选、制作、品尝和评价食物，让他们感受到来自亲人的关心与支持，从而保持良好的精神状态。

4. 努力增进食欲，享受食物美味　要鼓励老年人积极参加群体活动，保持乐观的情绪。同时采用多样的烹饪方式，可以丰富食物的色泽和风味，增强食物的吸引力。

5. 合理营养是延缓老年人肌肉衰减的主要途径　良好的营养状况对延缓老年人肌肉衰减至关重要。建议老年人在一般情况下每日蛋白质摄入量为每千克体重1.0～1.2 g。来自鱼虾、禽肉、畜肉等动物性食物和大豆类食物的优质蛋白质比例不低于50%。此外，每日三餐都应有动物性食物。应增加摄入富含ω-3多不饱和脂肪酸和维生素D的海鱼类食物、蛋黄，并适量食用动物肝脏。同时，鼓励增加深色蔬菜、水果及豆类等富含抗氧化营养素的食物摄入。

6. **主动参加身体活动，积极进行户外运动** 老年人应根据自己的生理特点和健康状况来确定运动强度、频率和时间，尽可能使全身都得到活动。从主观感受来看，适当的运动负荷应表现为锻炼后能够正常入睡、食欲良好、精神振奋和情绪愉快。客观上，测量心率是判断运动负荷最简便的方法。通常可以用"170-年龄（岁）"来计算运动目标心率。例如，对于70岁的老年人，运动后即时心率为100次/分（170-70＝100），这表明运动强度恰到好处。

7. **减少久坐等静态时间** 老年人要避免久坐，减少日常生活中坐着和躺着的时间，在家尽量减少看电视、手机的时间，每小时起身活动至少几分钟，可以起身倒杯水、伸展身体、踢腿或弯腰，以减少久坐等静态活动的时间。

8. **保持适宜体重** "有钱难买老来瘦"的说法并不正确。老年人的体重不宜过低，BMI在 $20.0 \sim 26.9 \, \text{kg/m}^2$ 更为适宜。

9. **参加规范体检，做好健康管理** 通过医疗机构科普讲座等正规渠道学习基本健康知识，提高辨识能力。

10. **及时测评营养状况，纠正不健康饮食行为** 应鼓励老年人关注自己的饮食，经常自我测评营养状况，定期称量体重，看看是否在推荐的正常范围内。另外，还可以记录一下自己的饮食情况，看看进食的食物种类是否丰富，尽可能达到膳食指南中每天12种、每周25种食物的推荐。最重要的是能量充足，进食全谷物、水产品、肉蛋奶大豆、蔬菜等食物的量是否与中国居民膳食指南中推荐的摄入量基本相当。

（二）高龄老年人（≥80岁）的膳食指导

1. **多种方式鼓励进食，保证充足食物摄入** 鼓励老年人与家人一起用餐，并尽量参与食物的制作。餐食要保证温度，尽量选用保温性能良好的餐具。要保证三餐的质量，早餐建议包括1个鸡蛋、1杯牛奶和 $1 \sim 2$ 种主食；中餐和晚餐则应各有 $1 \sim 2$ 种主食、 $1 \sim 2$ 个荤菜、 $1 \sim 2$ 种蔬菜及1种豆制品。可以选择 $1 \sim 2$ 种不同的畜禽肉或鱼虾肉进行轮换食用，避免饮食单调和重复，同时建议采取少量多餐的方式，可以采用三餐两点或三餐三点制。每次正餐占全天总能量的 $20\% \sim 25\%$，每次加餐的能量占 $5\% \sim 10\%$。加餐的食物与正餐相互弥补，中餐晚餐的副食尽量不重样。老年人应根据自己的作息规律定时用餐，建议早餐 $6:30 \sim 8:30$，午餐 $11:30 \sim 12:30$，晚餐 $17:30 \sim 19:00$，睡前一小时内不建议进食。

2. **选择适当加工方法，使食物细软易消化** 食物应尽量选择质地松软易消化、少带刺和带骨的食物。可采用合理的烹调方法，使食物细软易于消化。多采用炖、煮、蒸、烩、焖、烧等烹调方法，少吃煎炸、熏烤和生硬的食物。

3. 经常监测体重，进行营养评估和膳食指导　老年人应经常监测体重，最好保持BMI在20.0 ～ 26.9 kg/m²。

4. 鼓励摄入营养密度高的食物，合理使用营养品　对于高龄和衰弱的老年人，鼓励尽量经口进食营养素密度高的食物。如果进食量不足目标量的80%，可以在医师和临床营养师的指导下，合理使用特医食品、强化食品、营养素补充剂等。

5. 吞咽障碍老年人选用及制作易食食品　对于有吞咽障碍的老年人，在食品制作时应遵循以下原则：硬的变软、稀的增稠、避免异相夹杂、避免固体和液体混合在一起食用、食物尽可能均质和顺滑。

6. 坚持身体活动和益智活动　高龄老年人身体活动原则为少坐多动、建议每周活动时间不少于150分钟，活动量和时间缓慢增加，平衡训练、需氧和抗阻活动有机结合。卧床老年人以抗阻活动为主，防止和减少肌肉萎缩。鼓励高龄老年人坚持脑力活动，如阅读、下棋、弹琴、玩游戏等，延缓认知功能衰退。

四、相关技巧

（一）膳食宝塔

为了形象说明每类食物在膳食中的地位及推荐数量，中国营养学会提供了平衡膳食宝塔，见图15-1。

（二）食物交换份

食物交换份是将食物按照类别、营养特征分类，按照所提供能量或某营养成分相近的原则，进行同类食物之间交换的质量换算表。在已有的膳食设计或新建的配餐方法基础上，根据各类食物交换表，可确定食物种类及所需质量，便于做好不同能量需求下的合理膳食搭配，是一种简化的食谱编制工具和方法。食物多样化有助于实现合理膳食均衡营养，大家可以利用下表列举的食物交换份，在同类食品中进行食物交换以达到食物多样化，但不同类食物所含的营养素比例差异较大，即使热量相同也不能互换。不同种类食物交换份见表15-3 ～表15-10。

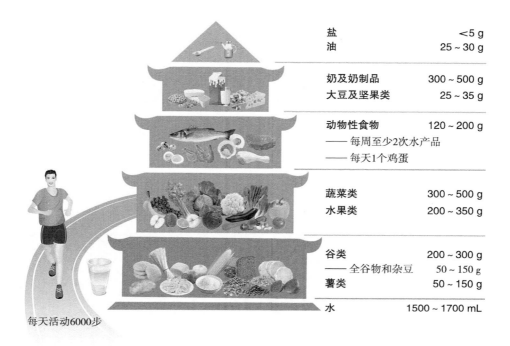

		<5 g
盐		<5 g
油		25 ~ 30 g
奶及奶制品		300 ~ 500 g
大豆及坚果类		25 ~ 35 g
动物性食物		120 ~ 200 g
—— 每周至少2次水产品		
—— 每天1个鸡蛋		
蔬菜类		300 ~ 500 g
水果类		200 ~ 350 g
谷类		200 ~ 300 g
—— 全谷物和杂豆		50 ~ 150 g
薯类		50 ~ 150 g
水		1500 ~ 1700 mL

每天活动6000步

图 15-1　中国居民平衡膳食宝塔（2022）

（资料来源：中国营养学会.中国居民膳食指南（2022）[M].北京：人民卫生出版社，2022.）

注：膳食宝塔的能量范围在 1600 ~ 2400 kcal。

表 15-3　谷薯杂豆类食物交换表（/份）

食物种类	质量（g）	提供能量和营养成分				食物举例
		能量（kcal）	蛋白质（g）	脂肪（g）	碳水化合物（g）	
谷物（初级农产品）	25	90	2.5	0.5	19.0	大米、面粉、玉米面、杂粮等（干、生、非加工类制品）
主食制品（面制品）	35	90	2.5	0.4	18.0	馒头、花卷、大饼、烧饼、面条（湿）、面包等
主食制品（米饭）	75	90	2.0	0.2	19.4	粳米饭、籼米饭等
全谷物	25	90	2.5	0.7	18.0	糙米、全麦、玉米粒（干）、高粱、小米、荞麦、黄米、燕麦、青稞等
杂豆类	25	90	5.5	0.5	15.0	绿豆、赤小豆、芸豆、蚕豆、豌豆、眉豆等
粉条、粉丝、淀粉类	25	90	0.3	0.0	21.2	粉条、粉丝、团粉、玉米淀粉等

续表

食物种类	质量（g）	提供能量和营养成分				食物举例
		能量（kcal）	蛋白质（g）	脂肪（g）	碳水化合物（g）	
糕点和油炸类	20	90	1.4	2.6	13.0	蛋糕、江米条、油条、油饼等
薯芋类[①]	100	90	1.9	0.2	20.0	马铃薯、甘薯、木薯、山药、芋头、大薯、豆薯等

注：①每份薯芋类食品的质量为可食部位质量。

表15-4　蔬菜类食物交换表[①]（/份）

食物种类	质量（g）	提供能量和营养成分				食物举例
		能量（kcal）	蛋白质（g）	脂肪（g）	碳水化合物（g）	
蔬菜类（综合）[②]	250	90	4.5	0.7	16.0	所有常见蔬菜（不包含干、腌制、罐头类制品）
嫩茎叶花菜类（深色）[③]	300	90	7.3	1.2	14.0	油菜、芹菜、乌菜、菠菜、鸡毛菜、香菜、萝卜缨、茴香、苋菜等
嫩茎叶花菜类（浅色）	330	90	7.2	0.5	14.2	大白菜、奶白菜、圆白菜、娃娃菜、菜花、白笋、竹笋等
茄果类	375	90	3.8	0.7	18.0	茄子、西红柿、柿子椒、辣椒、西葫芦、黄瓜、丝瓜、南瓜等
根茎类	300	90	3.2	0.5	19.2	红萝卜、白萝卜、胡萝卜、水萝卜等（不包括马铃薯、芋头）
蘑菇类（鲜）	275	90	7.6	0.6	14.0	香菇、草菇、平菇、白蘑、金针菇、牛肝菌等鲜蘑菇
蘑菇类（干）	30	90	6.6	0.8	17.0	香菇、木耳、茶树菇、榛蘑等干制品
鲜豆类	250	90	6.3	0.7	15.4	豇豆、扁豆、四季豆、刀豆等

注：①表中给出的每份食品质量均为可食部位质量；②如果难以区分蔬菜种类（如混合蔬菜），可按蔬菜类（综合）的质量进行搭配；③深色嫩茎叶花菜类特指胡萝卜素含量≥300 μg/100 g的蔬菜。

表15-5　水果类食物交换表① (/份)

食物种类	质量 (g)	提供能量和营养成分				食物举例
		能量 (kcal)	蛋白质 (g)	脂肪 (g)	碳水化合物 (g)	
水果类（综合）②	150	90	1.0	0.6	20.0	常见新鲜水果（不包括干制、糖渍、罐头类制品）
柑橘类	200	90	1.7	0.6	20.0	橘子、橙子、柚子、柠檬
仁果、核果、瓜果类	175	90	0.8	0.4	21.0	苹果、梨、桃、李子、杏、樱桃、甜瓜、西瓜、黄金瓜、哈密瓜等
浆果类	150	90	1.4	0.5	20.0	葡萄、石榴、柿子、桑葚、草莓、无花果、猕猴桃等
枣和热带水果类	75	90	1.1	1.1	18.0	各类鲜枣、杜果、荔枝、桂圆菠萝、香蕉、榴梿、火龙果等
果干类	25	90	0.7	0.3	19.0	葡萄干、杏干、苹果干等

注：①表中给出的每份食品质量均为可食部位的质量；②如果难以区分水果种类（如混合水果），可按水果类（综合）的质量进行搭配。

表15-6　肉蛋水产品类食物交换表① (/份)

食物种类	质量 (g)	提供能量和营养成分				食物举例
		能量 (kcal)	蛋白质 (g)	脂肪 (g)	碳水化合物 (g)	
畜禽肉类（综合）②	50	90	8.0	6.7	0.7	常见畜禽肉类
畜肉类（脂肪含量≤5%）	80	90	16.0	2.1	1.3	纯瘦肉、牛里脊、羊里脊等
畜肉类（脂肪含量6%～15%）	60	90	11.5	5.3	0.3	猪里脊、羊肉（胸脯肉）等
畜肉类（脂肪含量16%～35%）	30	90	4.5	7.7	0.7	前臀尖、猪大排、猪肉（硬五花）等
畜肉类（脂肪含量≥85%）	10	90	0.2	8.9	0.0	肥肉、板油等
禽肉类	50	90	8.8	6.0	0.7	鸡、鸭、鹅、火鸡等
蛋类	60	90	7.6	6.6	1.6	鸡蛋、鸭蛋、鹅蛋、鹌鹑蛋等
水产类（综合）	90	90	14.8	2.9	1.7	常见淡水鱼、海水鱼、虾、蟹、贝类、海参等
鱼类	75	90	13.7	3.2	1.0	鲤鱼、草鱼、鲢鱼、鳊鱼、黄花鱼、带鱼、鲳鱼、鲈鱼等
虾蟹贝类	115	90	15.8	1.5	3.1	河虾、海虾、河蟹、海蟹、河蚌、蛤蜊、蛏子等

注：①表中给出的每份食品质量均为可食部位的质量，必要时需进行换算；②如果难以区分畜禽肉类食物种类（如混合肉），可按畜禽肉类（综合）的质量进行搭配。

表15-7 坚果类食物交换表^①（/份）

食物种类	质量（g）	提供能量和营养成分				食物举例
		能量（kcal）	蛋白质（g）	脂肪（g）	碳水化合物（g）	
坚果（综合）	20	90	3.2	5.8	6.5	常见的坚果、种子类
淀粉类坚果（碳水化合物≥40%）	25	90	2.5	0.4	16.8	板栗、白果、芡实、莲子
高脂类坚果（脂肪≥40%）	15	90	3.2	7.7	2.9	花生仁、西瓜子、松子、核桃、葵花子、南瓜子、杏仁、榛子、开心果、芝麻等
中脂类坚果类（脂肪为20%～40%）	20	90	3.2	6.5	5.3	腰果、胡麻子、核桃（鲜）、白芝麻等

注：①表中给出的每份食品质量均为可食部位的质量。

表15-8 大豆、乳及其制品食物交换表（/份）

食物种类	质量（g）	提供能量和营养成分				食物举例
		能量（kcal）	蛋白质（g）	脂肪（g）	碳水化合物（g）	
大豆类	20	90	6.9	3.3	7.0	黄豆、黑豆、青豆
豆粉	20	90	6.5	3.7	7.5	黄豆粉
北豆腐	90	90	11.0	4.3	1.8	北豆腐
南豆腐	150	90	9.3	3.8	3.9	南豆腐
豆皮、豆干	50	90	8.5	4.6	3.8	豆腐干/素鸡、豆腐丝、素什锦等
豆浆	330	90	8.0	3.1	8.0	豆浆
液态乳（全脂）	150	90	5.0	5.4	7.4	全脂牛奶等
液态乳（脱脂）	265	90	9.3	0.8	12.2	脱脂牛奶等
发酵乳（全脂）	100	90	2.8	2.6	12.9	发酵乳
乳酪	25	90	5.6	7.0	1.9	奶酪、干酪
乳粉	20	90	4.0	4.5	10.1	全脂奶粉

表15-9　油脂交换表（/份）

食物种类	质量（g）	提供能量和营养成分				食物举例
		能量（kcal）	蛋白质（g）	脂肪（g）	碳水化合物（g）	
油脂类	10	90	0	10.0	0	猪油、橄榄油、菜籽油、大豆油、玉米油、葵花籽油、稻米油、花生油等

表15-10　调味料类盐含量换算表（/份）

食物种类	重量	盐含量	钠含量	主要食物
食用盐	1	1	400	精盐、海盐等
鸡精	2	1	400	鸡精类
味精	4.8	1	400	味精类
豆瓣酱等（高盐）	6	1	400	豆瓣酱、辣椒酱、蒜泥辣酱等
黄酱等（中盐）	16	1	400	黄酱、甜面酱、海鲜酱等
酱油	6.5	1	400	酱油、生抽、老抽等
蚝油	10	1	400	蚝油类
咸菜类	13	1	400	榨菜、酱八宝菜、腌雪里蕻、腌萝卜干等
腐乳	17	1	400	红腐乳、白腐乳、臭腐乳等

（三）了解某些食物生熟比

食物在烹调的过程当中，由于吸水作用或失水作用，食物重量会发生变化，这个变化比值就叫生熟比。生熟比 ＝ 生食物重量/熟食物重量。《中国居民膳食指南（2022）》对各类食物的摄入量有着非常细化的建议。但烹调方式和时间对食物重量影响比较大，因此生食物重量更容易计算，如果推荐熟食物重量，会有一定误差，指导意义将大打折扣。所以请注意膳食指南中除非特殊注明，所说的量都是生食物重量，居民在参考膳食指南时要学会生熟换算。具体的食物生熟比参见中国疾病预防控制中心营养与健康所编制的《中国居民常见食物生熟比图谱》。常见食物的生熟比见表15-11，在称重得到食物的生食物重量后，除以表中的生熟比即可得到熟食物重量。

表15-11　常见食物的生熟比换算

具体食物	生熟比
面粉（制成馒头）	0.714 ~ 0.625
大米（制成米饭）	0.500 ~ 0.417
马铃薯（炒）	0.951
毛豆（炒）	1.040
豆腐（炖）	1.031
豆皮（炒）	0.632
白萝卜	1.103
青萝卜	1.084
四季豆	1.045
茄子	0.859
绿茄	0.907
西红柿	1.177
猪肉	1.707
牛肉	1.494
羊肉	1.629
鸡肉	1.275
鸭肉	1.158
鸡蛋	1.153
白条鱼	0.901
草鱼	1.288
鲤鱼	0.975
鲢鱼	0.979
鲫鱼	0.780

（四）阅读预包装食品标签和营养标签

在预包装食品（即通常所称的包装食品）的外包装上，通常会包含食品标签信息，包括食品配料、净含量、适用人群、食用方法、营养成分表及相关的营养信息等。要学会阅读这些内容，比较并选择适合自己的食物。

1. 配料表　配料表是告知消费者食品由哪些原料制成的。配料表遵循"用料量递减"原则，按原料用量从高到低依次列出食品原料、辅料和食品添加剂等内容。

2. 营养成分表　营养成分表是预包装食品标签上以表格形式展示的营养成分含量表，

说明每100 g或每100 mL食品所提供的能量，以及蛋白质、脂肪、饱和脂肪、碳水化合物、糖、钠等营养成分的含量，并列出其占营养素参考值的百分比，如图15-2。

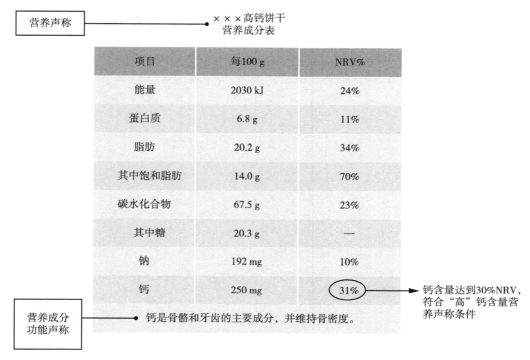

图15-2　营养成分表示意图

（资料来源：中国营养学会.中国居民膳食指南（2022）［M］.北京：人民卫生出版社，2022.）

3. 利用"营养声称"选购食品　营养声称是对营养成分含量的描述，指示其水平高或低、有或无等。例如高钙、低脂、无糖等，或增加了膳食纤维，减少了盐的使用量等，有利于消费者选择食品。例如，图15-2中的营养成分表标注了"高钙"。

（五）不同生活方式或职业的身体活动水平

体力活动水平（physical activity level，PAL）是总能量消耗量与基础代谢消耗量的比值，为了便于个体估计自己的PAL，表15-12给出了各种生活方式、不同职业及休闲活动的PAL数值。规定PAL达到1.5为低强度体力活动水平，PAL达到1.7为中等强度体力活动水平，PAL达到2.0为高强度体力活动水平。

表15-12　不同生活方式或职业的体力活动水平（PAL）

生活方式	从事的职业或人群	PAL
1. 休息，主要是坐位或卧位	不能自理的老年人或残疾人	1.2
2. 静态生活方式/坐位工作，很少或没有高强度的休闲活动	办公室职员或精密仪器机械师	1.4～1.5
3. 静态生活方式/坐位工作，有时需走动或站立，但很少有高强度的休闲活动	实验室助理，司机，学生，装配线工人	1.6～1.7
4. 主要是站着或走着工作	家庭主妇，销售人员，侍应生，机械师，交易员	1.8～1.9
5. 高强度职业工作或高强度休闲活动方式	建筑工人，农民，林业工人，矿工，运动员	2.0～2.4
6. 每周增加1小时的中等强度体力活动		＋0.025（增加量）
7. 每周增加1小时的高强度体力活动		＋0.05（增加量）

（六）18岁及以上成年人群膳食能量需要量

膳食能量需要量是提供饮食指导和饮食建议的依据，见表15-13。

表15-13　18岁及以上成年人群膳食能量需要量

年龄段	目标参考体重（kg）	基础代谢率（kcal/d）	低强度身体活动水平（kcal/d）	中等强度身体活动水平（kcal/d）	高强度身体活动水平（kcal/d）
男性					
18岁～	65.0	1510	2150	2550	3000
30岁～	63.0	1481	2050	2500	2950
50岁～	63.0	1407	1950	2400	2800
65岁～	61.0	1343	1900	2300	—
75岁～	60.5	1300	1800	2200	—
女性					
18岁～	56.0	1223	1700	2100	2450
30岁～	56.0	1209	1700	2050	2400
50岁～	55.0	1148	1600	1950	2300
65岁～	53.0	1091	1550	1850	—
75岁～	51.5	1042	1500	1750	—

（七）推荐的18岁及以上成年人群身体活动量

充足的身体活动有助于保持健康体重、增强体质，降低全因死亡风险和心血管疾病、癌症等慢性病发生风险，各年龄段人群均应每天进行身体活动，保持能量平衡和健康体重。推荐的成年人活动量见表15-14。我国膳食指南推荐成年人每天主动运动6000步，成年人每天相当于快走6000步的常见活动量见表15-15。

表15-14　推荐的成年人身体活动量

	推荐活动	时间
每天	主动进行身体活动6000步	30～60分钟
每周	至少进行5天中等强度身体活动	150～300分钟
鼓励	适当进行高强度有氧运动和抗阻运动	每周2～3天，隔天进行
提醒	减少久坐时间，每小时起来动一动	

表15-15　成年人每天身体活动量相当于快走6000步的活动时间

活动名称	时间/min
太极拳	50
快走、骑自行车、乒乓球、跳舞	40
健身操、高尔夫球	30～35
网球、篮球、羽毛球	30
慢跑、游泳	25

（八）不同人群食谱举例（能量需要量为估计值，还需监测体重以判断是否需要调整）

1. 成年女性一日膳食食谱　基于1700 kcal能量需要量，为成年女性设计了一日的膳食食谱，见表15-16。

表15-16　成年女性一日膳食食谱

餐次	菜肴名称	食物名称及数量
早餐	燕麦粥	燕麦25 g
	白煮蛋	鸡蛋40 g
	牛奶	牛奶300 g
	西芹花生米	西芹50 g、花生5 g

续表

餐次	菜肴名称	食物名称及数量
午餐	二米饭	大米90 g、小米20 g
	红烧翅根	鸡翅根50 g
	清炒菠菜	菠菜200 g
	醋熘土豆丝	土豆100 g
	紫菜蛋汤	紫菜2 g、鸡蛋10 g
晚餐	米饭	大米65 g
	清蒸鲈鱼	鲈鱼50 g
	家常豆腐	北豆腐100 g
	香菇油菜	香菇10 g、油菜150 g
	苹果	苹果200 g
烹调油	烹调油	25 g
食盐	食盐	＜5 g

注：基于1700 kcal能量需要量设计，适用18岁以上轻体力身体活动水平。

2. 成年男性一日膳食食谱

（1）食谱计划一：基于2150 kcal能量需要量，为成年男性设计了一日的膳食食谱，见表15-17。

表15-17 成年男性一日膳食食谱（一）

餐次	菜肴名称	食物名称及数量
早餐	花卷	面粉30 g、小麦胚粉10 g
	白煮蛋	鸡蛋40 g
	牛奶	牛奶200～250 g
	拌黄瓜	黄瓜75 g
	葡萄	葡萄100 g
午餐	米饭	大米140 g
	土豆烧牛肉	土豆100 g、牛肉75 g
	素三丁	竹笋75 g、胡萝卜50 g、黄瓜75 g
	番茄蛋汤	番茄75 g、鸡蛋15 g
晚餐	杂粮米饭	红豆25 g、大米65 g
	红烧带鱼	带鱼75 g
	白菜烧豆腐	白菜150 g、北豆腐150 g
	炒西蓝花	西蓝花100 g
	香蕉	香蕉200 g

续表

餐次	菜肴名称	食物名称及数量
烹调油	烹调油	25 g
食盐	食盐	＜5 g

注：基于2150 kcal能量需要量设计，适用18岁以上轻体力身体活动水平。

（2）食谱计划二：基于2400 kcal能量需要量，为成年男性设计了一日的膳食食谱，见表15-18。

表15-18　成年男性一日膳食食谱（二）

餐次	菜肴名称	食物名称及数量
早餐	香菇菜包	面粉25 g、青菜50 g，香菇5 g，豆干20 g
	白煮蛋	鸡蛋40 g
	牛奶/奶酪	牛奶200～250 mL/奶酪30～40 g
	苹果	苹果150 g
午餐	二米饭	大米125 g，小米25 g
	板栗烧鸡	鸡肉50 g、板栗15 g
	蒜苗肉末	蒜苗100 g、猪肉25 g
	菠菜蛋汤	菠菜100 g、鸡蛋10 g
晚餐	玉米面馒头	面粉75 g，全玉米面50 g
	蛤蜊豆腐煲	蛤蜊75 g、南豆腐75 g
	尖椒土豆丝	青椒50 g，土豆100 g
	胡萝卜炒绿豆芽	胡萝卜100 g，绿豆芽100 g
	香蕉	香蕉200 g
烹调油	烹调油	30 g
食盐	食盐	＜5 g

注：基于2400 kcal能量需要量设计，适合18岁以上部分轻或中身体活动水平。

3. 健康老年人的食谱安排（适合65岁以上健康老年人）

（1）食谱计划一：基于1500 kcal能量需要量，为65岁以上健康老年人设计了一日的膳食食谱，见表15-19。

表15-19　65岁以上健康老年人的食谱（一）

餐次	菜肴名称	食物名称及数量
早餐	米粥	大米10 g，小米10 g，赤豆10 g
	烧卖	面粉10 g，糯米15 g
	鸭蛋黄瓜片	咸鸭蛋20 g，黄瓜50 g
	酸奶	1盒（100～150 mL）
加餐	香蕉	100 g
中餐	红薯饭	大米40 g，红薯50 g
	青菜烧肉圆	青菜150 g，猪肉末20 g
	海带豆腐汤	海带结20 g，内酯豆腐150 g
加餐	橙子	150 g
晚餐	鸡丝面	小麦粉75 g，鸡胸肉40 g，胡萝卜100 g，黄瓜50 g，木耳10 g
	盐水虾	基围虾30 g
	牛奶	半杯（100～150 mL）
烹调油	花生油	20 g
食盐	食盐	<5 g

注：基于1500 kcal能量需要量设计。

（2）食谱计划二：基于1700 kcal能量需要量为65岁以上健康老年人设计了一日的膳食食谱，见表15-20。

表15-20　65岁以上健康老年人的食谱（二）

餐次	菜肴名称	食物名称及数量
早餐	香菇菜包	小麦粉50 g，香菇5 g，青菜50 g
	白煮蛋	鸡蛋30 g
	豆浆	250 mL
	奶酪	10～20 g
加餐	柚子	200 g
中餐	赤豆饭	大米75 g，小米10 g，赤豆25 g
	青椒土豆丝	青椒100 g，土豆100 g
	腰果鸡丁	腰果10 g，鸡腿肉50 g
	紫菜蛋汤	紫菜2 g，鸡蛋10 g
加餐	牛奶	300 mL

续表

餐次	菜肴名称	食物名称及数量
晚餐	黑米饭	大米50 g，黑米25 g
	小黄鱼炖豆腐	小黄鱼50 g，北豆腐50 g
	清炒菠菜	菠菜200 g
	梨	100 g
烹调油	大豆油	25 g
食盐	食盐	＜5 g

注：基于1700 kcal能量需要量设计。

（3）食谱计划三：基于1900 kcal能量需要量，为65岁以上健康老年人设计了一日的膳食食谱，见表15-21。

表15-21　65岁以上健康老年人的食谱（三）

餐次	菜肴名称	食物名称及数量
早餐	燕麦粥	燕麦25 g
	花卷	小麦粉50 g
	拌青椒	青椒100 g，香油5 mL
	葡萄	葡萄200 g
加餐	牛奶	牛奶300 mL
中餐	绿豆米饭	绿豆10 g，粳米100 g
	白菜炖豆腐	白菜100 g，北豆腐75 g，瘦猪肉20 g
	炒西蓝花	西蓝花100 g
加餐	橘子	橘子100 g
晚餐	小米粥	小米25 g
	馒头	小麦粉75 g
	清蒸鲳鱼	鲳鱼100 g
	虾皮炒卷心菜	虾皮10 g，卷心菜100 g
	蒜泥菠菜	菠菜100 g
烹调油	菜籽油	20 g
食盐	食盐	＜5 g

注：基于1900 kcal能量需要量设计。

第二节　常见慢性病营养干预

一、高血压营养干预

（一）疾病概述

生活方式干预对于任何高血压患者（包括正常高值者和需要药物治疗的患者）始终是合理且有效的治疗方法，目的是降低血压并控制其他风险因素和临床状况。研究证实，合理的膳食和生活方式在降低血压方面与药物效果相近，充分说明了合理膳食在血压控制中的重要性。高钠低钾饮食、高脂肪高胆固醇饮食、肥胖、过量饮酒及长期精神紧张等是我国高血压发病的重要危险因素，其中高钠低钾饮食和超重与高血压关系最为密切。

（二）营养评估要点

1. 膳食调查　分析饮食行为需对患者进行膳食调查，通常以频率法为主，详细询问患者每日或每周的饮食摄入情况，包括但不限于以下方面：饮食习惯和偏好；每日餐次数（包括加餐）；主食摄入；蔬菜、水果摄入；肉蛋、奶制品（全脂或脱脂）摄入；烹调油脂、坚果类摄入；家庭调味品（食用盐、酱油、味精、调味品等）摄入；外出就餐的频率；饮酒习惯及每日酒精摄入量；身体活动情况。

2. 人体测量　如身高、体重、腰围、腹围、腓肠肌围、上臂围、肱三头肌皮褶厚度等。

3. 临床检查　高血压患者早期多无症状，但部分可出现头痛、头晕、耳鸣、注意力不集中、脸面发红等症状。需监测血压、心率、心律、大动脉搏动及血管杂音。

4. 实验室检查　如血常规、尿常规、生化检查（血肌酐、尿酸、血钠、血糖、血钾、血脂）、24小时尿钠、心电图等。

（三）营养干预

1. 营养干预目标

（1）促进并维持健康饮食习惯和良好的生活方式，重点限制钠盐及总能量摄入，提高整体健康水平。

（2）控制并维持适宜的血压水平，减少高血压患者相关心脑血管并发症的发生和病死率。

2. 营养干预原则

（1）能量：过量摄入会导致超重和肥胖，是血压升高的重要原因之一。对于体重及腰围在正常范围内的高血压患者（BMI：18.5～23.9 kg/m²，女性腰围＜85 cm，男性腰围＜90 cm），能量摄入可按25～30 kcal/kg（标准体重）计算，并根据年龄、性别、活动量进行调整。对于超重或肥胖患者，每天可按20～25 kcal/kg（标准体重）计算能量摄入，或在现有摄入量基础上减少约500 kcal/d。

（2）蛋白质：适当补充蛋白质，成年人每天摄入量按1.0 g/kg计算；摄入瘦肉类50～100 g/d，蛋类3～4个/周，鱼类约3次/周。若合并肾功能不全，则蛋白质摄入量按0.6～0.8 g/（kg·d）计算。

（3）脂肪：饱和脂肪酸（动物脂肪、反式脂肪酸）和胆固醇与血压呈正相关；因此，高血压患者应限制脂肪的热能比＜30%，饱和脂肪＜10%，胆固醇每日＜300 mg。

（4）碳水化合物：适当控制主食（碳水化合物）用量，供能比例为55%～60%；为增加饱腹感，可适量增加粗杂粮的供给量。

（5）维生素与矿物质：①钠，高钠摄入可以通过水潴留、全身外周阻力增加、内皮功能改变、大弹性动脉结构和功能改变等来升高血压。为预防和控制高血压患者的血压，需要控制钠的摄入，但又要满足口感的需求，因此，钠盐的推荐摄入量应每日少于5 g，目标摄入量为每日2～3 g。任何高血压患者都应该采取各种方法限制钠盐的摄入量；②钾，钾摄入不仅可以增加钠泵的活性，降低细胞外液钠含量，减轻水钠潴留，还可以降低钠敏感性，从而预防高血压。增加富钾食物摄入量，每天3.5～4.7 g钾，尽量从自然食物如紫菜、香菇、莲子、土豆、毛豆、橙子、香蕉等蔬菜水果中摄取。肾功能正常者可采用富钾低钠替代盐。不建议使用钾剂（包括氯化钾等药物）来调节血压。肾功能异常的高血压患者补钾前应至医院咨询专科医师；③钙，低钙膳食容易导致血压升高，指南推荐钙的摄入量约800 mg/d。补钙最简单、安全、有效的方法是保证奶及奶制品的摄入，即喝低脂或脱脂奶每日250 mL，对乳糖不耐受者可选用酸奶或无乳糖奶粉；其次大豆及其制品也是钙的良好来源，每日可摄入50～100 g的大豆制品；④镁，相关研究显示，中国成年人每日的镁摄入量为339～467 mg，在此范围内的镁摄入量与高血压的发病风险明显呈负相关。富含镁的食物有坚果、菌菇、蔬菜、粗粮和水果等；⑤维生素，维生素缺乏可能会增加患高血压的风险，包括膳食维生素A、维生素C、维生素D等，因此在合理膳食基础上，每日可摄入新鲜蔬菜400～500 g、水果200 g；⑥膳食纤维，膳食纤维丰富的食物饱腹感强，利于控制体重。可溶性膳食纤维对胆固醇的降低大有益处。富含膳食纤维的食物包括全谷物、薯类、杂豆、蔬菜水果等。建议达到25～30 g/d。

（6）限制饮酒：过量饮酒可明确增加高血压的发病风险，且风险随饮酒摄入量的增加而提高，限制饮酒则可降低血压值，推荐男性饮酒者的摄入量如下。啤酒不超过300 mL，或葡萄酒不超过100 mL，或白酒不超过50 mL；女性饮酒者则需减半量，孕妇则应避免饮酒。

（7）目前流行的膳食模式：①DASH饮食（高血压防治计划，Dietary Approaches to Stop Hypertension）的膳食结构特点为强调全谷物类、水果、蔬菜类和低脂奶类的摄入，减少饱和脂肪酸（动物脂肪、反式脂肪酸）含量较多的食物、红肉类、钠等摄入。降压效果得到诸多临床试验的验证，收缩压下降预期达10 mmHg。因此，现在多数国家的高血压指南均推荐DASH饮食计划为预防及控制患者高血压的膳食模式；②地中海饮食，其膳食结构以蔬菜水果、橄榄油、豆类、鱼类和全谷物为主，适量红酒，红肉、奶类和精制糖较少，对高血压患者也非常适用。

3. 营养干预实施建议

（1）食物选择：①宜用食物，多食用利于血管保护和具有降低血脂、血压作用的食物。降脂食物有黑木耳、蘑菇、香菇、平菇、银耳等蕈类食物，以及大蒜、山楂等，有降压效果的食物有黄瓜、番茄、木耳、芹菜、香蕉、胡萝卜等。增加含钙食物摄入，如豆制品、乳类制品、鱼虾等。多吃维生素含量丰富的食物，如大枣、苹果、柑橘、猕猴桃等水果，以及莴笋、青菜、小白菜、芹菜等蔬菜；②忌（少）用食物，限制所有过咸的食物，如咸肉、腊肉、咸鱼、咸菜、火腿肠、皮蛋、挂面等（表15-22）。减少动物脂肪、油脂和胆固醇摄入，如动物内脏、蛋黄、蟹黄等。限制摄入反式脂肪酸类食物，如西式糕点、速食食品、巧克力制品等含人造奶油类食物。

表15-22　部分食物含钠量

食物名称（100 g）	钠含量（mg）
腌芥头菜	7250.7
冬菜	7228.6
酱萝卜	6880.8
榨菜	4252.6

续表

食物名称（100 g）	钠含量（mg）
挂面	800
火腿肠	771
皮蛋	503
面包	230
饼干	204
咸肉	196

注：数据参考具体食品包装营养成分表，不同品牌的同类食品钠含量可能有差异。

（2）烹调技巧：所有高血压患者均应采取各种措施，限制钠盐及脂肪摄入量，主要措施如下。①确定全天盐使用量。按照使用盐量5 g/（人·天）来举例，含盐的调味料选择食盐和酱油，根据食物营养成分表可知，每10 mL酱油含钠量相当于1.6 g食盐。因此，假设一家三口，每日烹饪时食盐和酱油各使用一半，即7.5 g的食盐和45 mL酱油，按需给予三餐中，大致分配为：早餐1.5 g食用盐和10 mL酱油；中餐3 g食用盐和20 mL酱油；晚餐3 g食用盐和15 mL酱油；②注意隐形盐（钠）问题。少用含盐高的调味品。饮食结构中除了日常使用的食盐以外，其他更多的则来自含盐较高的调味品，如辣椒酱、鸡精、豆瓣酱、腐乳等，这些调味品中看不见的盐称为"隐形盐"，其含钠量比较高（表15-23）；③在加用食盐和酱油时，初始可以用有计量单位及数值的容器，如盐勺和量杯，做到直观明了。建议高血压患者刚开始准备控制及减少盐和酱油等用量时，按上述计算1天使用量，再分配到每餐中，然后再开始烹饪。其实，在烧菜时少放5% ~ 10%的调味品，对菜品的最终口感影响并不大。但每一日地坚持并形成清淡的饮食习惯，对高血压患者的益处则非常明显；④改变烹饪方法，减少用盐量。建议患者将家用调味品换成低钠或少钠盐、减盐酱油，减少鸡精、味精和调料包的使用量。利用佐料、食物本身的香味来调味，如葱、姜、蒜、番茄、香菇、洋葱、青椒等；如在烹制菜肴时放些许醋，可增加菜肴的鲜香感，有助于慢慢习惯少盐食物。烹饪时后放食盐，可增加咸味感又可减少盐使用量。对于炖、煮菜肴，由于食物汤水偏多，更要酌情降低食盐用量；⑤每日食用植物油＜25 g（半两，2.5汤匙）；家庭备餐建议用带刻度的油壶控制用油量；控制烹调油温。

表 15-23　部分调味品含钠量

调味品名称（1 g）	钠含量（mg）
盐	400
低钠盐	311
鸡精	220
味精	81.6
辣椒酱	80.3
腐乳	74.1
老抽	69.2
生抽	63.3
薄盐生抽	40.8
豆瓣酱	60.1
耗油	38
醋	26.2

注：数据参考具体食品包装营养成分表，不同品牌的同类食品钠含量可能有差异。

（3）食谱：设定一名轻体力活动老年男性，年龄71岁，身高172 cm，体重65 kg，BMI：22.0 kg/m²。食谱见表15-24。

表 15-24　71岁轻体力活动老年男性的高血压干预食谱计划

餐次	菜肴名称	食物名称及数量
早餐	低脂牛奶	低脂牛奶250 mL
	小米粥	小米30 g
	麸皮面包	全麦面粉50 g
中餐	米饭	大米125 g
	清蒸鲈鱼	鲈鱼150 g
	木耳青菜	木耳5 g，青菜100 g
	蒜泥拌海带丝	大蒜10 g，海带丝100 g
	香蕉	香蕉100 g
晚餐	米饭	大米125 g
	肉末豆腐	瘦猪肉50 g，豆腐150 g
	拌黄瓜	黄瓜100 g
	番茄冬瓜汤	番茄50 g，冬瓜100 g

注：能量1834 kcal，碳水化合物289 g（63%），蛋白质73 g（16%），脂肪43 g（21%），钠1726 mg，钾1947 mg。

二、糖尿病的营养治疗

（一）概述

糖尿病是一种严重的代谢性疾病，通常表现为长期高血糖水平。糖尿病的发生与胰岛素的分泌和作用障碍有关。当胰岛素水平降低或组织对其敏感性下降时，可能导致碳水化合物、脂肪、蛋白质及水电解质等代谢紊乱。长期的代谢失衡可能引发多脏器损伤，影响眼睛、肾脏、神经、心脏和血管等的功能，导致器官、组织慢性病变和衰竭。当糖尿病发展到一定严重程度时，患者会面临急性代谢紊乱的危险，如糖尿病酮症酸中毒、高血糖高渗状态等，这将显著影响患者的生活质量和寿命，提高死亡风险，因此需要积极防治。

（二）营养评估要点

1. 膳食调查　通过对患者进行全面的膳食调查，以准确了解患者的饮食行为，一般采用膳食回顾法。询问内容包括但不限于以下方面：患者的饮食习惯、个人偏好；患者每日的用餐次数（包括加餐）；患者的主食摄入种类和摄入量；患者的蔬菜、水果、肉类、蛋类、奶制品的消费情况；患者的油脂和坚果的摄入量；患者调味品的使用，包括种类和食用量；患者外出就餐情况；患者的饮酒习惯，包括每日乙醇摄入量（重要的能量来源）；患者的身体活动情况，如当前的活动水平处于哪个阶段。

2. 人体测量　测量身高、体重、腰围、人体成分等，以了解体型情况，判断是否存在超重/肥胖、超重/肥胖程度及肥胖部位等。

3. 临床检查　询问患者糖尿病家族史、糖尿病病史，以及是否有糖尿病相关症状及体征，如多尿、多饮、多食、消瘦乏力、微血管病变（如糖尿病足、糖尿病视网膜病变、神经病变等）、大血管病变（如动脉粥样硬化等）、低血糖发作、感染（如疖、痈等皮肤化脓性感染和尿路感染等）等。检查患者的健康状态，包括身高、体重和腰围，血压情况，眼底检查，甲状腺检查，皮肤状况检查，如黑棘皮症等，足部全面检查包括足背动脉和胫后动脉的搏动触诊、膝反射、振动觉、痛觉、温度觉及单尼龙丝触觉等。

4. 实验室检查　进行生化指标检测，包括血糖、糖化血红蛋白、肝肾功能、血脂、血常规、尿常规等，判断患者血糖控制情况及并发症发生情况。

（三）营养干预

医学营养治疗是2型糖尿病的核心治疗方法，包括对患者的个体化营养评估、诊断及干预计划的制定和实施。通过调整总能量摄入、饮食习惯和进餐频率，可以有效控制血糖水平，达到理想体重，同时也可以预防营养不良的发生。这种治疗方法对于预防、治疗、自我管理和教育糖尿病患者而言至关重要。

1. 营养干预目标　参考国内外卫生行业标准和指南的要求，糖尿病的营养治疗目标如下。

（1）鼓励养成健康的饮食习惯，强调选择适宜的食物以提升整体健康水平。

（2）通过维持健康的饮食习惯及积极的运动，可有效管理血糖、血压和血脂水平，减少糖尿病患病风险，延缓糖尿病并发症的发生。

（3）提供均衡的膳食，考虑个人背景和文化需求，选择多样的营养丰富的食物，支持行为改变。

2. 营养干预原则

（1）能量：合理控制总能量摄入对于糖尿病患者而言至关重要，因此应根据患者的标准体重、生理条件、活动水平等因素进行相应的调整。①糖尿病前期或糖尿病患者应接受个体化的膳食干预计划，以达到或维持理想体重，同时满足不同情况下的营养需求；②对于超重或肥胖的糖尿病患者，建议通过调整生活方式控制能量摄入，至少减轻5%的体重；③能量摄入的参考标准为105～126 kJ（25～30 kcal）/[kg（标准体重）·d]，并需根据患者身高、体重、性别、年龄、活动量和应激状况等进行调整（表15-25）。不建议糖尿病患者长期采用极低能量（<800 kcal/d）的营养治疗。

表15-25　不同身体活动水平的成年人糖尿病患者每日能量供给量[kJ（kcal）/kg（标准体重）]

身体活动水平	体重过轻	正常体重	超重或肥胖
重（如搬运工）	188～209（45～50）	167（40）	146（35）
中（如电工安装）	167（40）	125～146（30～35）	125（30）
轻（如坐式工作）	146（35）	104～125（25～30）	84～104（20～25）
休息状态（如卧床）	104～125（25～30）	84～104（20～25）	62～84（15～20）

注：标准体重（kg）＝身高（cm）－105；根据我国BMI标准，<18.5 kg/m² 为体重过低，18.5～23.9 kg/m² 为正常体重，24.0～27.9 kg/m² 为超重，≥28.0 kg/m² 为肥胖。

（2）蛋白质：①糖尿病患者通常由于血糖代谢异常而出现糖异生作用增强、蛋白质消耗增加等问题，从而导致负氮平衡。为了维持肌肉体积和满足能量需求，在营养干预时需确保足够的蛋白质摄入。对于无明显肾功能异常的糖尿病患者，建议每日蛋白质摄入量占总能量的15%～20%（0.8～1.2 g/kg），并且优质蛋白质比例应超过总蛋白质摄入量的1/3，如乳制品、鸡蛋、瘦肉和大豆制品等食物；②对于存在显性蛋白尿或肾小球滤过率下降的糖尿病患者，建议每日蛋白质的摄入量应限制在0.8 g/kg以下。

（3）脂肪：①不同类型的脂肪对血糖和心血管疾病的影响存在显著差异，因此膳食中各类脂肪的准确摄入量难以精确推荐。通常建议脂肪摄入量应占总能量的20%～30%，若摄入的脂肪主要为单不饱和脂肪酸和ω-3多不饱和脂肪酸等优质脂肪，其供能比可提高至35%；②为帮助改善患者的血糖和血脂，应尽量减少饱和脂肪酸和反式脂肪酸的摄入，适当增加单不饱和脂肪酸和ω-3多不饱和脂肪酸（如鱼油、部分坚果及种子）的摄入，建议三者的摄入比例约为1：1：1；③根据《中国居民膳食指南（2022）》建议，糖尿病患者应限制膳食中胆固醇的摄入。

（4）碳水化合物：在合理控制总能量的前提下，适度增加碳水化合物摄入可以提高胰岛素敏感性，促进葡萄糖利用，降低肝脏葡萄糖的产生，并可改善葡萄糖耐量。然而，摄入过量的碳水化合物则会导致血糖升高，增加胰腺负担。因此，糖尿病患者应在控制总能量的基础上，优先控制碳水化合物的摄入量，并合理选择其来源。①膳食中碳水化合物应占总能量的50%～65%，相当于200～350 g碳水化合物，换算为粮谷类主食为250～400 g。在营养治疗初期，碳水化合物的摄入应严格限制，宜从最低量开始，逐步增加，直至患者血糖稳定；②在控制碳水化合物总量的情况下，建议优先选择低GI的碳水化合物。可以适量增加非淀粉类蔬菜、水果和全谷类食物的摄入，同时减少精制碳水化合物的摄入。全谷类食物应占总谷物的50%以上，并在食用全谷类、淀粉类蔬菜和薯类时，适当减少精制米、面制品的摄入，可根据食物交换份（表15-3）进行等量交换主食。部分食物GI值见表15-26，一般认为GI＞70为高GI食物，GI＜55为低GI食物，GI值在55～70为中GI食物；③定时定量进餐，尽量将碳水化合物均匀分配。注射胰岛素的患者需要将碳水化合物的摄入量与胰岛素的剂量和起效时间相协调；④增加膳食纤维的摄入，每日摄入的膳食纤维应超过14 g/1000 kcal；⑤糖尿病患者需严格限制蔗糖、果糖（如玉米糖浆）及其制品的摄入，糖醇和非营养性甜味剂的摄入也应适量。

表 15-26　常见食物的血糖生成指数

食物名称	血糖指数	食物名称	血糖指数
粮谷类		**蔬菜类**	
馒头（高强粉）	88.1	南瓜	75.0
白面包	87.9	胡萝卜	71.0
糯米饭	87.0	山药	51.0
面条（小麦，湿）	81.6	芋头（黄）	47.7
烙饼	79.6	芦笋	＜15.0
玉米片（市售）	78.5	菜花	＜15.0
油条	74.9	芹菜	＜15.0
马铃薯泥	73.0	黄瓜	＜15.0
大米饭（普通）	69.4	茄子	＜15.0
全麦面包	69.0	莴笋	＜15.0
高纤面包	68.0	生菜	＜15.0
大米糯米粥	65.3	青椒	＜15.0
马铃薯	62.0	番茄	＜15.0
小米粥	61.5	菠菜	＜15.0
炸薯片	60.3	**水果类**	
烤马铃薯	60.0	西瓜	72.0
炸薯条	60.0	菠萝	66.0
面条（荞麦）	59.3	葡萄干	64.0
面条（小麦，煮，细）	55.0	杏（罐头）	64.0
玉米（甜，煮）	55.0	杧果	55.0
燕麦麸	55.0	香蕉	52.0
黑米饭	55.0	猕猴桃	52.0
玉米面粥（粗粉）	50.9	奇异果	52±6
黑米粥	42.3	葡萄	43.0
苕粉	34.5	柳橙	43±4
藕粉	32.6	苹果	36.0
粉丝汤（豌豆）	31.6	梨	36.0
糕饼类		桃	28.0
膨化薄脆饼干	81.0	柚子	25.0

续表

食物名称	血糖指数	食物名称	血糖指数
华夫饼干	76.0	李子	24.0
苏打饼干	72.0	樱桃	22.0
小麦饼干	70.0	**豆类**	
爆玉米花	55.0	四季豆（罐头）	52.0
奶制品类		青刀豆（罐头）	45.0
酸奶（加糖）	48.0	扁豆	38.0
普通酸酪乳	36.0	鹰嘴豆	33.0
巧克力奶	34.0	豆腐（炖）	31.9
低脂酸酪乳	33.0	绿豆	27.2
脱脂牛奶	32.0	豆腐干	23.7
牛奶	27.6	豆腐（冻）	22.3
全脂牛奶	27.0	黄豆（泡，煮）	18.0
饮料类		蚕豆（五香）	16.9
苏打饮料	63.0	**糖类**	
冰激凌	61.0	葡萄糖	100.0
橘汁	52.0	绵白糖	83.8
低脂冰激凌	50.0	蜂蜜	73.0
葡萄汁	48.0	方糖	65.0
柚子汁	48.0	巧克力	49.0
菠萝汁	46.0	**混合膳食**	
苹果汁	41.0	牛肉面	88.6
可乐饮料	40.3	包子（芹菜猪肉馅）	39.1
芬达	34.0	肉馅馄饨	39.0
		饺子（三鲜）	28.0

（5）矿物质与维生素：①钠盐摄入应限制在每日 5 g 以内，对于合并高血压的患者，应更加严格控制钠盐摄入。此外，还应控制含钠高的调味品和加工食品的摄入，如味精、酱油、调味酱、腌制品和盐浸食品等；②糖尿病患者常存在多种营养素缺乏，包括 B 族维生素、维生素 C、维生素 D，以及铬、锌、硒、镁、铁、锰等，因此在营养干预中应定期进行营养评估，并根据缺乏情况进行及时、适量补充。对于长期采用二甲双胍控制血糖的患者，

应注意预防维生素B₁₂的缺乏。另外，尽管维生素E、维生素C及胡萝卜素等具有一定的抗氧化作用，但长期补充的安全性尚未得到证实，故不建议长期大量补充。

（6）饮酒：①建议糖尿病患者避免饮酒，如饮酒，应将乙醇能量计算入每日总能量摄入中；②每天的乙醇摄入量应限制在15 g以内［15 g乙醇相当于450 mL啤酒（4%计）、150 mL葡萄酒（12%计）、50 mL白酒（38%计）或30 mL高度白酒（52%计）］；③为预防饮酒导致的低血糖，对于服用磺脲类药物或注射胰岛素的患者，应避免空腹饮酒，并严格监测血糖水平变化。

（7）膳食模式：对于糖尿病患者而言，无推荐的特定膳食模式。虽然地中海饮食、素食、低碳水化合物饮食和低脂肪低能量饮食在短时间内有助于糖尿病患者体重的控制，但应在专业人员的指导下进行，以满足患者的营养需求。在实际应用中，患者膳食选择应结合代谢目标和个人偏好（如风俗习惯、文化宗教、健康理念、经济状况等）进行个体化选择，并定期监测患者的血糖、血压、血脂、肝功能、肾功能等的变化，及时调整膳食摄入种类和摄入量。

（8）运动：运动有助于机体的能量消耗，增加骨骼肌细胞膜上葡萄糖转运蛋白的数量，从而提高细胞对葡萄糖的摄取，改善胰岛素敏感性，帮助稳定血糖。对于糖尿病患者，运动前应评估适应证和禁忌证，综合考虑病程、严重程度、并发症、年龄及运动习惯等因素，制定个体化运动方案，涵盖运动频率、强度、时间、类型和运动量。通常建议糖尿病患者在餐后进行运动，每周至少5天，每次30～45分钟，且中等强度运动应占50%以上。适当的中等强度运动包括快走、慢跑、游泳、骑行、羽毛球等。如没有禁忌，建议每周进行2次抗阻运动，如哑铃、俯卧撑和器械训练等，以增强肌肉力量和耐力。此外，应注意加强运动前后血糖的监测，及时进行营养补充，避免低血糖的发生。

3. 营养干预实施建议

（1）食物选择：宜选食物为玉米、燕麦、土豆等粗杂粮及薯类，芹菜、芦笋、黄瓜、生菜等新鲜蔬菜，樱桃、柚子、苹果等新鲜水果，绿豆、黄豆等豆类，牛奶、酸奶等。忌（少）选食物为糯米饭、馒头等精细主食，南瓜、胡萝卜、土豆等富含淀粉的蔬菜（食用时可适量减少主食摄入），冬枣、榴梿等高GI值水果，苏打饼干、白面包、蛋挞、蛋糕等零食甜点类。

（2）饮食分配及餐次安排：根据血糖升高时间、用药情况及病情稳定性，结合患者饮食习惯，合理安排餐次。每日至少三餐，尽量定时定量，能量分配为早餐25%、中餐40%、晚餐35%。对于口服降糖药或注射胰岛素后易出现低血糖的患者，可在三餐之间增加2～3次加餐。加餐的食物量应从正餐的总量中扣除，以确保总能量摄入不增加。

（3）食谱

1）计算法：糖尿病饮食需要计算能量和称量食物。

步骤1：根据成年人的身高计算标准体重和BMI，判断体型（消瘦、正常、超重/肥胖），了解患者的活动水平，按照下列公式计算能量需求。

全日能量供给量（kcal）＝标准体重（kg）×能量需要量［kcal/（kg·d）］

步骤2：计算全天蛋白质、脂肪和碳水化合物的总量。

全日蛋白质供给量（g）＝全日能量供给量×（15%～20%）/蛋白质能量系数；

全日脂肪供给量（g）＝全日能量供给量×（20%～30%）/脂肪能量系数；

全日碳水化合物供给量（g）＝全日能量供给量×（50%～65%）/碳水化合物能量系数。

步骤3：确定全天主食数量和种类，并进行合理分配。

步骤4：确定全天副食蛋白质需要量。

先计算主食中含有的蛋白质量，全天需摄入的蛋白质量再减去主食提供的蛋白质，得出副食应需蛋白质量。

步骤5：根据副食所需蛋白质，计算所需食物的种类和数量。

步骤6：确定烹调用油的量。

优先使用植物油，并从每日脂肪总需求中扣除主副食所提供的脂肪。

步骤7：根据上述步骤确定的食物数量，设计一日食谱，并按25%、40%、35%的比例分配到三餐中。

2）食物交换份法：具体见表15-3～表15-9及表15-27、表15-28，交换原则为同类食物可以相互替换，而不同类别的食物则不可互换。食谱示例见表15-29。

表15-27　不同能量所需的各类食品交换份数

能量（kcal）	总交换（份）	谷薯类（份）	蔬菜类（份）	肉蛋类（份）	水果类（份）	乳类（份）	油脂类（份）
1000	12	6	1	2	0	2	1
1200	14.5	7	1	3	0	2	1.5
1400	16.5	9	1	3	0	2	1.5
1600	19	9	1	4	1	2	2

续表

能量（kcal）	总交换（份）	谷薯类（份）	蔬菜类（份）	肉蛋类（份）	水果类（份）	乳类（份）	油脂类（份）
1800	21	11	1	4	1	2	2
2000	24	13	1.5	4.5	1	2	2
2200	26	15	1.5	4.5	1	2	2
2400	28.5	17	1.5	5	1	2	2

注：本表中饮食安排并非固定，可根据个人就餐习惯和食物交换份内容进行调整。

表15-28 不同能量交换份所需的各类食品重量

能量（kcal）	总交换（份）	谷薯类（g）	蔬菜类（g）	肉蛋类（g）	水果类（g）	乳类（g）	油脂类（g）
1000	12	150	300～350	100	0	300	10
1200	14.5	175	300～350	150	0	300	15
1400	16.5	225	300～350	150	0	300	15
1600	19	225	300～350	200	200	300	20
1800	21	275	300～350	200	200	300	20
2000	24	325	450～550	225	200	300	20
2200	26	375	450～550	225	200	300	20
2400	28.5	425	450～550	250	200	300	20

表15-29 一日1600 kcal食谱示例

餐次	内容	食物名称及数量
早餐	青菜鸡蛋面	荞麦面条65 g、鸡蛋60 g、青菜50 g
中餐	杂粮饭	大米50 g、杂粮30 g
	炒油麦菜	油麦菜100 g
	豆芽韭菜炒豆皮	豆芽100 g、韭菜50 g、豆皮30 g
	香菇炖鸡	香菇（湿重）50 g、鸡肉60 g
加餐	苹果	苹果200 g
晚餐	杂粮饭	大米50 g、杂粮30 g
	炒花菜	花菜100 g
	芹菜炒肉	芹菜50 g、瘦肉50 g
加餐	牛奶	牛奶300 mL

注：全天用盐5 g，油20 g。

营养教育与管理能有效改善糖耐量，降低糖尿病风险，并减少慢性并发症的发生。因此，应该为糖尿病患者制定个性化的教育和管理目标与计划。

三、肥胖症的营养干预

（一）概述

肥胖症是一种复杂的代谢失调症，表现为体内脂肪堆积过多和/或脂肪分布异常，目前还没有快速稳定的根治方法，但大多数肥胖症是由外因引起，与日常生活行为息息相关，因此，肥胖症又是可以防治的。限制热量的摄入及增加热量的消耗是预防及治疗肥胖症的首选方案。

（二）营养评估要点

1. 膳食调查　对患者进行膳食调查，了解能量摄入、能量消耗、膳食结构及饮食习惯等，一般以频率法为主，详细询问患者以天或周为周期的饮食摄入情况，内容包括但不限于以下方面：饮食习惯和喜好；每日吃几餐（包括加餐）；主食摄入情况；蔬菜、水果摄入情况；肉蛋、奶制品（包括全脂乳制品或脱脂乳制品等）摄入情况；坚果类摄入情况；调味品（烹调油、糖、沙拉酱、盐等）摄入情况；外出进餐的频率；如有饮酒的习惯需计算每日乙醇摄入量；身体活动情况等。

2. 人体测量　患者清晨空腹，穿着单衣，排空小便，采用身高体重测量仪测量患者身高及体重，体重以千克（kg）为单位，精确至小数点后1位，身高以厘米（cm）为单位，四舍五入法取整数。计算BMI，$BMI = 体重（kg）/身高^2（m^2）$，单位为 kg/m^2。当 $BMI \geq 28.0\ kg/m^2$ 为肥胖症。有条件者建议进行人体成分分析检查，可较精确地检测出体脂率、体脂肪量、内脏脂肪、肌肉量等数据。

3. 临床检查　详细询问患者的肥胖史，包括体重异常增加的时间，是否有家族史、既往肥胖治疗史（包括所采用的减重方法、减重持续时间及减重效果等），是否存在与肥胖相关的疾病（如多囊卵巢综合征、库欣综合征等），是否有特殊用药史（如糖皮质激素、抗抑郁药等）；了解患者是否存在肥胖合并症及并发症，如糖尿病、非酒精性脂肪肝、高血压、睡眠呼吸暂停综合征、心血管疾病、不孕症、高尿酸血症等；评估患者基础运动量、心肺功能；了解患者减重意愿、进餐情况、作息时间、可自由支配时间、减重紧迫性等相关信息。

4. 实验室检查　包括血压、尿常规、血常规、空腹及餐后2小时血糖、血脂（包括甘油三酯、总胆固醇及低密度脂蛋白胆固醇等）、肾功能（包括血尿酸水平）、肝功能及肝脏B超等。必要时可转上级医院检测糖化血红蛋白、糖耐量试验、甲状腺功能、皮质醇水平、性激素六项、肥胖相关基因检测等。

（三）营养干预

1. **营养干预目标** 成年人肥胖症合理的体重控制目标为减少原来体重的5%～15%，以达到降低健康风险的目的，在此基础上兼顾持续减重和体重维持。对于有肥胖高风险人群，防止其体重进一步增加比减轻体重可能更合适。

2. **营养干预原则**

（1）能量：在患者目前营养摄入量的基础上逐步减少，避免断崖式降至最低能量安全水平以下。在适应阶段目标能量后，建议辅以适当的体育活动，进一步增加能量消耗。针对轻度肥胖者，每个月减轻0.5～1.0 kg体重为宜，即按每日减少125～250 kcal能量，并根据患者饮食习惯分布于每日的两餐或三餐中；针对中度以上肥胖者，每周可按0.5～1.0 kg的标准减轻体重，每日减少能量552～1104 kcal，并根据患者饮食习惯分布于每日的三餐中。每日膳食应尽量提供1000 kcal能量，这是可长期应用的最低安全水平。

（2）蛋白质：肥胖症发生的一个常见原因是摄入能量过多，无论过多能量是来自何种供能物质，都可导致肥胖，食物蛋白质也不例外。在执行严格限制膳食能量供给方案时，蛋白质摄入过多还可能会导致肝、肾损害。因此，中度以上肥胖者在采用低能量膳食方案时，建议蛋白质供给量占总能量20%～30%为宜，优质蛋白质占50%以上。

（3）脂肪：减重饮食须限制膳食脂肪供给量，尤其是减少动物脂肪的摄入量。在肥胖患者身体中，过多的脂肪沉积在皮下组织及内脏器官，常易合并血脂代谢异常、非酒精性脂肪肝等并发症。因此，对肥胖患者膳食脂肪摄入量需控制在总能量的25%～30%为宜。

（4）碳水化合物：碳水化合物饱腹感较低，易过量进食。中度以上肥胖患者可能存在食欲亢进的情况。低能量膳食中若碳水化合物比例过低，患者常常难以接受。此外，为防止发生酮症和出现负氮平衡，碳水化合物供给应控制在占总能量的40%～55%为宜，在碳水化合物的选择上，可适量增加富含膳食纤维的食物，以增加饱腹感。

（5）充足的维生素、矿物质及膳食纤维：肥胖的发生可能与某些微量营养素如钙、铁、锌、维生素A、维生素D及叶酸的缺乏有关。在实行减重膳食期间，因为总能量的摄入减少，常常会出现维生素和矿物质摄入不足的问题，如可能会引起骨量丢失，因此必要时可在医师的指导下适量补充维生素D和钙等维生素和无机盐制剂，以防缺乏。同时，需要增加纤维素的摄入，促进脂肪代谢，保证膳食纤维的摄入量在25～30 g/d。

（6）限制食盐和嘌呤：食盐可刺激食欲，间接引起体重增长。因此，肥胖患者每日食盐摄入量以3～5 g为宜。嘌呤同样可增进食欲并加重肝脏、肾脏的代谢负担，故含嘌呤高的鱼子、动物内脏等食物应加以限制。

（7）戒酒：每1 g酒精可产生能量约29.3 kJ（7 kcal）。常见酒类的100 mL乙醇含量：啤酒为3.1%～3.5%、葡萄酒为14.4%，白酒为38%～65%；啤酒含酒精量虽然较少，但若饮用量较多，产热仍不少，且啤酒可导致血尿酸升高，饮用量需限制。

（8）增加运动量：合理膳食对减肥相当重要，但须与运动相结合，才能收获更大效益。运动前宜评估患者是否具有运动的禁忌证，综合考虑患者年龄、身体状态、运动习惯等多因素，制定个体化运动方案，包括运动频次、运动强度、运动时间、运动类型和运动量。一般而言，建议每周至少运动5天，每次30～45分钟，其中中等强度运动要占50%以上，循序渐进并持之以恒。中等强度运动包括快走、慢跑、骑车、乒乓球、羽毛球、游泳等。如无运动禁忌，最好一周安排2次抗阻运动，如哑铃、俯卧撑等，提高肌肉强度和耐力。

3. 常用减重膳食模式　目前多种膳食模式（如限能量平衡膳食、高蛋白质膳食、轻断食模式等）在体重管理中的应用已获得临床证据支持。患者对饮食的喜好会影响其对饮食模式的依从性及能量的控制情况，进而影响减重效果。营养师需根据患者的饮食喜好及疾病状况制定个性化的膳食方案。

（1）限能量平衡膳食：限能量平衡膳食是一种在限制能量摄入的同时保证机体基本营养需求的膳食模式，其蛋白质、脂肪及碳水化合物三大宏量营养素的供能比例符合平衡膳食的要求。且具有明确干预作用。①总能量的设定有以下三种方式。A．在目标能量的基础上减少30%～50%（目标能量计算方法见糖尿病相关章节）；B．在目标能量基础上每天减少500 kcal左右；C．每天供能直接设定为1000～1500 kcal。②蛋白质供给应充足，可按1.2～1.5 g/（kg·d）供给，充足的蛋白质供应可能具有增强减重的效果；使用大豆蛋白部分替代酪蛋白亦可能会增强减重效果。③脂肪的供能比占20%～30%为宜。可适当增加富含ω-3系列多不饱和脂肪酸的食物或口服补充鱼油制剂，可能具有增强减重的效果。④碳水化合物的供能比占40%～55%为宜。增加绿叶蔬菜、全麦等富含膳食纤维的食物可增强饱腹感。

（2）高蛋白质膳食：高蛋白质膳食是一种要求每天膳食蛋白质摄入量超过每天总热能的20%或达到1.5 g/（kg·d），但最好不要超过每天总热能的30%［或超过2.0 g/（kg·d）］的膳食模式。对于单纯性肥胖患者或合并高脂血症的肥胖患者采用高蛋白膳食，较其他减重膳食模式更易于减轻体重及降低血脂水平，并有利于维持减重效果，减少体重反弹。但合并慢性肾脏病的肥胖患者应慎用高蛋白膳食。

（3）轻断食模式：轻断食模式常采用5：2模式，即1周内5天按正常需要量进食，其他非连续的2天则全天仅摄入正常需要量的1/4，其中女性约为500 kcal/d，男性约为600 kcal/d，非断食日也不可补偿性地暴饮暴食，高热量、高糖、高脂肪的食物摄入量也要有一定的限制。轻断食模式可减轻肥胖患者体重，并改善肥胖患者机体代谢。

4. 营养干预实施建议

（1）主食、蔬菜及水果的选择：对于含有碳水化合物食物的选择可参考其GI（表15-26），建议肥胖者多选用低GI食物，不吃或少吃GI值较高的、富含精制糖的糕点、饮料及零食类；新鲜蔬菜和水果是无机盐和维生素的重要来源，且富含膳食纤维和水分，属低能量食物，可增加饱腹感，每日食用500 g以上蔬菜，特别是黄瓜、萝卜、韭菜、海带、芹菜、苦瓜等；尽量选用含糖量低的水果，如柚子、火龙果等，每日水果摄入量在200 g以内，两餐之间食用为宜。

（2）肉类等高蛋白类食物的选择：蛋白质有较好的饱腹感，为维持机体的低体重和生理功能，应保证1/2来自优质蛋白质食物，包括肉类、乳类、蛋类、鱼虾类及大豆类。蛋白质来源不同，其减重效果可能并不相同，大豆蛋白减少体脂的作用可能优于酪蛋白，且其在降低血液中低密度脂蛋白胆固醇的作用方面也更为明显；因此，肉类等高蛋白类食物尽量选择含脂肪较少的鱼虾及猪、牛、羊等畜肉的瘦肉部分，减少富含饱和脂肪及胆固醇的动物内脏、动物皮、排骨等摄入，奶制品饮用量超过300 mL时可用脱脂乳代替部分全脂乳。

（3）烹调油的选择及烹调方法：烹调用油控制在10～20 g/d，宜用植物油，以便提供脂溶性维生素和必需脂肪酸。食物宜以蒸、煮、炖、拌、卤等少油烹调方法制备为主，以减少用油量，烹调时尽量少放糖，不吃各类油炸、油煎的食品及含油脂类高的荤汤，如鸡汤、排骨汤等。烹调时可添加天然香料，如八角、花椒、香叶、紫苏、薄荷、柠檬等，改善食物的香、味等感官性状。

（4）行为建议：控制进食速度，每次正餐用时20～30分钟，细嚼慢咽，每口食物咀嚼十几下，集中精力用心吃饭，不看电视，不玩手机；改变进餐顺序，如果有汤先喝汤，接着吃青菜，再吃肉类，最后吃主食；规律作息、避免久坐久躺、少量多次足量饮水、尽量减少在外就餐次数；积极寻求家庭成员的支持和鼓励，必要时至上级医院接受专业减重教育和指导。

（5）运动建议：推荐肥胖症患者在专业医师或运动教练指导下，根据自身身体状况及习惯偏好，制定个体化的运动计划。循序渐进增加运动量，以达到每周3～5天，总计≥150

分钟的中等强度有氧运动，并建议隔天进行1次抗阻运动，每次10～20分钟，增加肌肉力量，对抗体重减轻时肌肉量的流失。

（6）注意事项：①由于限制了能量摄入，膳食纤维难以保证每日25～30 g的摄入量，除了注意摄入富含膳食纤维的食物，还需要在专业营养医师的指导下补充膳食纤维、维生素、矿物质等营养补充剂；②减重或控制体重期间，每2周应进行体重评估，每个月应进行代谢指标评估及体成分测定，根据结果随时调整。至少坚持3～6个月，最终实现减重或控制体重目标；③体重低于理想体重的10%时，不宜进一步减重；④减重或控制体重期间定期复查相关指标，如出现相关指标异常波动，应及时就医。

（7）食谱举例：一日1200 kcal限能量平衡膳食、一日1200 kcal高蛋白质膳食及一日500 kcal轻断食模式食谱示例见表15-30～表15-32。

表15-30 一日1200 kcal限能量平衡膳食食谱示例

餐次	菜肴名称	食物名称及重量
早餐	蒸山药	山药125 g
	煮鸡蛋	鸡蛋50 g
	低脂奶	低脂牛奶250 mL
	木耳拌青瓜	干木耳5 g、青瓜100 g
加餐	坚果	山核桃8 g
中餐	荞麦大米饭	大米30 g、荞麦30 g
	蒸鲈鱼	鲈鱼80 g
	盐水菜心	油菜心200 g
	焖黄豆	黄豆25 g
		玉米油5 g
加餐	水果	苹果200 g
晚餐	黑米大米饭	大米30 g、黑米30 g
	卤鸭胸肉	鸭胸肉50 g
	油麦菜	油麦菜200 g
		亚麻籽油5 g

注：食谱对象为某先生，40岁，办公室职员，低身体活动，身高170 cm，体重85 kg，BMI 29.4 kg/m²，诊断为单纯性肥胖，无合并症。其理想体重＝170-105＝65 kg，目标能量＝65×（20～25）＝1300～1625 kcal。假如目标能量取1650 kcal计算每天的总能量，则方法1：1650 kcal×（1-30%）＝1155 kcal；方法2：1650 kcal-500 kcal＝1150 kcal；方法3：每日供能1000～1500 kcal。根据其综合情况，暂定给予限能量平衡膳食1200 kcal，蛋白质占比20%，脂肪占比25%，碳水化合物占比55%。食谱食材重量为可食部位生食物重量，全天食盐5 g。

表15-31　一日1200 kcal高蛋白质膳食食谱示例

餐次	菜肴名称	食物名称及重量
早餐	蒸紫薯	紫薯100 g
	煮鸡蛋	鸡蛋50 g
	低脂奶	低脂牛奶250 mL
	小青瓜	小青瓜100 g
加餐	水果	苹果200 g
中餐	荞麦大米饭	大米30 g、荞麦20 g
	炒牛柳	牛柳50 g
	盐水油菜	油菜200 g
	海带豆腐汤	海带50 g、北豆腐100 g
		橄榄油5 g
加餐	坚果	山核桃8 g
	蛋白质粉	蛋白质粉20 g
晚餐	糙米饭	糙米25 g
	蒸罗非鱼	罗非鱼200 g
	清炒小白菜	小白菜200 g
		橄榄油5 g

注：食谱对象为某女士，50岁，办公室职员，低体力活动，身高160 cm，体重72 kg，BMI 28.1 kg/m²，诊断为单纯性肥胖，无合并症。其理想体重＝160-105＝55 kg，目标能量＝55×（20～25）＝1100～1375 kcal，根据其饮食量，暂定给予高蛋白质膳食，蛋白质占比30%，脂肪占比25%，碳水化合物占比45%。食谱食材重量为可食部位生食物重量，全天食盐5 g。

表15-32　一日500 kcal轻断食模式食谱示例

餐次	菜肴名称	食物名称及重量
早餐	燕麦粥	燕麦25 g
	蓝莓	蓝莓50 g
中餐	蒸鲑鱼	鲑鱼75 g
	煮西蓝花	西蓝花100 g
加餐	水果	苹果200 g
晚餐	藜麦粥	藜麦30 g
	西红柿	西红柿300 g

注：此食谱成年女性适用，食谱食材重量为可食部位生食物重量，全天食盐5 g，油3 g。

四、慢性阻塞性肺疾病的营养干预

（一）疾病概述

慢阻肺会引起心血管系统、呼吸系统等多个系统并发症的发生，而营养不良也是并发症之一。慢阻肺患者在长期病程中由于吸烟、呼吸道感染等危险因素的存在会导致病情反复的急性加重，如出现呼吸衰竭、肺源性心脏病、恶病质等，并发症会影响患者的营养状况，从而进一步影响患者的病情恢复。

慢阻肺患者具有高代谢、高消耗、负氮平衡、体重进行性下降的特点，且伴有不同程度的营养不良，尤其以肺功能严重障碍者更为明显。慢阻肺患者发生营养不良是多方面因素的综合结果：因病情的进展或随着患者咀嚼功能的下降，使用抗生素、茶碱等药物对胃肠黏膜的刺激，缺氧和 CO_2 潴留导致患者食欲变差、摄入量减少，不能满足患者能量消耗的需要，导致负氮平衡；又因患者呼吸肌做功增加，基础能量消耗（basal energy expenditure，BEE）较高，且慢阻肺患者肺部存在慢性炎症，导致体内儿茶酚胺的分泌水平增高，BEE 增高和慢性炎症会引起能量消耗增加和肌蛋白降解加速，使肌肉发生萎缩，导致体重进行性下降或消瘦，最终引起蛋白质-能量营养不良。

营养不良是慢阻肺患者预后最为重要的决定因素。营养不良会导致呼吸肌力量下降，表面活性物质合成及肺实质的弹性纤维减少，从而导致呼吸肌肉力量、肺实质活动减弱和肺泡萎缩，最终导致慢阻肺患者生活质量的降低和死亡率的增加。另外，营养不良还会导致免疫功能的下降，从而导致全身和呼吸系统防御机制的下降，也增加了感染率和死亡率。

（二）营养评估要点

1. 膳食调查　膳食调查指的是对患者每日进餐次数，摄入食物的种类、数量和来源等进行调查，了解膳食摄入量是否充足、分析造成营养不良的原因及评估患者的饮食习惯是否合理，为制订临床营养干预计划提供依据。膳食调查内容包括饮食习惯（如地域特点、餐次、食物禁忌、食物软烂度、食物口味、烹制方法）、膳食结构、进食频率、膳食摄入量（包括每日三餐及加餐的食物品种和摄入量），也可根据膳食调查数据计算出患者每日能量和营养素的摄入量，以及各种营养素之间的相互比例关系等。

2. 人体测量　人体测量的内容主要包括身高、体重、三头肌皮褶厚度、上臂围、上臂肌围、握力、人体成分分析等。

3. 临床检查　体格检查和病史采集是临床检查中用来发现营养不良或营养素缺乏体征

的重要手段。其中病史采集又包括膳食史、疾病史、用药史及治疗手段、对食物的过敏史或不耐受等方面。体格检查应覆盖人体的多个系统或组织，如头发、面色、眼、唇、舌、齿、龈、面（水肿）、皮肤、指甲、心血管系统、消化系统和神经系统等。

4. 实验室检查　进行生化指标检测，包括血浆蛋白、氮平衡、血浆氨基酸谱，以及血常规、尿常规、肝肾功能等一般指标检查。

（三）营养干预

随着医务工作者及患者对慢阻肺合并营养不良患者的重视，营养干预作为临床治疗的一部分也逐渐受到重视。营养干预不仅可以改善患者的运动耐受性，还有益于呼吸困难症状的缓解。另外，营养干预也可以提高患者的免疫力，使病情恶化的频率降低，从而提高患者的身体健康和生活质量水平。

1. 营养干预目标　维持患者良好的营养状态、维持理想体重、维持有效呼吸通气功能及增强呼吸肌力量，改善疾病预后，延缓并发症的发生，延长患者生存期。

2. 营养干预原则

（1）能量：每日所需能量＝H-B预计值×C×1.1×活动系数。其中，H-B预计值采用Harris-Benedict计算公式。

男性BEE＝66＋13.7×体重（kg）＋5×身高（cm）－6.8×年龄（岁）

女性BEE＝65.5＋9.6×体重（kg）＋1.7×身高（cm）－4.7×年龄（岁）

C为校正系数，因慢阻肺能量消耗增加，故男性、女性校正系数分别为1.16和1.19；每日所需能量计算公式中，1.1是低体重患者恢复体重所要增加的能量。活动系数：卧床（全天）为1.2，轻体力活动（如办公室工作）为1.3，中体力活动（如学生日常活动）为1.5，重体力活动（如搬运工、建筑工）为1.75。

（2）蛋白质：充足的蛋白质可以提高机体的抗病能力，提高蛋白质的供能比例至15%～20%，达到1.2～1.5 g/d。适量补充谷氨酰胺有利于呼吸肌功能恢复，并可降低感染性并发症的发生率，改善营养状况；以亮氨酸为代表的支链氨基酸能够刺激肌肉蛋白质的合成，慢阻肺患者补充富含支链氨基酸的食物如豆制品、禽肉等，可改善器官组织蛋白质的代谢。乳清蛋白也对慢阻肺患者存在潜在的好处。

（3）脂肪：脂肪的体内代谢呼吸商较小，因此脂肪供能比例可超过一般人群的上限，提高至30%～45%。

（4）碳水化合物：因慢阻肺患者代谢产生的CO_2较高，增加了呼吸负担，而碳水化合物在体内代谢后生成的CO_2最多，因此其膳食中应降低碳水化合物的供能比例至40%～55%，同时应避免过多摄入含碳水化合物高的食物，如精制糕点、含糖饮料等。对于存在气体交换障碍的慢阻肺患者应及时补充能量，但要避免过度喂养产生过多的CO_2。

（5）维生素与矿物质：钙、镁是参与人体肌肉收缩和舒张的重要矿物质，其缺乏会影响呼吸肌功能，对维持呼吸肌功能起着重要的作用。一些必需微量元素如铁的缺乏会造成血红蛋白降低，从而影响血液的携氧能力；而铜、硒等微量元素与呼吸系统免疫机能相关，可抑制肺部的炎症反应。慢阻肺患者抗氧化能力降低，适量摄入富含抗氧化维生素食物，如长期补充维生素E已被证明可降低慢阻肺的风险；维生素C具有抑制肺部炎症反应作用；维生素A可提高气管黏膜上皮细胞防御能力；维生素D可改善骨骼肌功能，保证肺活量和肺总容量，增强机体免疫力，改善咳嗽咳痰等临床症状。

（6）其他：足够的膳食纤维摄入可改善肺功能，减少呼吸道症状，我国成年人膳食纤维摄入量为25～30 g/d。摄入充足的水分可化痰润喉，使痰稀释易咳出，改善呼吸道症状，但肺心病患者需要限制水分摄入量。

3. 营养干预实施建议

（1）食物选择：蔬菜及水果的摄入量应充足，蔬菜达到400～500 g，水果约250 g。主食以精制米、面为主，利于消化；粗杂粮不宜过多，以不超过1/4为宜。烹调油可适当增加至40 g，需要为植物油，如橄榄油、菜籽油等。加餐可以选择脂肪含量高的坚果类食物，尽量不选择添加糖、淀粉含量高的食物。吸烟患者要增加维生素C的摄入，服用皮质醇激素的患者要补充钙和维生素D、维生素K。若存在水钠潴留，需控制钠和水分的摄入，如使用排钾利尿剂，可能需要适当补充钾的摄入，选择含钾丰富的水果、蔬菜、新鲜肉类及奶制品，如香蕉、哈密瓜、土豆、菠菜、瘦肉等。如果腹胀，应避免产气食物的摄入，如整豆、牛奶、精制糖等。充足的体育锻炼、足够的液体摄入和易于咀嚼的膳食纤维可以改善胃肠道蠕动。餐前稍休息，食用能量密度高的食物，比如肉丸、坚果等。为防止误吸，需注意在进餐时保持呼吸肌吞咽的正确顺序，并采用合适的坐姿。部分进食量较少的慢阻肺患者可以根据个人情况，在两餐之间适当补充口服营养补充剂，增加总能量和营养的摄入。

（2）饮食分配及餐次安排：每天可增加用餐次数，进食5～6餐，避免过饱，少食多餐可以避免腹胀和呼吸短促的发生。进餐时要做到细嚼慢咽，若有呼吸困难等不适症状，可等病情缓解后再吃。

（3）食谱设定：一名轻体力活动老年男性，年龄70岁，身高175 cm，体重70 kg，BMI：

22.9 kg/m²。食谱见表15-33。

表15-33　70岁轻体力活动老年男性的慢阻肺干预食谱计划

餐别	菜肴名称	食物名称及数量
早餐	馄饨	标准面粉50 g、紫菜2 g、鸡蛋皮25 g、猪腿肉50 g
加餐	香蕉	香蕉125 g
午餐	软米饭	粳米75 g
	青椒木耳鱼片	黑鱼片100 g、干木耳3 g、青椒50 g
	麻酱油麦菜	油麦菜150 g、芝麻酱15 g
	荠菜肉末豆腐汤	猪腿肉20 g、荠菜50 g、豆腐50 g
加餐	黑巧克力	黑巧克力45 g
晚餐	软米饭	粳米75 g
	香菇胡萝卜鸡丝	鸡胸肉50 g、胡萝卜50 g、干香菇10 g
	炒青菜	青菜100 g
	丝瓜鸡蛋汤	鸡蛋25 g、丝瓜50 g
加餐	酸奶	酸奶125 g
全天	烹调油30 g、盐5 g	

注：全天能量2081 kcal、碳水化合物248 g、蛋白质93 g、脂肪81 g。

五、缺血性脑卒中的营养干预

（一）疾病概述

脑卒中的发生涉及不可干预的危险因素，虽然这些因素无法改变，但能够识别出脑卒中风险较高的患者，使其从对可控危险因素的预防或治疗中获益。针对不同的人群，实施适当的营养疗法，保证患者在特殊阶段的营养需要。针对不同年龄的患者应有不同的营养治疗计划，对于年轻患者，以降低高血脂、高血压和高血糖的发生风险为目标，培养良好的饮食习惯及生活方式。对于老年患者，应提供适宜的能量和营养素，合理改善其社会和心理因素。美国心脏协会和美国卒中协会发布的最新指南表明，地中海饮食或控制高血压饮食，保证一定的体力活动并控制血压在适当水平，可以降低首次脑卒中发生的风险。

（二）营养评估要点

1. 膳食调查　通过膳食调查对患者的饮食行为进行分析时，通常采用频率法。这一方法需详细询问患者的每日或每周饮食摄入情况，包括但不限于以下方面：饮食习惯和偏好；

每日用餐次数（含加餐次数）；主食、蔬菜、水果、肉类、蛋类和奶制品（全脂或脱脂）、坚果等的摄入；烹调油脂和家庭调味品的使用情况；身体活动水平。

2. 人体测量　通过仪器测量身高、体重、皮褶厚度、围度（腰围、腹围、上臂围等）、握力及人体成分分析等。

3. 临床检查（病史采集、体格检查）　病史采集可识别影响能量和营养素摄入、消化、吸收和代谢的疾病因素，以及那些本身发生代谢改变的疾病个体生理或病理状况，如吞咽障碍、吸入性肺炎、应激性溃疡、用药史、治疗手段、引起过敏或不耐受的食物等。体格检查目的是发现和判断肌肉减少、肝大、水肿或腹腔积液、皮肤改变、毛发脱落、恶病质等情况。

4. 实验室检查　如血常规、尿常规、生化检查、心电图等。

（三）营养干预

1. 营养干预目标　根据《中国居民膳食指南（2022）》中关于一般人群和老年人群的膳食指导，并结合患者个体化状况，一般建议采用低盐、低脂、高膳食纤维的平衡膳食。为脑卒中患者提供合理的膳食可以改善其营养状态，预防营养不良，有助于促进康复并降低复发风险。

2. 营养干预原则

（1）能量：在基础能量消耗方面，脑卒中患者比正常人高30%左右。在估算目标能量时，要考虑多种个体化因素，如身高、体重、年龄、性别、疾病阶段及身体活动等，推荐脑卒中患者的能量摄入为20～35 kcal/（kg·d）。对于消化功能下降导致摄入过少的患者，通常需要增加餐次，采取少食多餐的方式以保证摄入达标。

（2）蛋白质：足量蛋白质的摄入对脑卒中患者至关重要，一般来说，蛋白质摄入量应不少于1.0 g/（kg·d）。如出现应激状态，会导致蛋白质消耗较常规状态增加，此时摄入量应增至1.2～1.5 g/（kg·d）。饮食中适当增加植物蛋白质，减少动物蛋白质，维持比例在1∶1左右较为合适。

（3）脂肪：脑卒中患者应控制其膳食中脂肪供能占每日摄入总能量的比例。每日脂肪供能比应低于30%，如合并高脂血症，更应该严格控制，达到25%以下。膳食中动物脂肪与植物脂肪的比例应低于1∶2。饱和脂肪酸及反式脂肪酸的能量控制在每日总能量的7%及1%以下。ω-3多不饱和脂肪酸和ω-6多不饱和脂肪酸可分别占总能量的0.5%～2%、2.5%～9%。

（4）碳水化合物：脑卒中患者饮食中在总能量摄入合理的前提下，碳水化合物提供的能量应占总能量的50%～60%为宜。

（5）维生素与矿物质：日常生活中均衡摄入多种维生素和矿物质是防止微量元素缺乏并降低其发病风险的重要方式。尤其应重视富含B族维生素、维生素C等微量元素的食品。

（6）膳食纤维：由于长期卧床是相当一部分脑卒中患者的常态，这导致患者胃肠道蠕动功能减弱，建议采用富含膳食纤维的饮食，摄入膳食纤维25～30 g/d较为合适，有便秘的患者可适当增加。

（7）胆固醇：胆固醇摄入需加以限制，每天不多于300 mg，血脂异常者应更加严格控制，不超过200 mg为宜。

（8）水：在无液体摄入限制的前提下，脑卒中患者每日应该饮水1200 mL。吞咽障碍的患者可通过鼻饲管少量多次给予水分的补给，预防发生水电解质紊乱。合并心、肾功能障碍的患者，在特殊阶段需要控制液体入量，此时可采用高能量密度的营养制剂，在保证能量摄入的同时可以减轻心、肾功能的负担。

3. 营养干预实施

（1）食物选择：①谷类和薯类，谷类和薯类是碳水化合物的主要来源。此类食物每天的摄入量保证在250～400 g，结合患者的病情优选低糖、高膳食纤维的粗杂粮食物。每天可适当食用全谷物和杂豆50～150 g，薯类50～100 g。种类可以丰富些，如小米、玉米、红小豆、绿豆、土豆等；②动物性食品，鱼、禽、蛋和瘦肉均为动物蛋白来源，在日常生活中应适量摄入，优先选择鱼类和禽类。每日建议摄入50～75 g的禽肉类食物，尽量选择富含优质蛋白且低脂肪的肉类，如去皮的鸡胸肉、里脊肉等。每日建议摄入75～100 g的鱼虾类食物，优先选择富含多不饱和脂肪酸的水产类，如鲤鱼、带鱼和鳕鱼等。奶制品方面，每天进食300～500 mL的奶或相当量的奶制品，宜选择低脂或脱脂类。每天食用1个鸡蛋较为适宜，若伴有高血压、血脂异常或糖尿病，可每2～3天食用1个蛋黄；③豆类及其制品，每天食用30～50 g大豆或相当量的豆制品较为合适。选择的种类可以丰富些，如黄豆、黑豆、豆浆、豆干、豆腐等；④蔬菜及水果，适当地补充多种维生素、矿物质和膳食纤维的最有效方式是多食用蔬菜和水果。在日常饮食中多吃富含碘的食物，有助于降低脑卒中的发病风险，并防止其复发，如海带、紫菜等都是比较好的选择。患者每日应食用500 g以上的蔬菜，各种颜色的蔬菜可以多样搭配，如菠菜、油菜、空心菜和生菜等。脑卒中患者如果血糖控制良好可以每天食用150 g左右的水果，可以选择苹果、火龙果、橙子、柚子、柠檬、桃子、猕猴桃和草莓等。必要时合理应用营养素补充剂或者营养强化食品可以改善膳食中维生素、矿物质和膳食纤维的摄入不足；⑤坚果，坚果可提供单不饱和脂肪酸和丰富的蛋白质、维生素及矿物质。脑卒中患者可适当食用，以每周50 g左右为宜。如开心果、山核桃、碧根果、南瓜子等；⑥油脂，合理选择食用油，日常烹饪应以植物油为主，如菜籽油、花生油、大豆油等都可作为选择，橄榄油因其含有的单不饱和脂肪酸对降低血脂、血糖均有改善作用，也可以搭配使用。油炸类食物油脂过高的食物尽量少吃或者不吃；⑦调味品，含盐分较高的菜肴或腌制品，如咸肉、咸菜、熏酱食物等，脑卒中患者不适宜食用。食盐用量每日控制在5 g以下，如果患者同时合并高血压，食盐用量每日控制在3 g以下。咖啡、浓茶等刺激性食物及辛辣调味品不宜食用；⑧酒类，脑卒中患者非必要不饮酒。康复后期如需饮酒，也要注意量的限制，每日摄入乙醇量15 g以下［15 g乙醇相当于450 mL啤酒（4%计）、150 mL葡萄酒（12%计）、50 mL白酒（38%计）或30 mL高度白酒（52%计）］。

（2）饮食习惯、食物性状及注意事项：在日常饮食中，重要的是要确保饮食习惯的规律性，每天定时、定量安排膳食。两餐之间最合适的间隔是5～6小时，有助于促进消化吸收。另外，对于脑卒中患者的饮食规划，要保证其合理性，防止暴饮暴食，并按照患者的个体化情况来安排饮食。首选的烹饪方法是蒸、煮、炖等，应尽量避免油焖和煎炸等烹饪方法。尽可能彻底地烹饪食物，让食物变得软烂，方便患者咀嚼、吞咽和进一步消化吸收。避免食用生冷食物，限制饮酒，防止刺激患者的胃黏膜，这会导致血管收缩，最终使血压升高，从而导致脑卒中。饮食中重要的原则是低盐饮食，控制好盐的摄入量，并在食物煮熟后适量加盐；限制精制糖的摄入，包括点心、糖果和饮料。

通过改变食物的特性，患者可以有效缓解吞咽困难的症状，提高食物的摄入，从而降低营养不良的发生风险；它还可以有效预防吸入性肺炎的发生。在准备食物的过程中，食物可以切碎或剁碎，一些不容易咀嚼的固体食物可以做成泥状或糊状。对于质地坚硬的食物，可以研磨或榨汁。较稀的液体食物容易误吸，想提高食物的黏性可以通过添加增稠剂来实现。对于咀嚼功能严重受损的老年患者，可以食用粥和面条等食物。指导患者在进餐时缓慢咀嚼和吞咽，这样有助于食品的良好消化和吸收，防止食物因吞咽过快而误入气管，引发肺炎甚至窒息。选择安静、整洁、舒适的用餐环境，让患者在安静的状态下进食，可以帮助他们集中精力；吃饭时不要和患者交谈，要集中注意力，用力吞咽。

一旦脑卒中患者出现应激性溃疡、吸入性肺炎、吞咽障碍和肝性脑病等合并症，应积极就医，接受合理的营养治疗。

（3）食谱：脑卒中人群一日食谱示例见表15-34。

表 15-34　脑卒中人群一日食谱

餐次	菜肴名称	食物名称及数量
早餐	燕麦粥	燕麦 50 g
	低脂牛奶	低脂牛奶 200 mL
	水煮蛋	鸡蛋 1 个
加餐	火龙果	火龙果 100 g
中餐	清蒸鲈鱼	鲈鱼 100 g
	肉末豆腐	瘦肉 50 g、豆腐 100 g
	紫菜冬瓜汤	紫菜 20 g、冬瓜 100 g
	糙米饭	糙米 125 g
加餐	圣女果	圣女果 100 g
晚餐	肉丝炒青菜	瘦肉 50 g、青菜 200 g
	凉拌黄瓜	黄瓜 150 g
	杂粮饭	杂粮 100 g
加餐	低脂牛奶	低脂牛奶 200 mL

注：全天烹调用植物油 20 mL，盐 3 g。能量 2002 kcal，蛋白质 84 g，脂肪 62 g，碳水化合物 277 g。

六、原发性骨质疏松症营养治疗

（一）疾病概述

骨质疏松症是一种全身性的骨病，特点是骨量减少、骨组织微结构损坏，从而致使骨脆性增加，容易发生骨折。骨质疏松症可以在任何年龄段的群体中出现，但尤以绝经后的女性和老年男性群体多见。骨质疏松症据病因分为原发性和继发性两大类。原发性骨质疏松症分为绝经后骨质疏松症（Ⅰ型）、老年骨质疏松症（Ⅱ型）及特发性骨质疏松症（青少年型）。继发性骨质疏松症是由于影响骨代谢的疾病、药物或其他明确病因引发的。与骨质疏松症相关的营养因素有缺乏体力活动、日晒不足、钙和/或维生素 D 缺乏、抽烟、过量饮用酒及富含咖啡因的饮品、蛋白质摄入过多或不足、营养失衡、高钠饮食及过低的体质量。本文主要针对原发性骨质疏松症。

（二）营养评估要点

1. 膳食调查　一般以频率法为主，详细询问患者以天或周为周期的食物摄入情况，内容包含但不限于：饮食喜好与习惯，是否存在厌食；食物禁忌；是否存在消化和/或吸收障碍；每日总餐次（包括加餐）；主食类、蔬果类、鱼禽肉蛋奶豆类和坚果类各类食物的摄入量；烹调用油和调味品（如食盐、酱油、味精、腌制品等）的食用情况；外出就餐的频次；吸烟及饮酒史；富含咖啡因饮品的摄入情况；当前身体活动水平及户外活动量。

2. 人体测量 身高、体重、BMI、皮褶厚度与臂围、围度（胸、腰、腹围及腰臀比）、肌肉强度。

3. 临床检查 ①基本信息：性别、年龄；②患病信息：脆性骨折史，一级亲属脆性骨折家族史、45岁之前自然停经、50岁前双侧卵巢切除史、内分泌疾病、肾脏疾病、胃肠疾病史、营养性疾病、结缔组织病、血液病和骨肿瘤；③用药信息：糖皮质激素、促性腺激素释放激素类似物、过量的甲状腺激素、质子泵抑制剂、芳香化酶抑制剂、抗癫痫药物、抗病毒药物和噻唑烷二酮类药物；身高变化情况；跌倒史；④生活史：吸烟、饮酒、咖啡、牛奶的摄入情况及户外活动情况；⑤体格检查：脊柱弯曲度、脊柱压痛、其他骨骼畸形。

4. 实验室检查 胸腰椎侧位X线（包括胸4至腰1和胸12至腰5椎体）、QUS、骨密度、骨转换生化标志物、25-羟基维生素D和甲状旁腺素（parathyroid hormone，PTH）、血常规、红细胞沉降率、肝和肾功能、血碱性磷酸酶、血钙磷、尿钙磷、尿常规和尿肌酐等。

（三）营养干预

1. 营养干预目标 目标是基于合理能量和蛋白质的供给，通过膳食补充钙、磷、维生素D等营养素，有效防治骨质疏松症。

2. 营养干预原则

（1）能量：维持适宜的体重，体重减轻或低BMI（$< 18.5 \ kg/m^2$），都会使PTH及骨代谢指标升高，从而促使骨密度降低。对BMI处于$18.5 \sim 28 \ kg/m^2$的成年人，建议每日能量摄入量的计算依据标准体重（身高–105）及体力活动水平，即每日能量目标需要量＝标准体重×（$25 \sim 40$）kcal，保持BMI $18.5 \sim 23.9 \ kg/m^2$，而对于老年群体，BMI可比正常范围偏高，保持$20 \sim 25 \ kg/m^2$更优。饮食不足或有营养不良风险的老年病患及患有慢性消耗性基础疾病者，或低BMI者（BMI $< 18.5 \ kg/m^2$），可给予全营养型口服营养补充剂予以营养补充，额外口服营养补充不低于$400 \sim 600 \ kcal/d$，以获得健康体重。能量计算方法可以使用食物交换份法。

（2）蛋白质：蛋白质能够增进钙的吸收和存储，但是过量的蛋白质又能够促进钙的排出，故蛋白质的供给应适量。建议在摄入充足钙的基础上，骨质疏松症患者及高危人群每日应当摄入适量的蛋白质（每日蛋白质的适宜摄入量为$1.0 \sim 1.2 \ g/kg$，在日常生活中进行抗阻训练运动的老年人群每日蛋白质的适宜摄入量为$1.2 \sim 1.5 \ g/kg$）。平均每日摄入总的动物性食品应当能够达到120～150 g，推荐每日饮用300～400 mL牛奶或含相当量蛋白质的奶类制品。将全天蛋白质总量一日三餐均匀分配，更有利于蛋白质的合成。

（3）脂肪：脂肪的供给量以占总热量的20%～30%为宜。脂肪不仅能够提供热能和必需脂肪酸，还能够促进脂溶性维生素的吸收，但摄入应适量。

（4）碳水化合物：碳水化合物摄入应适量，占总热量的50%～65%。

（5）维生素与矿物质：①维生素D，维生素D能够增进肠钙吸收、促使骨骼矿化，体内维生素D的主要来源为皮肤中的7-脱氢胆固醇在太阳紫外线的照射下合成。富含维生素D的食物品种很少，如高脂肪含量的野生海鱼及经过日晒的蘑菇，其他品类食物维生素D的含量很低或者缺乏。《中国居民膳食营养素参考摄入量（2023）》建议，中青年维生素D推荐摄入量为400 IU/d，65岁以上为600 IU/d，可耐受最高摄入量为2 000 IU/d。首选接受充足的日照，从而提高身体内维生素D的合成。对于存在维生素D缺乏或不足的患者，应当予以维生素D补充剂。有维生素D缺乏高危因素的人群，条件允许下应当监测血清25-羟基维生素D和PTH水平用以指导补充剂用量。为了保持骨骼健康，建议血清25-羟基维生素D含量维持在20 μg/L（50 nmol/L）以上。对于骨质疏松症患者，特别是在使用药物治疗期间，血清25-羟基维生素D水平始终保持在30 μg/L以上更佳，但要注意，当血清25-羟基维生素D含量超过150 μg/L时有可能会发生高钙血症。缺乏或不足者可尝试每日口服维生素D_3 1000～2000 IU，而对于有肠道吸收不良或依从性比较差的患者，建议考虑应用维生素D肌肉注射制剂。2～3个月后检测血清25-羟基维生素D，如果仍然无法达到30 μg/L以上，可适当加大剂量。肥胖患者往往需要较大的补充剂量。不论是维生素D_2还是维生素D_3补充剂都能够等效提高身体内25-羟基维生素D水平。应用活性维生素D或其类似物不能够使维生素D缺乏或不足得到纠正，同样也不建议单次大剂量口服普通维生素D来进行补充；②维生素A，骨胶原及黏多糖的合成需要维生素A的参与，这两者是骨基质的组成成分，有利于骨骼钙化。过量维生素A能够促进骨吸收，致使骨量流失、骨密度降低、增加发生骨折的风险；然而维生素A缺乏也会对骨骼有不利的影响。推荐骨质疏松患者膳食维生素A的摄入量遵循中国营养学会《中国居民膳食营养素参考摄入量（2023）》。富含维生素A的食物种类主要有海水鱼、哺乳动物的肝脏和蛋黄，以及富含β胡萝卜素和其他胡萝卜素的蔬果，如胡萝卜；③钙，充足的钙摄入有助于获得理想峰值骨量、缓解骨质流失、改善骨矿化及维护骨健康。根据《中国居民膳食营养素参考摄入量（2023）》，成年人每日推荐钙摄入量为800 mg（元素钙），可耐受的最高摄入量为2000 mg。过量摄入可能增加患泌尿系结石及血管钙化的风险。奶和奶制品因为含钙量高且吸收率高，是优先推荐的食物，建议每日牛奶饮用量至少达300 mL。如果是对牛奶中的乳糖不耐受，可以选用无乳糖奶制品。应尽可能通过膳食摄取足够的钙，若是饮食当中钙摄入不足，可补充钙剂。选择钙剂时，需要综合考虑钙元素含量、有效性及安全性。对存在高钙血症及高钙尿症的患者，应当避免给予钙剂补充。此外，吸烟，饮用咖啡和茶或过量饮酒，慢性胃肠道疾病，长期使用糖皮质激素或甲状腺素，都能够影响钙的吸收与利用；④磷，每日膳食磷的适宜摄入量为700 mg。不建议常规补充磷酸盐。保持血浆中适宜的钙磷比例有助于钙的有效利用并减缓骨钙流失。过多的磷摄入可能加重骨质疏松的风险。磷的每日可耐受最高摄入量为3000 mg。大多数食品中磷酸盐的含量丰富，如鸡蛋、禽肉类，尤其是在加工食品及苏打水中；⑤钠，增加钠盐摄入量能够促进尿钙排出，但有增加患肾结石和骨量丢失的风险。因此，建议骨质疏松症患者采用低盐饮食，成年人的每日食盐摄入量不超过5 g。

（6）其他：①咖啡因，咖啡因及其相关的甲基黄嘌呤在植物中广泛存在，如咖啡豆、茶叶等，并被用作添加剂加入碳酸饮料和能量饮料当中。饮用含咖啡因的饮品可能会促进尿钙流失，影响肠道对钙的吸收，对于钙平衡具有潜在的负面影响，尤以低钙摄入人群为甚。因此建议骨质疏松症患者及高危人群的每日咖啡因摄入量不超过300 mg（相当于1～2杯咖啡），并确保每日钙摄入量达到推荐的800 mg；②骨质疏松症患者应戒烟限酒（如饮酒，成年人每日乙醇摄入量不超过15 g）；规律运动；尽量避免或减少使用影响骨代谢的药物。

3. 营养干预实施建议

（1）食物选择：宜选择富含钙和维生素D的食物，如牛奶及乳制品、蟹、虾皮、沙丁鱼、鳜鱼、青鱼、海带、紫菜、鸡蛋、大豆类及豆制品等；各类主食，尤其是发酵的谷类；各类畜禽鱼肉类；各样水果及蔬菜（高草酸的除外）。应少选择含草酸高的食物，如冬笋、菠菜、洋葱头、茭白等；应减少摄入含磷高的食物，如肝脏（磷含量比钙含量高25～50倍）及含高磷酸盐添加剂的食品。避免摄入过多含咖啡因的饮品。

（2）科学烹调：谷类中存在植酸，某些种类的蔬菜富含草酸，这些物质能够与钙结合形成不溶性钙盐，降低钙的吸收，因此烹调时应当采取措施去除这些能够干扰钙吸收的因素。面粉、豆粉、玉米粉可加入发酵剂发酵一段时间，使植酸水解，提高钙的可利用性。高草酸的蔬菜，应先焯水，使部分草酸溶解，再进行烹调。

（3）充足日照：在适合裸露四肢皮肤的季节，如夏季，尽可能通过接受阳光照射获取维生素D。在阳光照射时，按要求需要四肢裸露、不要涂抹防晒霜、不能隔着玻璃、不要打遮阳伞。最佳时间段为 10：00 ～ 14：00，日晒时间为 5 ～ 10 分钟，每周 2 ～ 3 次（具体的日晒时间段的选择及时长依季节、纬度、日照时间等因素而定）。老年人及较深肤色的人群，要求接受更长时间的阳光照射。

（4）食谱：设定一名轻体力活动老年男性，年龄 68 岁，身高 170 cm，体重 63 kg，BMI 为 21.8 kg/m^2。其膳食营养素需要量计算：标准体重 = 170-105 = 65 kg，每日能量需要量 = 65 ×（25 ～ 30）= 1625 ～ 1950 kcal，每日蛋白质需要量 = 65 ×1.2 = 78 g。食谱示例见表 15-35 ～表 15-36。

表 15-35　68 岁轻体力活力老年男性的骨质疏松症干预食谱计划

餐次	菜肴名称	食物名称及数量
早餐	香菇菜包	小麦粉 50 g、香菇 5 g、青菜 50 g
	水煮蛋	鸡蛋 1 个
	豆浆	豆浆 250 mL
	奶酪	10 ～ 20 g
加餐	柚子	200 g
中餐	赤豆饭	大米 75 g、小米 10 g、赤豆 25 g
	青椒土豆丝	青椒 100 g、土豆 100 g
	腰果鸡丁	腰果 10 g、鸡腿肉 50 g
	紫菜虾皮蛋汤	紫菜 2 g、虾皮 10 g、鸡蛋 10 g
加餐	牛奶	牛奶 320 mL
晚餐	黑米饭	大米 50 g、黑米 25 g
	小黄鱼炖豆腐	小黄鱼 50 g、北豆腐 50 g
	蒜泥菠菜	菠菜 200 g
	梨	100 g
烹调油	大豆油	25 g
食盐	食盐	＜5 g

注：能量 1745 kcal，蛋白质 82 g（18.8%），脂肪 54 g（28.0%），碳水化合物 249 g（53.2%），钙 809 mg。

表 15-36　常见食物中钙的含量（mg/100 g）

肉鱼蛋奶	钙	肉鱼蛋奶	钙	豆类、坚果	钙	蔬果	钙
海蟹	384	炼乳	290	黄豆	367	海带	1177
河蟹	129	牛乳	120	豌豆	84	紫菜	343
牡蛎	118	乳酪	50	绿豆	80	芹菜	160
青虾	99	人乳	34	红豆	76	油菜	140
鲫鱼	54	鸡肉	11	榛子仁	316	黄豆芽	68
黄鱼	43	羊肉	11	西瓜子	237	韭菜	48
鳝鱼	38	猪肝	11	南瓜子	235	土豆	11
带鱼	24	牛肉	7	核桃仁	108	苹果	11
鸡蛋	55	猪肉	6	松子仁	78	梨	5

（张　宝　管石侠　杨　乐　李修德　吴寒寒　侯丽丽　李会贤　程　靖　祖　爽）

参考文献

［1］中国营养学会. 中国居民膳食指南（2022）［M］. 北京：人民卫生出版社，2022.

［2］中国营养学会. 中国居民膳食营养素参考摄入量（2023版）［M］. 北京：人民卫生出版社，2023.

［3］赵丽云，丁钢强，于冬梅. 中国居民常见食物生熟比图谱［M］. 北京：中国农业科学技术出版社，2023.

［4］中国营养学会. 食物交换份：T/CNSS 020—2023［S/OL］. ［2023-06-12］. http://down.foodmate.net/standard/yulan.php?itemid＝140386.

［5］国家心血管病中心. 中国心血管健康与疾病报告2021［M］. 北京：科学出版社，2022.

［6］中国老年医学学会高血压分会，北京高血压防治协会，国家老年疾病临床医学研究中心（中国人民解放军总医院，首都医科大学宣武医院）. 中国老年高血压管理指南2023［J］. 中华高血压杂志，2023，31（6）：508-538.

［7］中国高血压防治指南修订委员会，高血压联盟（中国），中国医疗保健国际交流促进会高血压病学分会，等. 中国高血压防治指南（2024年修订版）［J］. 中华高血压杂志（中英文），2024，32（7）：603-700.

［8］焦广宇，李增宁，陈伟. 临床营养学［M］. 北京：人民卫生出版社，2017.

［9］中华医学会糖尿病学分会. 中国2型糖尿病防治指南（2020年版）［J］. 中华糖尿病杂志，2021，13（4）：315-409.

［10］焦广宇，蒋卓勤. 临床营养学（第3版）［M］. 北京：人民卫生出版社，2010.

［11］中华人民共和国卫生健康委员会. 成人糖尿病食养指南（2023年版）［J］. 全科医学临床与教育，2023，21（5）：388-391.

［12］胡雯，马向华. 临床营养学［M］. 北京：科学出版社，2021.

［13］中华医学会内分泌学分会，中华中医药学会糖尿病分会，中国医师协会外科医师分会肥胖和糖尿病外科医师委员会，等. 基于临床的肥胖症多学科诊疗共识（2021年）［J］. 中华消化外科杂志，2021，

20（11）：1137-1152.

［14］中国医疗保健国际交流促进会，营养与代谢管理分会，中国医师协会营养医师专业委员会，等. 中国超重/肥胖医学营养治疗专家共识（2016年）［J］. 中华糖尿病杂志，2016，8（9）：525-540.

［15］中华医学会健康管理学分会，中国营养学会临床营养分会，全国卫生产业企业管理协会医学营养产业分会，等. 超重或肥胖人群体重管理流程的专家共识（2021年）［J］. 中华健康管理学杂志，2021，15（4）：317-322.

［16］国家卫生健康委办公厅. 国家卫生健康委办公厅关于印发肥胖症诊疗指南（2024年版）的通知（国卫办医政函〔2024〕382号）［EB/OL］.（2024-10-12）［2024-10-25］. http://www.nhc.gov.cn/yzygj/s7659/202410/ae3948b3fc9444feb2ecd26fb2daa111.shtml.

［17］中华医学会呼吸病学分会慢性阻塞性肺疾病学组. 慢性阻塞性肺疾病诊治指南（2021年修订版）［J］. 中华结核和呼吸杂志，2021，44（3）：170-205.

［18］Global Initiative for Chronic Obstructive Lung Disease. Global Strategy for the Diagnosis, Management and Prevention of Chronic Obstructive Pulmonary Disease（2020Report）［EB/OL］.（2019-11-05）［2024-10-25］https://goldcopd.org/gold-reports.

［19］中华人民共和国国家卫生和计划生育委员会. 脑卒中患者膳食指导WS/T 558—2017［S/OL］.［2017-08-01］. http://www.nhc.gov.cn/ewebeditor/uploadfile/2017/08/20170811094322565.pdf.

［20］中国卒中营养标准化管理专家委员会. 中国卒中营养标准化管理专家共识（2020版）［J］. 中国卒中杂志，2020，15（6）：681-689.

［21］中国老年医学学会营养与食品安全分会. 老年吞咽障碍患者家庭营养管理中国专家共识（2018版）［J］. 中国循证医学杂志，2018，18（6）：547-559.

［22］中国吞咽障碍康复评估与治疗专家共识组. 中国吞咽障碍评估与治疗专家共识（2017版）［J］. 中华物理医学与康复杂志，2017，39（12）：881-892.

［23］中国营养学会骨营养与健康分会，中华医学会骨质疏松和骨矿盐疾病分会. 原发性骨质疏松症患者的营养和运动管理专家共识［J］. 中华内分泌代谢杂志，2020，36（8）：643-653.

［24］中华医学会骨质疏松和骨矿盐疾病分会. 原发性骨质疏松症诊疗指南（2022）［J］. 中国全科医学，2023，26（14）：1671-1691.

第十六章

运动干预规范

第一节　运动干预总论

运动与活动是不同的，我们通常所说的"打扫卫生""洗菜做饭"，或"在工地干活，每天都流许多汗"，这些都是体力活动而不是运动。体力活动是指任何由骨骼肌产生的、能量消耗增加的身体活动。运动是一种规律、有目的、可重复的体力活动，其目的在于提升或维持自身健康相关和技能相关体适能。两者虽不完全等同，但经常交换使用。

一、缺乏运动和久坐行为及其危害

运动水平不满足目前的体力活动建议的即为缺乏运动。推荐的运动量为成年人每周至少150分钟的中等强度有氧运动和每周2天的肌肉强化运动；儿童和青少年则为每日至少60分钟的中等强度有氧运动和每周3天的肌肉强化运动。

任何以坐着、斜靠或躺着时能量消耗不足1.5个代谢当量（metabolic equivalent，MET）的清醒行为均为久坐行为。大多数办公桌工作、开车和看电视都是久坐行为的例子，也包括那些无法站立的人，比如轮椅使用者。

缺乏运动是当今社会公认的大流行性健康问题，被视为非传染性疾病的第四大危险因素。最近的全球统计显示，四分之一（27.5%）的成年人和超过四分之三（81%）的青少年未达到推荐的有氧运动量。

同样，对于传染性疾病，不仅威胁人们的生命和健康，还强烈地改变了人们的习惯、态度和行为。在许多国家和地区针对传染性疾病采取了限制性措施，如隔离、保持社交距离、暂停非必要的社交活动，以及关闭学校、体育中心、健身房和公园等，而这些防控措施会不可避免地减少人们进行体力活动的机会。许多研究显示，防控期间，人们步数减少，体力活动水平下降，运动不达标人群占比增加。

缺乏运动和久坐行为与许多健康风险有关，如2型糖尿病、心血管疾病和某些类型的癌症（如肺癌、前列腺癌、乳腺癌、结肠癌等）。体力活动不足还增加了罹患骨质疏松症、骨折和痴呆症的风险，并与较高的焦虑和抑郁发生率有关。缺乏运动和久坐行为造成了数百亿美元的医疗负担和生产力损失，成了全球范围内的主要经济负担之一。

二、运动的益处

运动是良医。对于所有人来说，一些健康益处在运动后立即显现，即使是短暂的或少量的体力活动也是有益的。此外，研究表明，几乎每个人都能从运动受益：所有种族和民族的男性和女性、老年人、幼儿、怀孕或产后的女性、患有慢性病或残疾的人，或希望减少疾病风险的人。

成年人长期静坐少动的行为与全因死亡率、心血管疾病死亡率和癌症死亡率及心血管疾病、2型糖尿病和癌症的发病率等相关。充足的体力活动有助于对抗静坐少动或久坐不动对人体的影响，能够降低心血管疾病的风险和死亡率，并对超重、肥胖症、冠心病、2型糖尿病、痴呆症和阿尔茨海默病有积极的长期影响。体力活动可作为预防高血压、糖尿病等多种慢性病的保护机制，对情绪和心理健康均有有利的影响。更重要的是，体力活动被证实可以增强免疫功能，不仅有助于慢性非传染性疾病的防治，还能潜在地对抗传染性疾病。

1. 健康和亚健康人群　运动有助于降低所有年龄段健康和亚健康成年人罹患心脑血管疾病、高血压、2型糖尿病，以及膀胱癌、乳腺癌、结肠癌、子宫内膜癌、食管癌、肾癌、胃癌和肺癌等多种癌症的风险。运动还可以降低罹患痴呆症的风险，有助于改善认知功能，改善睡眠质量，减轻健康人群和现有临床症状人群的焦虑和抑郁情绪，改善人们生活质量等。运动还具有减肥作用，能够改变身体成分，控制脂质代谢紊乱等危险因素。运动结合饮食调整，可以减轻和预防体重反弹。对于老年人，运动有助于预防跌倒和跌倒相关的损伤，维持骨骼健康和功能。

2. 慢性病患者　运动对于慢性病人群是安全的，获益大于风险。运动有助于降低常见慢性病的全因死亡率和心血管疾病死亡率（包括心脏病和脑卒中）。运动可以通过稳定、减缓甚至逆转动脉粥样硬化的进程而减少多种心脏病的发病率和死亡率。同时，运动还与女性乳腺癌和结直肠癌患者全因死亡和癌症死亡风险降低有关。运动是各种糖尿病管理的关键措施，可改善2型糖尿病患者糖耐量、增加胰岛素敏感性并降低患者糖化血红蛋白水平。而对于糖尿病前期人群，运动有助于预防或延缓2型糖尿病的发生。运动还能够减轻骨关节炎患者疼痛症状，改善其功能和生活质量。

3. 残疾人群 对于无禁忌证的残疾人来说，运动是安全和有益的。大量证据表明，运动可以改善脑卒中、脊髓损伤和多发性硬化症患者的功能。运动可以对抗脑卒中患者心肺耐力下降、肌肉萎缩及其他影响个体健康和生活质量的脑卒中并发症和后遗症，改善患者基本移动、日常活动和应用认知等方面的功能能力。运动有助于改善帕金森病患者行走、平衡、日常生活和认知等功能能力。运动还能够改善多发性硬化症患者步行能力。

三、运动的类型

1. 有氧运动 是指大肌肉群参与的、节律性、中等到较大强度、持续较长时间的运动，其目的在于增强心肺耐力。有氧运动是改善冠心病危险因素的重要非药物干预措施。有氧运动可以改善慢阻肺患者的运动耐力和健康相关的生活质量，还可以增加成年慢性肾病患者的心肺功能、运动时间、高密度脂蛋白水平，并改善其生活质量。对于2型糖尿病患者，有氧运动可以降低患者糖化血红蛋白水平，增加胰岛素敏感性。有氧运动还有助于维持绝经后女性的腰椎骨矿物质密度，改善乳腺癌患者肩关节活动度。步行、慢跑、骑自行车、打太极拳、跳健身舞、游泳、做韵律操等是常见的有氧运动方式。

2. 抗阻运动 是指肌肉在对抗外来阻力时进行的主动运动。阻力可由他人、自身或器械（如哑铃、沙袋、弹力带、橡皮筋等）产生。抗阻运动可增强肌肉力量、耐力和质量，改善功能能力以及生活独立性、生活质量，预防老年人跌倒，同时降低患有或不患有心血管疾病人群的残疾发生率。规律的抗阻运动还可以改善身体成分分布、血糖水平、胰岛素敏感性，维持基础代谢率。抗阻运动还能够预防、减缓骨质疏松症患者的骨质流失，减少患者的疼痛和活动不便。此外，规律抗阻运动不仅可以预防和减轻抑郁、焦虑，还可以增强活力和缓解疲劳。

3. 柔韧性运动 是一种通过在特定的位置维持或拉伸躯体来提高或保持肌肉和关节活动范围的运动。关节活动范围是影响人体日常生活活动能力的重要物理特征。柔韧性运动可提高韧带的稳定性和平衡性，规律的柔韧性运动可能有助于减少运动者的肌肉韧带损伤，预防腰痛，或缓解肌肉酸痛。

4. 多组分运动 多成分体育活动项目包括平衡、抗阻和有氧运动的结合。此外，这些项目还包括步态、协调和身体功能训练。太极拳、八段锦、五禽戏、舞蹈、瑜伽、园艺活动等，都可以被认为是多组分运动，因为它们通常包括多种类型的运动。这些运动可以提高人体各部位、各系统应对突发状况的能力。尤其是对于老年人，不仅可以提高其平衡性、灵敏性和肌肉力量，还可以降低他们发生跌倒的风险和对跌倒的恐惧感。其中，太极拳作为一种传统的锻炼方式，其健康益处广泛而深远，已被众多科学研究证实。太极拳不仅能够提升身体功能，如心肺功能、肌肉骨骼强度、平衡与关节灵活性，还对心理健康、认知能力有显著的正面作用。同时，其具有低风险特性，是适合广泛人群应用的健康促进策略。

四、运动相关风险

运动是良医，但运动并非没有风险。在进行运动的过程中，可能会出现肌肉骨骼损伤和心血管并发症。前者是最常见的运动伤害之一，包括扭伤、拉伤、骨折及过度使用引起的损伤，好发于下肢，膝关节损伤最为常见，其次是足踝部损伤。后者包括心源性猝死和急性心肌梗死等严重心血管不良事件。虽然规律的体力活动有助于降低心脏病的风险，但对于某些人群来说，在进行高强度运动时可能会触发心脏事件。特别是那些已经存在但未被诊断出的心脏病患者，在剧烈运动下可能发生心肌梗死甚至猝死。

另外，在炎热环境下锻炼可能导致脱水、中暑等问题。当身体无法通过出汗来有效地调节体温时，就可能发生这种情况。对于糖尿病患者而言，如果运动前没有适当调整饮食或药物剂量，则有可能因胰岛素作用增强而引发低血糖反应。一些情况下为了达到特定体型目标，可能会联合采取节食等方法，这不仅影响身体健康，还可能导致厌食症或其他类型的进食障碍。追求更好运动表现的压力有时会导致焦虑、抑郁等心理健康问题。此外，受伤后的恢复期也可能给人们带来极大的精神负担。

大部分的人从事运动是很安全的。一般人从事中等（如快走，3～6 METs）或低强度（如慢走，3 METs以下）的运动很少发生意外事件。无心血管疾病者进行高强度运动（如慢跑，6 METs以上）时，发生意外的概率是非常低的。心血管疾病者从事高强度运动时会有较高的危险性，但是绝对的意外事件发生率还是很低的。

五、运动前评估

通过运动前评估，可以了解个体的身体状况、运动能力和运动目标。运动前评估既有助于避免潜在的运动危险，确保运动过程中的安全，又能帮助基层医务工作者了解个体的具体情况，从而为其制定个性化的运动处方。合理的运动处方可以提高运动效果。通过评估，个体也可以了解自身的优势和不足，有针对性地进行训练。此外，评估还可以发现一些潜在的运动损伤风险因素，如肌肉不平衡、关节活动度受限等。针对这些问题进行预防和纠正，可以降低运动损伤的发生概率。总之，运动前评估是确保运动安全、有效和个性化的重要步骤。在开始新的运动计划之前，有必要经过基层医务工作者进行较全面的评估。

1. 一般性评估　评估内容包括医学史、心血管疾病危险因素、体格检查和实验室检查。医学史包括过去到现在的所有医学相关信息：患病史、住院史、医疗诊断和外科手术史、用药史（包括饮食和保健品）、过敏史、既往的体检结果、实验室检查结果（血糖、血脂水平等）、症状、生活习惯、运动习惯、工作经历、家族史等。

心血管疾病危险因素包括年龄，家族史，吸烟、静坐少动的生活方式，肥胖症，高血压，血脂异常，糖尿病及其负性危险因素——高密度脂蛋白胆固醇水平。一般性评估有助于了解患者是否存在运动禁忌，评估患者运动风险。

2. 运动习惯和体力活动强度评估　见表16-1。

表16-1　体能、体力活动和运动问卷

体能、体力活动和运动问卷

一般而言，与其他同龄人相比，你觉得你的体能如何

1 ☐	2 ☐	3 ☐	4 ☐	5 ☐	6 ☐	7 ☐	8 ☐	9 ☐	10 ☐
非常差				还可以					非常好

工作生活之余，你参加至少30分钟会适度增加呼吸频率、心率并导致出汗的运动（如快步走、骑自行车、游泳、有氧舞蹈、爬楼梯、篮球、庭院劳动的粗重活）的频率是多少

每周5天或以上 ☐	每周3～4天 ☐	每周1～2天 ☐	每周不到1天 ☐	很少或从不 ☐

你的工作需要进行多少艰苦的体力劳动

大量 ☐	适量 ☐	少量 ☐	无 ☐

你定期进行运动有多长时间了

不经常运动 ☐	3个月～12个月 ☐	1～2年 ☐	2～5年 ☐	5～10年 ☐	超过10年 ☐

3．运动前健康筛查　见表16-2。

表16-2　运动前健康筛查问卷

评估个体健康情况，勾选对应情况。

第一步　症状和体征	
是否经历过以下症状和体征	
□	劳力性胸部不适
□	无原因的呼吸困难
□	眩晕、晕厥、黑蒙
□	踝关节水肿
□	剧烈、快速或不规则心跳产生的不适感
□	短距离行走时下肢灼烧感或"抽筋样"的感觉
□	已知的心脏杂音
如果在"症状和体征"栏勾选了任何选项，停止询问，该个体在开始或恢复运动前应该进行医学筛查。该个体可能同时需要医务监督（在专业医务人员的监督下使用运动设施）	
如果没有勾选任何选项，继续第二步和第三步	
第二步　当前活动	
是否在过去至少3个月内，进行了每周至少3天、每天至少30分钟的有计划、系统的体力活动	
□	是
□	否
继续第三步	
第三步　医学情况	
是否曾经或现在存在以下疾病	
□	心搏骤停
□	心脏手术、心脏导管插入术、冠状动脉血管成形术
□	心脏起搏器、植入性心脏除颤器、心律失常
□	心脏瓣膜病
□	心力衰竭
□	心脏移植
□	先天性心脏病
□	糖尿病
□	肾脏疾病
评估第二步和第三步	
如果没有勾选第三步的任何选项，无需医学筛查	
如果在第二步勾选了"是"，并勾选了第三步的任何选项，个体可以在无医学筛查时继续进行低到中等强度运动，如果要进行较大强度运动，则推荐进行医学筛查	
如果第二步勾选了"否"，并勾选了第三步的任何选项，推荐进行医学筛查。个体在运动时可能也同时需要医务监督	

4. 运动风险评估和运动指导　　根据表16-2可对人群运动风险进行评估分类，进而指导运动干预，具体流程见图16-1。

如果在"症状和体征栏"勾选了任何选项，认为患者存在极高危运动风险，建议进行医学筛查和进一步的运动评估，如心肺运动试验等。在医学筛查结果明确前，不给予任何运动指导。

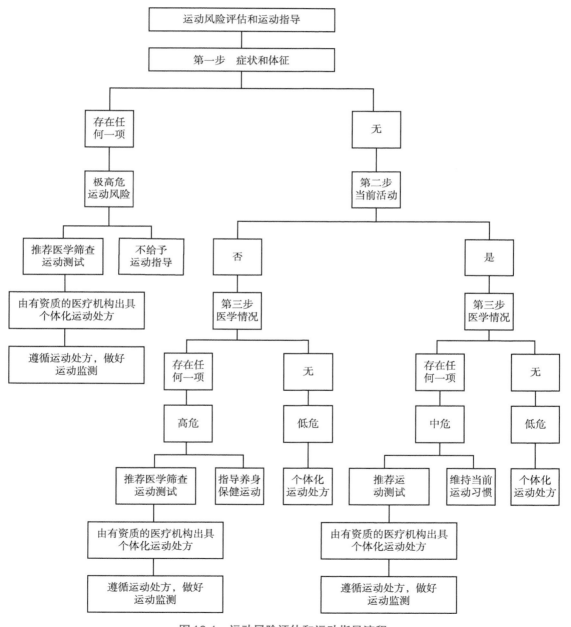

图16-1　运动风险评估和运动指导流程

如果"医学情况栏"有勾选任何选项，且"当前活动"勾选"否"，认为患者运动风险高危，建议进一步进行医学筛查，在医学筛查结果明确前，仅指导进行中医养生保健操。

如果"医学情况栏"有勾选任何选项，且"当前活动"勾选"是"，认为患者运动风险中危，建议进一步进行医学筛查，在医学筛查结果明确前，仅建议维持当前运动习惯。

如果"医学情况栏"没有勾选任何选项，认为患者运动风险低危，无需进一步医学筛查，可指导进行个体化运动。

5. 运动测试　是通过让受试者进行特定的身体活动，并在活动过程中监测和评估个体的心肺功能、肌肉力量、身体柔韧性及运动过程中的生理反应等，为制定个性化的运动处方、康复计划或评估健康状况提供科学依据的方法。

经典的运动测试包括运动平板试验、心肺运动试验和6分钟步行试验。运动平板试验是受试者在带有可调节坡度和速度的运动平板上行走或跑步，同时进行心电图、血压等监测，通过逐渐增加平板的坡度和/或速度来增加运动强度，观察患者在不同负荷下的心肺等功能反应。运动平板试验具有辅助诊断冠心病、评估运动耐量、指导运动处方指导和评价疗效等作用。心肺运动试验是在运动平板试验的基础上增加了测试期间的呼吸气体成分分析，能够全面评估受试者心肺储备能力和运动耐力，还可以检测出在静态检查中难以发现的心肌缺血、心律失常等潜在问题，降低运动过程中的风险。6分钟步行试验则是要求受试者在平坦、硬地的走廊上尽可能快地行走6分钟，测量其行走的距离。过程中可监测受试者的心率、血压、血氧饱和度等指标。6分钟步行试验能较好地反映受试者的日常活动能力和运动耐力，对于评估疗效和预测预后有重要价值。相对于运动平板试验和心肺运动试验，虽然6分钟步行试验是亚极量测试，且所得试验参数较少，但操作相对简单，不需要复杂的设备和专业的运动场地，适合在基层开展。除此之外，还有些简易的体能测试，包括计时起立行走、30秒坐站、5次重复坐站等，用于快速评估患者的基本体能状况。

6. 其他评估　良好的意识、认知和言语状态有助于人们理解和执行运动处方，及时有效地反馈运动感受。在社区或居家进行运动，建议参与者的简易精神状态量表≥24分，即不存在明显认知、语言障碍。对于无法准确地进行评估、执行运动处方和反馈运动感受者，需要医务监督和亲属监护方可较为安全地进行运动。

此外，考虑到体力活动和运动多以站立位、坐位方式进行，运动前对个体平衡和行走能力的评估是十分必要的。在有或无器具辅助下可独立步行超过10 m者可进行步行运动。否则，可能需要坐位运动。坐位平衡＜二级者，进行功率车等坐位运动时，需要靠背、扶手、支具等辅助；而只有站立平衡≥二级，才可较为安全地进行太极拳等多组分运动。具体分级见表16-3。

表16-3　坐位和站立位三级平衡评定法

分级	标准
一级	静态下不借助外力，患者可以维持坐位或站立位自身平衡3秒以上
二级	支撑面（地面、椅子等）不动，可维持坐位或站立位平衡进行某些功能活动
三级	在轻外力作用下仍可以维持坐位或站立位平衡（被轻推时患者可以维持平衡）

7. 不适宜参加运动的特殊情况　并非所有人群均适合进行运动，如存在以下情况（表16-4），禁止给予运动指导，建议积极转诊。

如果存在以下问题，则运动危害可能大于运动益处，属于运动绝对禁忌人群，不合适参加运动。

表16-4　不适宜参加运动的特殊情况

序号	具体情况
1. 生命体征不稳定	发热，体温≥39.0 ℃ 静息心率≥120次/分 平静呼吸频率≥30次/分 不受控的血压：≥180/110 mmHg 不受控的血糖：≥16.7 mmol/L 反复低血糖或血糖波动较大 有糖尿病酮症酸中毒等急性代谢并发症 糖尿病合并急性感染 糖尿病合并增殖性视网膜病 糖尿病合并严重肾病
2. 肌肉骨骼系统	急性炎症发作 运动诱发肌肉骨骼疼痛者 近期接受过手术治疗且医嘱不适宜运动者
3. 严重心血管疾病	近期安静心电图显示有严重的心肌缺血、近期心肌梗死（2日内）或其他急性心脏事件 不稳定型心绞痛 可引起症状或血流动力学改变的心律失常，又称恶性心律失常（如危险性室性早搏、严重室内传导阻滞或完全性房室传导阻滞） 未控制的有症状的心力衰竭 急性心肌炎或心包炎 怀疑或已知动脉瘤破裂 严重的有症状的主动脉狭窄
4. 其他不适宜运动的情况	明显认知障碍和/或精神障碍、特别医嘱不适宜运动者等

六、运动处方

基层医务工作者给予人们社区运动康复指导时，需根据个体运动前筛查和评估信息，按其体能水平及心血管功能状况，结合生活环境条件和运动爱好等个体特点，用处方的形式规定适当的运动频率、强度、时间、形式，并指出运动中的注意事项，以便有计划地经常性运动，达到防治疾病、促进健康的目的。以处方形式描述的运动方案称为运动处方。运动处方通常包括运动频率、强度、时间、形式和运动中的注意事项。

1. 运动处方分类

（1）中医养生保健操：适用于高危风险人群。此类人群可能有严重的心、脑、血管、肝、肾等疾病，但又不能一直住院，需要居家生活，持久康复。他们的心血管风险很高，之所以推荐中医养生保健操，主要原因如下。①即便处于完全静止不动状态，心血管风险仍然很高；②最低强度的运动，不会显著增加心血管风险；③如果一直维持静坐或静卧的生活方式，健康状态会持续、快速恶化；维持最低强度的运动，对身体、心理和社会适应性都能起到一定作用。相对于静息不动的状态，中医养生保健操强调进行最低强度运动或活动，主要以支撑点基本不变，四肢和躯体缓慢、小幅度、非抗阻的自由活动为主。具体内容可参见《中国公民中医养生保健素养》中的常用养生保健简易方法，如闭口调息法、搓面法、梳法、摩腹法和足心按摩法等。

（2）个体化运动处方：适用于低危风险人群、健康人群。该处方强调积极的运动干预，设置针对性的运动强度、频率、时间等要素，以促进人们保持现有运动状态或进一步增加运动量，进而改善患者功能状态和健康水平。

1）运动频率：通常以周为单位，即每周运动多少次。

2）运动强度：运动强度为运动时用力程度，有氧运动强度常用运动时心率、摄氧量和主观疲劳度表达；抗阻运动强度常用负荷大小或一个动作能够连续重复的次数来表达。考虑到摄氧量等指标存在一定局限性，现有条件下普适性差，本方案中运动强度采用靶心率和主观疲劳度表示。①绝对强度-靶心率，靶心率（target heart rate，THR）是指通过有氧运动提高心血管循环系统的机能时有效而安全的运动心率。靶心率可以使用运动测试直接测出，也可采用推测法由年龄预计最大心率得出。为了更加准确地制订运动处方的强度，使用直接测试法要比推测法更好，但是当条件不允许时也可用运动强度的推测值。

年龄预计最大心率的推测公式：最大心率＝207 － 0.7×年龄

心率储备＝最大心率－静息心率

有氧运动靶心率：THR＝静息心率＋40%～70% HRR

例如一位65岁健康老年人，静息心率为75次/分，推测的最大心率为207－0.7×65＝161次/分，其推荐的有氧运动靶心率THR＝75＋40%～70%（161～75）＝110～135次/分。需要注意的是，靶心率并不适用于所有人群。有些患者可能存在心房颤动，心率无法计算和监测，或服用影响心率的药物，如美托洛尔缓释片等。此时，可考虑采用主观疲劳度量表监测运动强度；②相对强度－主观疲劳度量表，人们对运动的感知主要集中于人们在运动时的身体感觉，包括心跳加快、呼吸加快和肌肉疲劳。自觉疲劳程度量表（rating of perceived exertion，RPE）用来描述一个人在体力活动中感知到自身努力程度，是一种运动强度监测的主观方法，与个体运动时的心率和摄氧量等指标高度相关。国内已研发出基于国人身体、心理和社会文化背景的主观疲劳度量表（表16-5）；③运动强度监测，谈话测试有助于确定一项活动是中等强度还是高强度。一般来说，一个进行适度强度有氧运动的人在活动中可以说话，但不会唱歌。一个做高强度运动的人通常只能说几句话而不得不停下来呼吸。无论是绝对强度还是相对强度，对于任何刚开始运动的人来说，采用步行方式进行第一次运动是很好的。因为它不需要特殊的技能或设备，通常可以在室内或室外进行。随着时间的推移，身体逐渐适应当前活动水平，运动会变得相对容易。当人们变得更健康时，应该鼓励他们进阶到更高水平的运动。可以通过增加单次运动的时间、运动的强度或每周进行运动的频次来努力达到推荐的运动量。

表16-5 主观疲劳度量表

强度类别	主观疲劳度	主观感受	身体反应
轻度运动	1	极其轻松	自由呼吸，顺畅聊天
	2	十分轻松	呼吸微微加重，但还可正常聊天
	3	轻松	呼吸加重，心率开始提高，说话语气加重
中等运动	4	不太轻松	偶有喘气，说话语气加重，不感觉到累
	5	不太困难	开始喘气，说话喘息，心率明显提高，有点累
	6	有点困难	加重喘气，心率较高，有些累；休息半天后就恢复了
高强度运动	7	困难	大口喘气，说话急促，比较累；休息一天后就恢复了
	8	十分困难	气喘吁吁，说话断断续续，很累；休息一天仍不能恢复

3）运动方式：运动方式系所选择的运动项目，包括步行、慢跑、骑自行车、游泳等有氧运动，哑铃、弹力带等抗阻运动，以及太极拳、八段锦等中国传统运动项目等。

4）运动时间：运动时间包括单次运动耗时和一段时间内进行体力活动的总时间。对大多数成年人推荐的运动量是每天累计进行30～60分钟（每周至少150分钟）的中等强度运动，或每天20～60分钟（每周至少75分钟）的较大强度运动，或中等和较大强度运动相结合的运动。

2. 运动程序　一次完整的运动训练包括热身、运动和冷却三个阶段。

热身是在正式运动之前，以较低的强度进行的有氧运动，如静态牵伸、快走、慢跑等，为随后更高强度的运动做准备。热身的目的在于使运动者做好心理和生理准备，降低运动风险，减少运动损伤，提升运动表现。

运动即为热身之后，运动者逐渐增加运动强度直至达到并维持目标运动强度（如靶心率140次/分或RPE 4～5）的阶段，此阶段为训练的主要阶段，也是健康获益的阶段。

冷却是通过呼吸和肢体动作来调整呼吸、平复心率、放松神经肌肉及降低体温的过程，又称整理活动，一般为步行、慢跑、肢体拉伸、放松舞蹈等动作相对和缓的运动等。冷却可以使运动者由运动阶段平稳、安全地过渡至运动前的状态，进一步控制运动风险，保障运动安全。

3. 运动注意事项

（1）只在身体感觉良好的时候才运动：如果出现感冒或流感（包括发烧）症状，最好等症状消退两天后再进行运动。若前一天工作时间紧张、睡眠不足，或身体感到不适时，不要勉强进行运动。

（2）刚吃过饭不久，不能进行剧烈的运动：在运动过程中，无论是肠道还是肌肉，对血液的需求都会超过流通供应能力，可能会导致痉挛、恶心、头晕。餐后2小时后运动，将减小对消化和吸收的影响，最大化运动降糖效果。

（3）避免空腹运动，空腹运动容易出现低血糖。

（4）注意运动环境：运动环境对运动安全和表现至关重要。健康、亚健康人群及患病人群运动时均需考虑温度、湿度、海拔、风力等因素，以确定运动时机、穿着、水分能量补充及运动参数。寒冷环境运动可能诱发冷应激，增加心血管疾病和哮喘等人群发病率和死亡率，加重症状。风雨天气易致体温过低、冻伤，增加滑倒、跌倒风险。应穿防寒服减少散热，着防滑鞋，降低运动强度与步行速度，控制运动时间。热环境运动易产热超过散热致体内升温，引发劳力性热病及脱水。此时较低强度即可达靶心率，应低强度运动、缩短时间或推迟运动、增加间歇休息散热。适当补水、着散热服装可降低劳力性热病的风险。

（5）穿合适的衣服和鞋子：穿着透气、宽松、舒适、适合天气的衣服。太阳直射的时候，穿着浅色衣服并戴帽子。鞋子应为锻炼专用鞋。

（6）了解个人的运动禁忌：咨询基层医务工作者，明确是否有禁忌、有哪些禁忌。运动时不能超过设定的运动强度。

（7）选择合适的运动：选择熟悉、喜欢、具备运动条件且符合自身健康状况的运动方式。

（8）注意心血管症状：在运动过程中出现心血管症状的话，应停止运动并立刻与医师联系。

七、运动终止指征

运动前后或运动中如出现以下症状、体征（表16-6），需终止运动，根据具体情况进行转诊等处理。

表16-6 运动终止指征

运动终止的指征
出现心绞痛或心绞痛样症状
呼吸困难、哮鸣音、下肢痉挛或跛行
低灌注体征：轻度头疼、意识不清、共济失调、脸色苍白、发绀、恶心或皮肤湿冷
自感极度疲劳
心率不随着运动强度增加而增加
运动负荷增加，收缩压下降≥10 mmHg，或收缩压低于基线血压
血压过度升高：收缩压＞180 mmHg或舒张压＞110 mmHg
触诊或听诊发现心律显著改变

八、运动后评价

对个体运动后的评价有助于及时发现风险、预防运动损伤、优化运动强度、改进运动方式、提高运动依从性和监测病情变化。基层医务工作者应全面系统地从身体反应、运动效果、依从性和安全风险等多个方面进行运动后评价，以便及时调整运动处方，确保患者的安全和康复效果。

1. 身体感受评价

（1）主观感受：①疲劳程度，询问个体运动后的疲劳感如何，适度的疲劳在休息后能较快恢复，而过度疲劳可能提示运动强度过大，需要调整运动强度，控制运动风险；②疼痛感知，了解个体身体各部位是否出现疼痛，如心血管疾病患者是否有胸部不适等。疼痛加重可能意味着运动方式或强度需要调整甚至终止；③呼吸状况，观察个体运动后的呼吸情况，是否急促、困难或有喘息。正常情况下，运动后呼吸会加快，但应在短时间内逐渐恢复平稳。若呼吸异常持续时间较长，需要重新评估运动处方。

（2）客观体征：①心率变化，测量个体运动后的心率，与静息心率和靶心率进行对比；②血压波动，监测血压的变化，尤其是高血压患者。运动可能使血压暂时升高，但应在合理范围内，且在休息后逐渐恢复正常。如果血压波动过大，需调整运动强度和方式；③血糖水平，糖尿病患者需检测运动后的血糖。运动可以影响血糖值，可能使其降低或升高，根据血糖变化调整饮食、药物和运动处方。针对个体身体感受方面的评价通常于单次运动后即时进行，以评价个体对当次运动的反应。

2. 运动效果评价　包括体能改善和症状缓解。前者如耐力提升、力量增强、灵活性增加等，可通过运动测试等得出具体参数，与运动计划开始前或前一运动阶段结果进行对比。后者针对不同的运动个体，关注相关症状的缓解情况，如慢阻肺患者的呼吸困难是否减轻等。此外，还应评估患者的整体健康状态是否有所改善，包括精神状态、睡眠质量等。良好的运动可以促进患者的身心健康，提高生活质量。运动效果评价通常在一定的运动周期使得个体对运动产生适应性改变后进行。

3. 依从性评估　主要检查评估个体是否按照预定的运动处方进行运动，包括运动频次、运动强度等。此外，还关注个体的自我调整能力，即观察个体是否能够根据自身的需求、病情变化、身体反应等，合理调整运动方式、运动强度等。例如，在感到疲劳或不适时，适当降低运动强度；在身体适应后，逐渐增加运动强度。

4. 安全风险评估　包括潜在并发症评估和环境因素评价。前者监测个体是否出现运动相关的并发症，如肌肉拉伤、关节扭伤等，以及有无病情恶化迹象，如心血管疾病患者出现心绞痛频繁发作、糖尿病患者出现严重低血糖等情况。如存在以上情况应立即停止运动并就医。后者关注运动环境安全和气候适应性，即当前运动环境和气候是否影响个体运动，增加运动风险；是否需要更换运动环境或调整运动处方等。

九、运动风险控制

运动前充分的评估和运动测试有助于制定安全有效的运动处方。适宜的运动环境和合适的运动穿着能够进一步降低运动损伤风险。掌握正确姿势和技巧，根据自身情况选择心率等适当的强度监测指标，避免过度竞争和冒险，适当休息，及时补充水分等能够降低运动过程中的损伤风险。而运动后应进行充分拉伸、按摩等冷却活动，关注身体反应，如有异常及时处理。这些都有助于控制运动风险，增加运动获益。

需要注意的是，虽然运动测试能够提供详细的参数用于制定个性化运动处方，但考虑到运动中心血管事件的发生率相对较低，医疗资源有限，以及患者可能存在的时间、交通、经济等条件限制，大规模医学筛查和运动测试具有不可操作性。而且目前也没有任何检查、评估方法能够完全避免运动意外的发生。应充分认识到这一点，不能因噎废食，因为通常运动获益远大于运动风险。

因此，对于运动风险控制，不能完全依赖医学筛查和运动测试，基层转诊制度和突发事件应急处理流程的建立是必须的。运动前相关健康教育，包括风险告知、心血管事件征兆识别等，同时基层医务工作者和患者对运动强度的充分理解也是必要的。此外，对于患者，家属有责任陪伴、督促、监护其运动，提醒或为患者做好运动防护。

第二节 健康成年人和老年人运动处方推荐

定期运动使人们受益终生。健康成年人进行运动益处多，可带来心血管、呼吸和肌肉骨骼系统即时反应与长期适应性变化，降低罹患慢性病的风险。所有成年人应定期运动。老年人群同样需要运动，65岁及以上老年人能从定期运动中获得实质性健康益处。有运动习惯的老年人更易从事日常生活活动，身体功能也会有所改善。运动有助于老年人预防跌倒及相关损伤，减缓骨骼健康和功能能力下降。

多数健康成年人开始运动前无需咨询基层医务工作者，从低频次开始逐渐增加运动量是安全有效的。但为制定个体化处方，需进行基础评估，包括既往手术史、疾病史、家族史、生活习惯及血压、心率等身体指标和近期辅助检查。如需进行剧烈运动或想了解自身运动耐力可行心肺运动测试等进一步评估；有条件可开展肌肉力量评估，采用10-RM至15-RM测试。

一、健康成年人运动处方

1. 有氧运动

（1）频率：有氧运动频率≥5天/周为中等强度，≥3天/周为较大强度，3～5天/周为中等与较大强度结合的运动。

（2）强度：中等至较大强度，50%～60% HRR或强度级别4～6级，患者运动期间主观感受为不太轻松（偶有喘气，说话语气加重，不感觉到累）至有点困难（加重喘气，可以与人说话但你不想这么做，有些累，休息半天后就感觉不到累）

（3）时间：累计或连续进行≥30 min/d的运动。

（4）方式：持续性的、有节奏的、动员大肌肉群的运动，如步行、骑自行车、游泳等。

2. 抗阻运动

（1）频率：2～3天/周，隔天进行。

（2）强度：低强度起始，如2.5 kg哑铃等，根据耐受性，渐进增加到中等至较大强度，即强度级别4～6级，患者运动期间主观感受为不太轻松（偶有喘气，说话语气加重，不感觉到累）至有点困难（加重喘气，可以与人说话但你不想这么做，有些累，休息半天后就感觉不到累）。

（3）时间：进行腰腹、上肢、下肢力量运动中至少8～10个不同动作为1组，组间休息2分钟。肌肉力量训练为每组8～10次，重复2～4组；肌肉耐力训练为每组10～20次，重复≤2组。

（4）方式：器械练习，或杠铃、弹力带、自身体重等自由练习。

3. 柔韧性运动

（1）频率：≥2天/周。

（2）强度：达到拉紧或轻度不适感。

（3）时间：静态拉伸保持30～60秒。

（4）方式：静态、动态拉伸。

4. 多组分运动

（1）频率：≥3天/周。

（2）强度：取决于患者的耐受性。

（3）时间：不少于20 min/d。

（4）方式：如太极拳、八段锦、五禽戏、舞蹈等。

二、老年人运动处方

1. 有氧运动

（1）频率：≥5天/周中等强度。

（2）强度：轻度－中等强度，强度级别3～5级，患者运动期间主观感受为轻松（呼吸加重，说话语气加重，心率开始提高，但不感觉到累）至不太困难（开始喘气，说话喘息，心率明显加快，有些累，但休息1小时后就不感觉到累）。

（3）时间：累计或连续进行≥30 min/d的运动。

（4）方式：持续性的、有节奏的、动员大肌肉群的运动，如步行、骑自行车、游泳等。

2. 抗阻运动

（1）频率：2～3天/周，隔天进行。

（2）强度：低强度起始，如2.5 kg哑铃等，根据耐受性，渐进增加至中等强度，强度级别3～5级，患者运动期间主观感受为轻松（呼吸加重，说话语气加重，心率开始提高，但不感觉到累）至不太困难（开始喘气，说话喘息，心率明显加快，有些累，但休息1小时后就不感觉到累）。

（3）时间：进行腰腹、上肢、下肢力量运动中至少8～10个不同动作为1组，组间休息2分钟。肌肉力量训练为每组8～10次，重复2～4组；肌肉耐力训练为每组10～20次，重复≤2组。

（4）方式：渐进式负重运动项目或承受体重的柔软体操（对8～10个大肌肉群进行训练，≥1组，每组重复10～15次）、爬楼梯和其他大肌群参与的力量训练。

3. 柔韧性运动

（1）频率：≥2～3天/周。

（2）强度：达到拉紧或轻度不适感。

（3）时间：静态拉伸保持10～30秒，每个动作重复2～4次。

（4）方式：静态、动态拉伸。

4. 多组分运动

（1）频率：≥3天/周。

（2）强度：取决于患者的耐受性。

（3）时间：不少于20 min/d。

（4）方式：如太极拳、八段锦、五禽戏等。

考虑老年人生理功能退行性改变，推荐增加平衡能力、灵活性和柔韧性练习的多组分运动，以增加平衡等功能，预防跌倒等意外。如身体条件不允许每周进行150分钟中等强度体力活动，应尽可能地增加各种力所能及的身体活动。

三、运动后评价

健康成年人和老年人运动后评价参见本章总论部分内容，重点关注运动效果、依从性和安全风险等的评价。

四、运动风险控制

健康个体进行中等强度体力活动引起心搏骤停或心肌梗死的风险很低。运动损伤发生概率也很低，并受到很多偶然因素的影响。对特定个体，随着运动习惯的养成，运动损伤发生的概率越来越低。

1. 注重运动程序　坚持运动前热身和运动后冷却活动。

2. 循序渐进　尤其是运动强度，需低强度起始，渐进增加，避免强度提升过快过大。

3. 适度量力　达到推荐的运动强度和运动量即能有效获益，避免过度追求运动强度、运动量、运动速度等。

4. 持之以恒　长久坚持运动，培养运动习惯，不仅可以降低运动风险，还能够使个体终身获益。

五、教育

基层医务工作者应设置针对性课程对居民进行必要的教育。课程涉及缺乏运动及久坐的危害、运动的获益、如何运动、运动的风险、典型心血管事件的症状和体征等，以增加居民运动知识，提升居民意外防范意识，提高运动安全性。相关课程尤其需要注重运动动机的培养和激发、运动习惯的形成和保持，让运动成为一种生活习惯。

六、目标

控制体重，改善心肺和肌肉骨骼健康，增强免疫力，控制危险因素，预防疾病。

培养并保持运动习惯，使人们形成运动习惯并长久保持，达到持久增强体质、降低相关疾病危险因素的效果，以及保持或改善身体功能。使得更多人达到《中国人群身体活动指南（2021）》所推荐的运动量，为《健康中国行动（2019—2030年）》添砖加瓦。

七、注意事项

健康成年人和老年人运动注意事项参见本章总论部分内容，强调只在身体感觉良好的时候才运动，并需要注意运动环境及根据环境调整运动处方。

第三节 常见慢性病及其风险人群运动处方

一、冠心病及其风险人群运动处方

冠心病被认为是一种生活方式疾病，其治疗目标是通过减少心肌氧耗、改善冠状动脉血流，控制危险因素，从而减轻心脏负荷，长期阻止和逆转动脉粥样硬化的进展。治疗措施包括药物治疗、经皮冠脉介入术（percutaneous coronary interventions，PCI）、冠状动脉旁路移植术（coronary artery bypass grafting，CABG）和心脏康复等。冠心病的心脏康复分为Ⅰ期住院康复期、Ⅱ期门诊康复期和Ⅲ期社区/家庭康复期。作为心脏康复的核心，规律运动可诱导血管的功能和形态学改变，促进侧支循环形成，增加心肌收缩力，降低胆固醇水平，改善心脏副交感神经的调节，控制血压，改善胰岛素敏感性，降低糖尿病患者血糖水平，减少心脏病发作的风险。

由于运动会增加心血管负担，因此，所有冠心病患者实施运动干预前都需要进行运动前评估和运动风险分层。根据运动前健康筛查问卷、运动风险评估和运动指导，若冠心病患者运动风险为极高危，有必要进行运动测试，并依据《冠心病康复与二级预防中国专家共识》，进一步进行运动危险分层以指导患者社区或家庭运动。此外，依据《冠心病心脏康复基层指南（2020年）》，运动危险分层为高危者需转诊到三级医院并需在严密的医务监督下进行运动，中危或低危患者可在有条件的基层医疗机构接受评估与运动治疗（表16-7）。鉴于监护条件的限制和基于安全的考虑，本节内容主要面向经医疗机构诊治、已完成Ⅰ期和Ⅱ期心脏康复、运动过程中无须医务监督的冠心病患者。对于未完成Ⅰ期和Ⅱ期心脏康复或运动过程中仍需持续医务监督者，建议转诊上级医疗机构或仅指导中医养生保健运动或保持当前运动习惯。

表 16-7　冠心病患者运动危险分层

危险分层	运动或恢复期症状及心电图改变	心律失常	再血管化后并发症	心理障碍	左室射血分数	功能储备	血肌钙蛋白水平
低危	运动中或恢复期无症状及心电图缺血改变	无休息或运动引起心律失常	AMI溶栓或PCI/CABG血管再通后，无合并症	无心理障碍，如焦虑和抑郁	>50%	>7 METs	正常
中危	中度运动或恢复期出现心绞痛症状或心电图缺血改变	休息或运动时未引起复杂室性心律失常	AMI溶栓或PCI/CABG后无心源性休克或心力衰竭	无严重的心理障碍，如焦虑和抑郁	40%～50%	5～7 METs	正常
高危	低水平运动或恢复期出现心绞痛症状或心电图缺血改变	休息或运动时出现复杂室性心律失常	AMI溶栓或PCI/CABG后有心源性休克或心力衰竭	有严重心理障碍，如焦虑和抑郁	<40%	<5 METs	升高

注：AMI为急性心肌梗死；PCI为经皮冠脉介入术；CABG为冠状动脉旁路移植术。

（一）冠心病风险人群运动处方

根据《中国心血管病一级预防指南》，冠心病风险的评估是基于我国人群长期队列研究建立的"中国成年人心血管病一级预防风险评估流程"进行风险评估和危险分层；不符合上述高危条件者评估动脉粥样硬化性心血管疾病（atherosclerotic cardiovascular disease，ASCVD）和总心血管病10年发病风险。对10年风险为中危的个体，应考虑结合风险增强因素决定干预措施。

对于冠心病风险人群，推荐参考健康成年人或老年人的运动处方。如存在高血压、糖尿病等合并症，则应参考相应疾病的运动处方。

（二）冠心病人群的运动处方

1. 有氧运动

（1）频率：3～5天/周。

（2）强度：轻～中等强度，40%～60%HRmax或结合谈话测试，控制运动强度级别为3～5级，患者运动期间主观感受为3级（呼吸加重，心率开始提高，说话语气加重）至5级（开始喘气，说话喘息，心率明显提高，有点累）。

（3）时间：患者根据个人身体耐受情况，每日中等强度运动时间从10分钟逐步增加至

60分钟，也可分每日多次完成。

（4）方式：持续性的、有节奏的、动员大肌肉群的运动，如步行、骑自行车、游泳等。

2. 抗阻运动

（1）频率：2～3天/周。

（2）强度：抗阻运动前必须有5～10分钟的有氧运动热身，推荐初始运动强度，上肢为30%～40%1-RM，下肢为50%～60%1-RM。运动强度级别为3～5级。

（3）时间：上肢肌群、核心肌群（包括胸部、肩部、上背部、下背部、腹部和臀部）和下肢肌群可在不同日期交替训练；每次训练8～10个肌群，每个肌群每次训练1～4组，从1组开始循序渐进，每组10～15次，组间休息2～3分钟。老年人可以增加每组重复次数（如15～25次/组），减少训练次数至1～2组。

（4）方式：冠心病的抗阻运动形式包括克服自身体质量（如俯卧撑）、仰卧蹬腿、腿背弯举、仰卧起坐、下背伸展和提踵等；也可使用哑铃、弹力带、握力器和腹力器等运动器械。

3. 柔韧性运动

（1）频率：≥2～3天/周。

（2）强度：达到拉紧或轻度不适感。

（3）时间：每一部位拉伸时间6～15秒，逐渐增加到30秒，如可耐受可增加到90秒，重复3～5次，中间有一定的间隔时间，总时间10分钟左右。

（4）方式：静态、动态拉伸。

4. 多组分运动

（1）频率：≥3天/周。

（2）强度：取决于患者的耐受性。

（3）时间：不少于20 min/d。

（4）方式：如太极拳、八段锦、舞蹈等。

（三）运动后评价

同本章总论部分运动后评价。需要特别关注冠心病患者运动后主观感受和客观体征，包括疲劳程度、胸部不适等症状和心率等指标。

（四）运动风险控制

冠心病患者科学运动获益远大于风险，但仍有极低的概率可能出现心血管事件等运动风险。作为运动主体，个体是自身健康的第一责任人。因此，对于风险控制，不能完全依赖医学筛查、运动测试及运动前相关健康教育。冠心病人群在开始运动前应充分熟悉运动处方，掌握常见运动强度自我监测方法，了解运动防护知识，识别心血管事件征兆，掌握必要的运动损伤自我救助技能。个体还应根据自身情况，家中或运动时配备必要的健康监测设备，如运动手环、电子血压计等，以更好地掌握自身健康状况，做好预防。此外，基层医务工作者的救治技能熟练度、基层转诊制度和突发事件应急处理流程的建立健全对基层人群运动风险的控制具有极大的帮助。

（五）教育

除了向患者宣教运动获益，教育还应包括可能出现的运动风险与心血管意外的识别、呼吸困难控制和症状管理、辅助运动措施和自我管理。教育能够增强患者的运动意愿，自信和自我效能，培养患者的运动习惯。

1. 指导患者充分识别可能出现的心血管事件征兆，包括胸部不适、心律不齐、体重增加和气喘等。

2. 指导患者充分掌握运动强度监测的方法，无论是主观的还是客观的。

3. 强调遵循运动程序和运动处方运动的重要性，即运动前热身活动，运动后有冷却活动；运动强度不超过目标心率或自感用力程度，并应注意运动时间和运动设备的选择。

4. 关注运动环境，根据环境的变化调整运动时间、频率、强度等。

（六）注意事项

1. 在运动前，要充分评估近期的身体健康状况，包括血压、体重、药物方案和心电图变化。

2. 只在感觉良好和环境合适时运动，不为了运动而运动。

3. 定期随访，再评估，根据运动前的健康和功能状态，动态调整运动强度和时间等参数。

二、高血压及其风险人群运动处方

高血压是以动脉压升高为特征的全身性疾病，影响约40%人群，60岁以上人群患病率超60%，是心力衰竭、脑卒中等心血管疾病的危险因素，每年医疗耗费高，已成为全球性公共卫生问题。缺乏运动是高血压众多危险因素之一，占高血压发病风险的5%～13%。规律的运动能改善血压水平和肥胖、糖脂代谢异常和精神压力大等可改变的高血压风险因素，并有助于养成良好的生活习惯，促进长期的自身健康管理。运动降低血压的效应是非常明显的，单独一次运动训练后，血压下降可达10～20 mmHg，并持续数小时。运动是具有中、低心血管风险高血压患者的一线治疗方法。对于风险较高的患者，运动被推荐作为药物治疗的补充。

所有高血压及其风险人群运动前均应进行一般评估，包括病史、体格检查和辅助检查。无症状高血压患者和高血压前期个体开始低至中等强度运动前，适当控制血压，不必额外评估和测试。高危、极高危患者，在咨询医师或药物治疗后可酌情进行运动测试，观察运动中血压反应并对心脏事件风险进行分层。有条件可开展肌肉力量评估，采用10-RM至15-RM测试，由2.5 kg起始逐渐增加阻力。

（一）高血压风险人群运动处方

对于高血压风险人群，推荐的运动参考老年人运动处方，以控制血压、缓解精神紧张、改变不良生活方式，预防高血压的发生。对于有超重或肥胖的高血压风险人群，其运动处方需结合超重和肥胖人群运动处方做出适应性调整。

（二）高血压人群运动处方

1. 有氧运动

（1）频率：3～7天/周。

（2）强度：轻度－中等强度，40%～60% HRR或强度级别3～5级，患者运动期间主观感受为轻松（呼吸加重，说话语气加重，心率开始提高，但不感觉到累）至不太困难（开始喘气，说话喘息，心率明显加快，有些累，但休息1小时后就不感觉到累）。

（3）时间：累计或连续进行≥30 min/d的运动。

（4）方式：持续性的、有节奏的、动员大肌肉群的运动，如步行、骑自行车、游泳等。

2. 抗阻运动

（1）频率：2～3天/周，隔天进行。

（2）强度：低强度起始，如2.5 kg哑铃等，根据耐受性，渐进增加至中等强度，强度级别3～5级，患者运动期间主观感受为轻松（呼吸加重，说话语气加重，心率开始提高，但不感觉到累）至不太困难（开始喘气，说话喘息，心率明显加快，有些累，但休息1小时后就不感觉到累）。

（3）时间：进行腰腹、上肢、下肢力量运动中至少8～10个不同动作为1组，组间休息2分钟。肌肉力量训练为每组8～10次，重复2～4组；肌肉耐力训练为每组10～20次，重复≤2组。

（4）方式：器械练习，或杠铃、弹力带、自身体重等自由练习。

3. 柔韧性运动

（1）频率：≥2～3天/周。

（2）强度：达到拉紧或轻度不适感。

（3）时间：静态拉伸保持10～30秒，每个动作重复2～4次。

（4）方式：静态、动态拉伸。

4. 多组分运动

（1）频率：≥3天/周。

（2）强度：取决于患者的耐受性。

（3）时间：不少于20 min/d。

（4）方式：如太极拳、八段锦、五禽戏、舞蹈等。

（三）运动后评价

同总论部分运动后评价。需要特别关注高血压患者运动后主观感受和客观体征，包括疲劳程度、头晕头昏等症状和血压等指标。

（四）运动风险控制

做好运动前评估，掌握不适宜参加运动的特殊情况和运动终止指征。

有规律的运动可以在药物治疗基础上进一步降低血压，这可能导致低血压发作。因此，在运动前评估需详细询问药物使用和血压控制情况。患者也需要充分了解所服药物的不良反应和注意事项，定期监测血压。

α受体阻滞剂、钙通道阻滞剂或血管舒张药物可能导致运动后突然过度低血压（老年人更常见）。因此，需避免突然停止运动，并在运动后进行较长时间的整理活动。β受体阻滞剂和利尿剂可能对体温调节功能有负面影响，β受体阻滞剂还可能会导致特定易感个体出现低血糖（尤其是注射胰岛素和服用促胰岛素分泌剂的糖尿病患者）。这种情况下，要告知患者热环境不耐受和低血糖的症状、体征，限制患者在炎热或潮湿天气中的运动强度，确保有足够的水分补充，并穿透气散热的衣服。

个体作为运动的主体，是运动的直接获益者和风险承担人，有责任做好运动前准备，严格遵循运动流程，规律进行运动前热身和运动后整理活动。对运动前后和运动期间任何不适或非常见症状体征，高血压患者和/或家人需及时告知基层医务工作者，寻求医学帮助。运动需循序渐进，任何增加运动强度的操作需事前咨询基层医务工作者。此外，患者家属有责任陪伴、督促、监护患者运动，提醒或为患者做好运动防护。

（五）教育

高血压是心血管疾病的一个致命但可预防的危险因素，是造成心血管疾病死亡率的主要原因。高血压与不活跃的生活方式密切相关。体力活动和运动被证明会延缓高血压的发展。有氧运动和抗阻运动都已被证明可以有效地降低血压。定期运动可确保血压整体下降5 mmHg。随着收缩压下降5 mmHg，冠心病所致死亡率降低9%，卒中所致死亡率下降14%，全因死亡率下降7%。因此，建议所有人都进行正常运动，包括正常人群、高血压前期和高血压患者。基层医务工作者应为患者及其家属提供咨询，重点集中在运动的益处、解决动机不足、改变患者的行为等方面，以提升患者运动意识，增强患者运动动机。

此外，有氧运动的降压效果是短暂的，这种生理反应称为运动后低血压，为了增强人们的运动依从性，要告知个体运动的短时降压效果。尽管证据有限但已经表明，关于运动的急性降压效果的教育可以改善人们对运动的依从性。

基层医务工作者还应设置针对性课程对患者及其家属进行必要的培训。课程涉及高血压发病机制和危害、高血压并发症、常用高血压药物作用机制和不良反应、运动的作用、如何运动、运动的风险、典型心血管事件的症状和体征等，以增加人们的运动知识，提升人们意外防范意识，提高运动安全性。

（六）目标

配合药物治疗、生活方式干预等方法，尽可能在3个月内达到基本降压目标，即血压下降 ≥ 20/10 mmHg，最好应 < 140/90 mmHg。此外，根据患者疾病情况、独立生活能力和可耐受情况，个体化血压控制目标值也不尽相同。老年人群，合并冠状动脉疾病、脑卒中、慢性肾病、糖尿病者，血压 < 140/80 mmHg；合并心力衰竭者降压目标为 < 130/80 mmHg 但 > 120/70 mmHg。

控制体重，BMI保持在 $18.5 \sim 23.9$ kg/m^2。

促使高血压人群养成运动习惯并长久保持，达到持久降压和控制心血管危险因素的效果，以及保持或改善身体功能。

（七）注意事项

1. 明确诊断心血管疾病高血压患者，如缺血性心脏病、心力衰竭或脑卒中，或存在慢性肾病、糖尿病者，其运动处方需同时遵循相应心血管疾病、慢性肾病、糖尿病的运动建议。

2．许多高血压患者都有超重或肥胖的问题，针对这些人的运动处方应与超重或肥胖人群运动处方相结合。

3．β受体阻滞剂，可降低患者无心肌缺血情况下次最大强度和最大强度的运动能力，这些患者的运动强度可以考虑使用RPE来监控。

4．抗阻运动中要避免用力时的憋气（Valsalva动作）。

5．没有证据表明运动诱发的高血压会增加不良事件的发生率。因此，应该鼓励这些人去锻炼。

6．高血压患者不需要进行较大强度的有氧运动，中等强度的有氧运动就可以使患者获得最佳的益处风险比。

三、糖尿病及其风险人群运动处方

糖尿病是一种以血糖调节不良为特点的慢性病，影响着全球超过4.63亿人的健康，2型糖尿病占比达90%～95%。体力活动等生活方式干预通常用于治疗2型糖尿病。任何体力活动后，胰岛素敏感性的改善可持续2～72小时。此外，常规体力活动还可增强β细胞功能、胰岛素敏感性、血管功能和肠道微生物群，所有这些都有利于更好的糖尿病和健康管理，以及降低疾病风险。

对于大多数计划参加低至中等强度体力活动的糖尿病人群来说，除非有心血管症状或微血管并发症，否则不需要进行运动前的医学评估。对于目前久坐不动，无运动习惯的糖尿病人群，建议在参加中度至高强度体力活动之前进行运动测试。运动测试有助于确定参与者的运动耐力，并识别可能影响运动安全性的相关不良体征或症状。如果负责制定运动处方的医师确定患者不需要进行运动测试，或因技术、设备缺乏及患者功能状态等原因无法进行运动测试，仍可进行运动干预，具体适应证和禁忌证见表16-8，但应采用更低强度的运动，以降低运动风险。减少的运动强度可以通过增加运动频率、运动时间或两者来补偿。

表16-8　糖尿病患者进行运动干预的适应证和禁忌证

适应证	禁忌证
轻度和中度的2型糖尿病患者	酮症酸中毒及高渗状态
肥胖的2型糖尿病患者	血糖≥16.7 mmol/L或有严重低血糖倾向
1型糖尿病患者只有在病情稳定、血糖控制良好时方能	增殖性视网膜病
进行适当的运动	严重糖尿病肾病
	严重心脑血管疾病
	急性感染
	糖尿病足
	新近血栓形成等

（一）糖尿病风险人群运动处方

对于糖尿病风险人群的运动干预，主要根据个体具体的风险因素针对性推荐。如存在高血压病、心脑血管病等慢性病，则运动干预参考相应疾病的运动处方。如不存在相关慢性病，则参考健康成年人的运动处方。

（二）糖尿病人群运动处方

1. 有氧运动

（1）频率：≥3次/周，相邻运动间隔不应超过2天。

（2）强度：糖尿病患者每次有氧运动尽量能达到中等强度的水平，即40%～60% HRR或强度级别3～5级。

（3）时间：2型糖尿病患者建议进行中等强度以上的有氧运动，每次一般为30分钟，其中靶心率运动训练时间尽量不少于20～30分钟。

（4）运动方式：中等强度的有氧运动，包括步行、慢跑、乒乓球、羽毛球等。较高强度的体育运动包括快节奏舞蹈、有氧健身操、游泳、骑车、上坡、足球、篮球等。步行是2型糖尿病患者最常用、简便易行的有氧运动训练方式，一般可在社区中进行。

2. 抗阻运动

（1）频率：2～3天/周，隔天进行。

（2）强度：低强度起始，如2.5 kg哑铃等，根据耐受性，渐进增加至中等强度，强度级别4～6级。

（3）时间：锻炼部位包括上肢、下肢、躯干等主要肌肉群。进行肌肉力量训练时，每组动作进行10～15次，重复1～3组。进行肌肉耐力训练时，每组动作15～20次，重复不超过2组。进行抗阻运动时，每组中间安排2分钟休息时间。

（4）方式：器械练习，或杠铃、弹力带、自身体重等自由练习。

3. 柔韧性运动

（1）频率：≥2～3天/周。

（2）强度：达到拉紧或轻度不适感。

（3）时间：静态拉伸保持10～30秒，每个动作重复2～4次。

（4）方式：静态、动态拉伸。

4. 多组分运动

（1）频率：≥3天/周。

（2）强度：取决于患者的实际耐受性。

（3）时间：不少于20 min/d。

（4）方式：如太极拳、八段锦、五禽戏、舞蹈等。

（三）急性和慢性健康并发症的处理

在糖尿病患者进行体力活动时，可能会出现许多急性和慢性的健康问题，主要关注的是与运动相关的低血糖和高血糖。此外，与糖尿病相关的慢性健康并发症同样需要关注，以确保体力活动的安全有效。

1. 低血糖　仅通过生活方式改善来控制血糖的个体发生低血糖的风险极低。使用特定的药物可能会增加运动相关低血糖的风险，包括胰岛素和磺脲类药物等。例如，运动前使用胰岛素会增加运动期间发生低血糖的风险，必须同时考虑使用胰岛素的剂量和时间。如果药物剂量未减少，可能需要适量补充碳水化合物。

2. 高血糖症　运动前血糖水平较高（＞13.9 mmol/L），建议只在无症状和适当补水的情况下才开始轻度活动，以避免糖尿病酮症酸中毒的发生。

3. 糖尿病慢性并发症　包括大血管并发症和微血管并发症（表16-9）。糖尿病患者可能伴有许多并发症，但大多数人仍可以安全有效地从事各种类型的体力活动。通过定期训练，可以在遵循一般运动训练预防措施时有显著和有意义的改善。由于当前的健康状况，某些运动可能是存在禁忌证的，需要进行特殊的测试或运动前准备。

表 16-9 糖尿病慢性并发症及其预防措施

并发症	预防措施
自主神经病	注意低血糖、异常血压反应、体温调节受损及静息血压升高和最大心率的迟钝化
	建议使用 RPE 来监测运动强度
	采取措施防止脱水和体温过高或体温过低
周围神经病	限制可能导致足部创伤的运动参与，如长时间的徒步旅行、慢跑，或在不平坦的表面上行走
	非负重运动（如骑自行车、椅子运动、游泳）可能更合适，但要避免进行足底表面溃疡未愈合的水上运动
	每天检查足部是否有外伤和发红的迹象
	仔细选择鞋子和袜子，穿能保持足部干燥的袜子
	避免超过平衡能力的活动
糖尿病视网膜病	对于不稳定的增殖性和严重的视网膜病变，须避免剧烈的、高强度的屏气活动（如举重和等长运动）
	避免降低头部的活动（如瑜伽、体操）或震动头部的活动
	在没有测量最大心率的压力测试的情况下，使用 RPE 监测运动强度
	运动禁忌于不稳定或未治疗的增殖性视网膜病变、近期全视网膜光凝或其他近期手术眼科治疗的患者
	咨询眼科医师的具体限制
糖尿病肾病	避免进行会导致血压过度升高的运动（如举重、高强度有氧运动），并在活动中避免屏住呼吸
	高血压是常见的，低强度的运动可能需要管理血压反应和疲劳
	如果控制电解质紊乱，在透析治疗期间可以进行轻度到中度的运动
高血压	避免举重或屏气
	使用大的肌肉群进行动态运动，如在低到中等强度的步行和骑自行车
	遵循高血压运动处方
	在没有测量到的最大心率的情况下，建议使用 RPE 量化运动强度

（四）运动后评价

同总论部分运动后评价。需要特别关注糖尿病患者运动后主观感受和客观体征，包括疲劳程度、出汗程度等症状和血糖等指标。

（五）运动风险控制

因糖尿病患者常存在多种并发症，因此在制定运动处方时应对患者进行详细的全身体格检查，推荐有条件者尽可能完成运动测试，以降低运动风险，提高运动获益。基层医务工作者有责任做到风险告知，做好转诊推荐、运动指导和突发情况的紧急处置。运动时应注意患者的反应，密切监测心率、血压、心电图及自我感觉等，发现不良情况及时采取方案，以免发生低血糖。

（六）教育

糖尿病的健康教育包括：让患者掌握糖尿病知识，提高对疾病的认识，增强信心，让患者坚信糖尿病通过合理的治疗是可以控制的。此外，通过认知行为治疗将健康的生活方式落实到患者的日常生活活动中去。通过健康教育使得患者自觉地执行运动处方，改变不健康的生活方式，控制危险因素和疾病的进一步发展。

（七）注意事项

1. 对于有心血管症状、糖尿病病程较长、年龄较大或其他糖尿病相关并发症的成年人，建议在进行比快走更剧烈的活动前行医学检查。

2. 无论进行何种运动形式，都应遵循个体化原则，运动项目要与患者的年龄、病情、喜好、身体承受能力相适应，并定期评估，适时调整运动处方。

3. 运动前后加强血糖监测，运动量大或激烈运动时建议患者临时调整饮食及药物治疗方案，以免发生低血糖。如果存在中或高水平的血酮体或尿酮体，血糖＞13.9 mmol/L者不宜开始运动。对于任何使用胰岛素或服用磺脲类药物（可能在体力活动后2～3小时服药）者，在体力活动期间准备一定的碳水化合物以防止低血糖。

4. 建议个人在运动前、运动中和运动后饮用适量的液体来补水，并避免在一天的高温高峰期或阳光直射时运动，以防止发生热射病。

5. 患者应养成健康的生活习惯。培养活跃的生活方式，如增加日常身体活动、减少静坐时间，将有益的体育运动融入日常生活中。

四、超重和肥胖症及其风险人群运动处方

肥胖是全球成年人最大的慢性健康问题，已经成为残疾和死亡的主要原因之一，不仅影响到世界各地的成年人，而且还影响到儿童和青少年。超重和肥胖与很多慢性病有关，包括高血压、冠心病、糖尿病、各种恶性肿瘤和多种骨骼肌肉疾病。运动，尤其是有氧训练，是成功减肥的关键因素。通过运动和其他活动增加能量消耗的生活方式干预降低体重，可以减少初始体重的9%～10%。但应把适当减少能量摄入和足够强度的运动结合起来，这对超重和肥胖人群最大程度的减重是很必要的。

运动前的评估是必要的，包括饮食习惯、身体活动情况、饮食障碍等决定因素。45岁以上、超重、有糖尿病危险因素等人群需重点检查；甲状腺功能检查在血脂异常时也需作为筛查指标。由于超重和肥胖人群是潜在的低运动能力人群，因此对于进行运动测试的人群，需

要采用低起始负荷（2～3 METs），每级以较小负荷（0.5～1.0 METs）递增的方案。使用功率车（有超大座椅的）来代替跑台有助于控制测试风险、提高测试成功率。

（一）超重和肥胖症风险人群运动处方

对于超重和肥胖风险人群，推荐运动参考健康成年人运动处方，以形成运动习惯，增加能量消耗，控制体重增加。同时还应注意戒烟、限酒、科学膳食等生活方式干预。

（二）超重和肥胖症人群运动处方

1. 有氧运动

（1）频率：每周训练时间不能少于5天。

（2）强度：推荐中等至较大强度的有氧运动，即运动强度为40%～60% HRR，甚至超过60% HRR。强度级别4～6级，患者运动期间主观感受为4级（偶有喘气，说话语气加重，不感觉到累）至6级（加重喘气，心率较高，有些累，休息半天后就恢复了）。

（3）时间：从30 min/d逐渐增加至60 min/d。

（4）方式：承受体重的有氧运动（如步行和间歇性慢跑、网球），包含跳跃的活动（排球、篮球）。

2. 抗阻运动

（1）频率：每周3天的抗阻运动，隔天进行。

（2）强度：训练低强度起始，如2.5 kg或更低负荷哑铃等，根据耐受性，渐进增加至中等至较大强度（＞75% 1-RM），即强度级别4～6级。

（3）时间：每天30～60分钟。进行腰腹、上肢、下肢力量运动中至少8～10个不同动作为1组，组间休息2分钟。肌肉力量每组10～15次，重复2～4组；肌肉耐力每组15～20次，重复≤2组。

（4）方式：抗阻运动以器械训练或杠铃、弹力带、自身体重等自由练习方式进行。

其他如多组分运动，柔韧性运动每周2～3天，可以静态牵伸，也可以动态牵伸。静态拉伸保持10～30秒，每个动作重复2～4次，牵伸至以感到拉紧或轻微不适为准。多组分运动每周3天以上，可以进行太极拳、八段锦等，一天不少于20分钟。

（三）运动后评价

同总论部分运动后评价。需要特别关注个体运动后主观感受，包括疲劳程度、关节疼痛等，还应注意运动依从性评价。

（四）运动风险控制

由于与较大强度运动有关的心血管事件发生率很低，因此测试减少这些事件发生的相关策略的有效性是十分困难的。根据近期美国运动医学会和美国心脏病学会的声明"内科医师不应过度评价运动风险，因为习惯性体力活动的收益显著高于运动的风险"，报告中还提出了数种降低较大强度运动中心脏事件发生率的策略。

（五）教育

1. 目标是在3～6个月至少减少体重的5%～10%。

2. 在减重的最初阶段，要为健康管理专业人士、营养师、运动专家、患有肥胖或超重的人群提供机会进行信息交流。

3. 改变饮食目标和运动习惯，能保持这两个行为的改变就会获得显著的、长期的减重效果。每日减少500～1000 kcal能量摄入，直至达到体重减少的目标。能量摄入的减少应与减少每日脂肪摄入量至每日总能量摄入的30%以下相结合。

4. 超重和肥胖人群每周的体力活动量应逐渐增加至少150分钟的中等强度体力活动，以最大程度获得健康体能益处。

5. 逐渐增加至较大量的体力活动（如每周大于250分钟），以促进长期控制体重。

6. 将抗阻运动作为有氧运动的辅助方法，适量地减少能量摄入，以减轻体重。

7. 结合行为干预策略促进人们对设计的行为改变的适应和保持。

（六）注意事项

超重和肥胖患者运动过程中最需要注意的是体重的保持。具体包括以下方面。

1. 目前，阻止体重反弹的运动量大小还缺乏研究来证明，但有文献认为防止体重反弹所需的运动量要大于保持健康所推荐的每周150分钟，或在每周大多数日子中进行30分钟中等强度运动的运动量。

2. 超重或肥胖人群可能会受益于逐渐增加运动时间直至每周大于250分钟，因为这种体力活动能够较好地长期保持体重。对某些人来说，为了提高或保持降低体重的效果，每日训练时间逐渐增至60～90分钟是必要的。

3. 应该保证足够的体力活动，每周应运动5～7天。

4. 为了长期控制体重，应该保证至少每天30分钟的中等至较大强度运动，逐渐增加至每周大于250分钟。

5. 超重或肥胖的成年人可以通过累计若干段、每段至少10分钟的体力活动达到这种运动量，或以其他形式的中等强度运动和生活中的体力活动来实现。另外，这些策略可以增强运动的适应性和持续性。

五、慢性阻塞性肺疾病及其风险人群运动处方

慢阻肺是一个全球性的公共卫生挑战，它既是可预防的，又是可治疗的。肺康复可以改善慢阻肺患者症状、生活质量和日常活动中的身心状况。运动训练是肺康复的基石，有助于改善慢阻肺患者运动耐量，减轻患者呼吸困难症状和疲劳程度，增加肌肉力量和容积，改善情绪状态。运动几乎适用于所有慢阻肺患者，被众多国内外指南推荐用于中重度慢阻肺患者的常规治疗。

运动前进行必要的筛查和评估有助于明确患者是否存在运动禁忌，了解患者的运动耐力，制定个体化运动处方，有利于运动风险的控制。基于安全考虑，社区和家庭运动并非适用于所有慢阻肺患者。本部分内容主要面向经医疗机构诊治，病情稳定，轻、中度（GLOD 1、2级）稳定期慢阻肺患者。生命体征平稳，改良版英国医学研究委员会mMRC呼吸困难分级≤2级的稳定期慢阻肺患者。对于以下情况者，不建议在社区和家庭条件下进行独立的运动测试：①FEV1＜50%预计值的（GLOD 3、4级）患者；②mMRC 3级和4级；③急性加重期慢阻肺患者；④本人或家属未能充分理解运动获益和运动风险，做好运动前准备；⑤存在运动禁忌证者。由于慢阻肺患者普遍存在心血管疾病等合并症和肌少症等并发症，会增加患者的症状负担和功能限制，一定程度上增加运动风险。此类患者运动前，推荐进行心肺运动测试等递增负荷运动测试和体适能评估，以进行全面的整体功能评估，制定个体化运动处方，控制运动风险。

（一）慢阻肺风险人群运动处方

当基层医院不具备肺功能检查条件时，慢阻肺问卷筛查是一种经济、便捷的早筛方法，对于基层医疗机构识别高危人群具有重要意义。"中国慢性阻塞性肺疾病筛查问卷"内容包括年龄、吸烟量、BMI、主要症状、煤炉或柴草燃烧暴露史和家族史，当问卷总分≥16分，即被认为属于慢阻肺高危人群，应转诊至二级及以上医院进一步明确诊断。

对于慢阻肺风险人群，推荐参考健康成年人或老年人的运动处方。如存在高血压、糖尿病等合并症，则应参考相应疾病的运动处方。

（二）慢阻肺人群的运动处方

完整的运动处方包括运动前热身、有氧、抗阻、柔韧性运动（静态拉伸）、多组

分运动和整理活动等六个部分，有条件的社区还可以指导患者进行呼吸训练和吸气肌训练。

1. 有氧运动

（1）频率：3～5天/周。

（2）强度：中～高强度，40%～70% HRR 或强度级别4～6级，患者运动期间主观感受为4级不太轻松（偶有喘气，说话语气加重，不感觉到累）至6级有点困难（加重喘气，心率较高，有些累，休息半天后就恢复了）。

（3）时间：在运动处方中，每次运动时间包括准备活动、运动训练和放松活动三部分的时间总和。慢阻肺患者根据个人身体耐受情况，每日中–高强度运动时间从20分钟逐步增加至60分钟，也可分每日多次完成。

（4）方式：持续性的、有节奏的、动员大肌肉群的运动，如步行、骑自行车、游泳等。

2. 抗阻运动　抗阻运动在有氧运动进行2周无异常后进行。

（1）频率：2～3天/周，隔天进行。

（2）强度：低强度起始，如2.5 kg哑铃等，根据耐受性，渐进增加至中等强度，强度级别4～6级。

（3）时间：锻炼部位包括上肢、下肢、躯干等主要肌肉群。进行肌肉力量训练时，每组动作进行10～15次，重复1～3组。进行肌肉耐力训练时，每组动作15～20次，重复不超过2组。进行抗阻运动时，每组中间安排2分钟休息时间。

（4）方式：器械练习，或杠铃、弹力带、自身体重等自由练习。

3. 柔韧性运动

（1）频率：≥2～3天/周。

（2）强度：达到拉紧或轻度不适感。

（3）时间：静态拉伸保持10～30秒，每个动作重复2～4次。

（4）方式：静态、动态拉伸。

4. 多组分运动

（1）频率：≥3天/周。

（2）强度：取决于患者的耐受性。

（3）时间：不少于20 min/d。

（4）方式：如太极拳、八段锦、舞蹈等。

5. **呼吸训练**　是慢阻肺患者康复治疗的重要部分，主要通过建立腹式呼吸模式，改善患者的肺功能。治疗过程强调放松、自然、量力而行、持之以恒。

（1）放松训练：用辅助呼吸肌群减少呼吸肌的耗氧量，缓解呼吸困难。包括前倾依靠位训练、椅后依靠位训练和前倾站位训练。

（2）缩唇呼吸法：此方法可增加呼气时的阻力，这种阻力可向内传至支气管，使支气管内保持一定的压力，防止支气管及小支气管被增高的肺内压过早压瘪，促进肺泡内气体排出，减少肺内残气量，从而可以吸入更多的新鲜空气，缓解缺氧症状。具体方法为经鼻腔吸气，呼气时将嘴缩紧，如吹口哨样，4～6秒将气体呼出。

（3）暗示呼吸法：通过触觉诱导腹式呼吸，常用方法包括双手置上腹部法、两手分置胸腹法、下胸季肋部布带束胸法和抬臂呼气法。

（4）缓慢呼吸：这一呼吸方法有助于减少解剖无效腔，提高肺泡通气量。但过度缓慢呼吸可增加呼吸功能，反而增加耗氧，因此每分钟呼吸频率最好控制在10次左右。

（三）运动后评价

同总论部分运动后评价。需要特别关注慢阻肺患者运动后主观感受，包括疲劳程度、呼吸困难程度等，还应注意心率等客观指标。

（四）运动风险控制

慢阻肺患者存在的呼吸困难、劳力性胸部不适等症状和体征，以及心血管疾病、代谢疾病、肌肉骨骼疾病等合并症，均可能会妨碍运动训练，增加运动风险。基层医疗机构对于慢阻肺运动风险控制，不能完全依赖医学筛查和运动测试，基层转诊制度和突发事件应急处理流程的建立是必须的。运动前相关健康教育包括风险告知、心血管事件征兆识别等，基层医务工作者和患者对运动强度的充分理解也是必要的。这些都有助于控制运动风险，增加运动获益。

（五）教育

除了向患者宣教运动获益外，教育还应包括可能出现的运动风险与心血管意外的识别、呼吸困难控制和症状管理、辅助运动措施和自我管理。教育能够增强患者的运动意愿，自信和自我效能，培养患者的运动习惯。

1. 能够参与运动的慢阻肺患者都应进行有氧运动，而抗阻运动是对抗慢阻肺患者肌肉骨骼问题的最有效手段。有氧运动能够改善患者的呼吸困难症状和睡眠质量，增加运动耐力，提升日常生活活动能力和生活质量。抗阻运动有助于减少患者的肌肉丢失，增加肌力和肌肉容量，改善患者步态和平衡能力，降低跌倒风险。美国胸科学会、欧洲呼吸学会在肺康复基本概论和进展的声明中均推荐慢阻肺患者接受基于运动的肺康复。美国心肺康复协会在其出版的《肺康复指南：评估、策略和管理》中将运动评估与训练单独列章阐述。

2．运动风险与心血管意外的识别，见前述运动风险控制。

3．呼吸困难控制和症状管理。患者进行呼吸困难症状的控制管理培训，包括缩唇呼吸、三脚架姿势、间歇性休息、使用电风扇和开窗等。通过听音乐、看电视、与亲友说话等方式转移注意力。

4．辅助运动措施，如步车或助行器能够协助患者控制平衡、缓解呼吸困难和疲劳。氧疗和支气管扩张剂能够改善慢阻肺患者的呼吸困难，提高其运动耐受能力。

5．自我管理包括正常呼吸系统解剖和生理、慢阻肺病理生理、与医疗人员沟通、医学检查的解释说明、呼吸策略、气道廓清技术、药物作用和原理（包括氧疗）、呼吸装置的有效使用、日常生活中的能量节省技术、健康食物的摄入、避免刺激物、急性加重的早期识别和治疗、休闲活动、慢性呼吸系统疾病的应对等。因此，设置针对性课程对患者及其家属进行培训是必要的。

（六）注意事项

1．慢阻肺患者在进行涉及上肢的体力活动和运动，如上肢抗阻运动时，会出现呼吸困难加重的情况。

2．中度呼吸困难和疲劳是慢阻肺患者运动时常见的症状，需降低运动强度，如放慢速度或停下休息直至恢复至运动前水平。如进行呼吸控制后仍不能缓解，甚至继续加重，应立即联系社区医师转诊或前往医院就诊。

3．中到重度慢阻肺患者运动时会出现血氧饱和度下降，应注意在运动前、运动期间及运动后监测血氧饱和度。运动中辅助氧疗有助于提高动脉血氧水平，提升运动训练的有效性。

4．对于需要持续氧疗的患者，基层医务工作者应在患者首次运动时监测其以正常步速步行3～6分钟时的血氧饱和度、心率和呼吸困难程度，以确定氧疗方案能否满足患者运动需求。

5．运动前使用支气管扩张剂能够改善慢阻肺患者的呼吸困难，提高其运动耐受能力。

6．对于合并心血管疾病、2型糖尿病、骨关节疾病的慢阻肺患者，其运动处方应综合考虑，可能需要进行适应性调整。

7．冷环境中运动面临着冷应激，可能会诱发心绞痛发作，增加患有心血管疾病和哮喘等危险人群的发病率和死亡率，冷空气的吸入也会使得上述人群症状加重。热环境中的散热和脱水，以及高原环境中的气压、温差、风力和太阳辐射等情况都会对运动安全和运动表现造成影响。慢阻肺患者在运动时需选择合适的运动时机、穿着、水分和能量补充，对运动方式、强度、时间等参数做出适当的调整。

六、缺血性脑卒中及其风险人群运动处方

脑卒中好发于中老年人群，约85%为缺血性脑卒中，是造成我国居民过早死亡和疾病负担的首位原因，也是我国居民长期残疾的主要原因。脑卒中患者运动耐力下降，相当于健康人群的29%～87%，而步行能耗却较正常人增加了55%～100%。运动是脑卒中患者全面康复的重要组成部分。体力活动和规律运动有助于改善或恢复患者的运动、平衡、步行能力和认知功能，以及情绪状态和睡眠质量。规律运动还有利于静息血压、吸烟、血糖、总胆固醇和高密度脂蛋白等危险因素的控制，具有降低死亡率、预防卒中复发的重要意义。

尽管体力活动和运动益处明显且获益大于风险，但因脑卒中患者常合并高血压、心脏病、2型糖尿病等慢性病，且卒中后多遗留运动、平衡障碍，运动中跌倒、肌肉骨骼损伤的风险存在，所以推荐脑卒中患者参与运动前须进行必要筛查和评估。尤其应关注患者的意识、认知和言语等功能水平，以及平衡和步行能力。

（一）缺血性脑卒中风险人群运动处方

缺血性脑卒中风险人群的运动处方参考老年人运动处方，结合具体风险因素，如高血压、糖尿病等的运动处方进行综合指导。

（二）缺血性脑卒中人群运动处方

1. 有氧运动

（1）频率：3～5天/周。

（2）强度：中等至较大强度，40%～60% HRR或强度级别4～6级，患者运动期间主观感受为不太轻松（偶有喘气，说话语气加重，不感觉到累）至有点困难（加重喘气，可以与人说话但你不想这么做，有些累，休息半天后就感觉不到累）。

（3）时间：从20 min/d逐渐增加至60 min/d，也可同一天分次完成，如单次运动10分钟，一天内运动3～6次。

（4）方式：步行为主，也可采用上肢或下肢功率车和半卧式踏步机，根据患者平衡和肌力等功能状态，可能需要安装扶手、座椅靠背、下肢支具等。

2. 抗阻运动

（1）频率：2～3天/周，隔天进行。

（2）强度：低强度起始，如2.5 kg哑铃等，根据耐受性，渐进增加至中等至较大强度，即强度级别4～6级。

（3）时间：进行腰腹、上肢、下肢力量运动中至少8～10个不同动作为1组，组间休息2分钟。1组中每个动作重复10～15次，每次运动重复1～3组。

（4）方式：自由负重、杠铃、弹力带等。

3. 柔韧性运动

（1）频率：≥2～3天/周。

（2）强度：达到拉紧或轻度不适感。

（3）时间：静态拉伸保持10～30秒，每个动作重复2～4次。

（4）方式：静态、动态拉伸。

4. 多组分运动

（1）频率：2～3天/周。

（2）强度：取决于患者的耐受性。

（3）时间：不少于20 min/d。

（4）方式：如太极拳、瑜伽、八段锦、舞蹈、交互式电脑游戏、互动式电子游戏等。

（三）运动障碍的排除

尽管脑卒中患者增加体力活动和运动是安全有益的，但实际上，脑卒中患者很少进行运动。研究表明，脑卒中患者平均每天超过80%的时间都处于久坐状态。

有几个原因可能与脑卒中患者不能以足够的频率或强度进行运动有关，包括患者相关的因素和现实原因。前者又包括脑卒中后抑郁、疲劳，缺乏兴趣，缺乏关于如何运动、在哪里运动及运动的潜在好处的知识，以及对跌倒、卒中复发和其他不良事件的恐惧等；后者主要是缺乏家庭或其他社会支持，包括居家环境限制（没有电梯、房间内移动不便）、缺少家人的陪伴或辅助运动、缺少必要的运动辅助设备、基层运动场地有限、基层医务工作者缺少运动相关知识等。

采用小组模式运动，患者通过与其他脑卒中患者见面及自我报告功能恢复情况，获得心理和社会支持。对基层医务工作者进行适当的培训，为患者提供专业的指导。设置针对性课程，为患者及其家人提供原发疾病科普、运动宣教，使得他们知道如何运动、在哪里运动及运动的潜在好处。鼓励家人尽可能多地陪伴患者，甚至与患者一起运动。这些措施都有助于脑卒中患者积极、持久地参与运动。此外，对脑卒中患者居家环境适当改造，如使用防滑地毯、优化照明、加装扶手、增宽通道、物品摆放整齐易于拿取等，将增强患者进行体力活动的意愿。

（四）运动后评价

同总论部分运动后评价。需要特别关注脑卒中运动后主观感受，包括疲劳程度、关节疼痛等，还应注意心率、血压、血糖等客观指标。

（五）运动风险控制

运动并非没有风险。脑卒中患者多为老年人，合并高血压、心脏病等心血管疾病和2型糖尿病的情况很常见。共病、原发病所致平衡等功能障碍，以及年龄所致视力、听力等感知能力的退化使得心脏事件、跌倒、肌肉骨骼损伤等运动风险增加。因此，运动前系统全面的评估和检查是必要的，推荐有条件者尽可能完成运动测试，以降低运动风险，提高运动获益。

（六）教育

《中国成人身体活动指南》和WHO《2018—2030年全球身体活动行动计划》均提及多动和少坐对几乎每个人都有益，更多的体力活动带来更多的受益。脑卒中患者同样可以从运动中获益。2014年美国心脏协会和美国卒中协会联合发布了对脑卒中患者的体力活动和运动建议的科学声明，声明指出脑卒中后的运动可以改善心血管健康、行走能力和上肢肌肉力量，还可以改善患者的抑郁症状、执行功能和记忆、卒中后疲劳和健康相关的生活质量。2021年两者又联合发布的《卒中与短暂性脑缺血发作患者卒中预防指南》，鼓励脑卒中患者以监督和安全的方式进行体力活动以预防二次卒中。我国的脑卒中康复指南也强调运动是脑卒中全面康复的重要组成部分。

设置针对性课程对基层医务工作者、患者及其家属进行培训是必要的。此外，前述运动障碍的排除和运动风险控制等部分内容也可以教育的形式开展。

（七）目标

1. **初级目标**   使用各种形式（如跑步机、功率自行车、卧式步进器等）的运动训练，以改善脑卒中患者的心肺健康、肌肉力量和功能性移动能力，从而尽可能早地恢复（或超过）患者卒中前的活动水平。

2. **终极目标**   通过教育、咨询、家庭和社会支持等方式，促使脑卒中患者养成并保持运动习惯，达到推荐运动量并长久维持，以预防脑卒中复发和心脏事件的发生，保持或改善身体功能。

（八）注意事项

1．运动方式和辅助装置取决于脑卒中后的功能水平、合并症和运动习惯等。

2．尽可能将功能活动（如坐站转移、上下楼梯训练）等加入运动计划中。

3．抗阻运动中避免憋气，即用力时憋气，以免血压急剧升高。

4．运动需循序渐进，任何增加运动强度的操作需事前咨询基层医务工作者。

5．对于合并2型糖尿病、严重肺部疾病、骨关节疾病的脑卒中患者，其运动处方可能需要结合相应疾病的运动处方做出适应性调整。

6．天气和环境对于运动安全和运动表现有着十分重要的影响。在进行运动时都需要充分考虑运动环境，如温度、湿度、海拔、强风、雷雨、太阳辐射等，以选择合适的运动时机、穿着、水分和能量补充及运动方式、强度、时间等参数。

（九）康复

我国每年新发脑卒中患者约200万人，其中70%～80%的脑卒中患者因为残疾不能独立生活。运动干预虽有利于改善脑卒中患者的功能能力、调节情绪和睡眠、控制危险因素、降低死亡率，但并非适用所有脑卒中患者，也不能完全解决患者可能存在的意识水平下降、认知障碍、失语、吞咽困难、视野缺损、痉挛等问题。发病后3个月是脑卒中最佳康复期，包括物理治疗、作业治疗和言语治疗在内的综合康复是脑卒中患者早期全面恢复的主要方法。即使病程超过1年，康复治疗仍有益于患者的功能改善和生活质量提高。因此，早期住院和门诊康复，坚持社区或居家康复，定期随访，有助于脑卒中全面康复。

七、骨质疏松症及其风险人群运动处方

骨质疏松症是以骨密度降低、骨组织微细结构变化，并伴随骨折易感性增加为特征的骨组织疾病。50岁及以上的人群约有1000万人患此症，另外有3400万人有患病风险。特别是股骨骨折，能增加残疾和死亡的风险。运动可以增加生长发育期的峰值骨量，减缓由年龄增大引起的骨量丢失，通过增强肌肉力量和平衡减少跌倒危险等方面的作用来减少骨质疏松性骨折的危险。因此，运动在骨质疏松的一级和二级（治疗）预防中发挥着重要作用。运动还可以减小髋关节和椎骨骨折的风险，增加髋部和脊柱的骨密度或减缓骨质丢失。

运动前评估对于减少运动中各种风险的发生十分有必要。在运动干预之前，应收集参与者完整的病史和体格检查信息，进行必要的实验室检查，旨在识别各种并发症和医学共病等

需要特殊考虑或构成运动禁忌证的情况。

（一）骨质疏松症风险人群运动处方

1. 有氧运动

（1）频率：每周3～5天的承受体重的有氧运动。

（2）强度：中等强度（40%～60% HRR）到较大强度≥60% HRR。强度级别4～6级，患者运动期间主观感受为不太轻松（偶有喘气，说话语气加重，不感觉到累）至有点困难（加重喘气，可以与人说话但你不想这么做，有些累，休息半天后就感觉不到累）。

（3）时间：从30 min/d逐渐增加至60 min/d。

（4）方式：承受体重的有氧运动（如慢走、跳绳、健身操和间歇性慢跑等），包含跳跃的活动（排球、篮球等）。

2. 抗阻运动

（1）频率：每周2～3天的抗阻运动，隔天进行。

（2）强度：根据骨骼的承受力，从中等强度（60%～80% 1-RM、8～12次重复的抗阻训练）增加到较大强度（80%～90% 1-RM、5～6次重复的抗阻训练）。低强度起始，如2.5 kg哑铃等，根据耐受性，渐进增加至中等至较大强度，即强度级别4～6级。

（3）时间：每天30～60分钟。进行腰腹、上肢、下肢力量运动中至少8～10个不同动作为1组，组间休息2分钟。中等强度每个动作重复8～12次，较大强度5～6次。每次运动重复1～3组。

（4）方式：适量负重抗阻运动。

（二）骨质疏松症人群运动处方

1. 有氧运动

（1）频率：每周3～5天的承受体重的有氧运动。

（2）强度：尽管一些患者能耐受更大强度的运动，但一般采用中等强度（40%～60% HRR）的承受体重的有氧运动。可从轻度至中等强度，强度级别3～5级，患者运动期间主观感受为轻松（呼吸加重，说话语气加重，心率开始提高，但不感觉到累）至不太困难（开始喘气，说话喘息，心率明显加快，有些累，但休息1小时后就不感觉到累）。

（3）时间：从30 min/d逐渐增加至60 min/d。

（4）方式：承受体重的有氧运动（如爬楼梯、步行、跳绳和其他可耐受的方式）。

2. 抗阻运动

（1）频率：2～3天/周，隔天进行。

（2）强度：中等强度（60%～80% 1-RM，8～12次重复的抗阻练习）的抗阻运动。低强度起始，如2.5 kg哑铃等，根据耐受性，渐进增加至中等强度，即强度级别3～5级。

（3）时间：进行腰腹、上肢、下肢力量运动中至少8～10个不同动作为1组，组间休息2分钟。1组中每个动作重复8～12次，每次运动重复1～3组。

（4）方式：适量负重抗阻运动。

3. 其他　坚持每周2～3天的多组分运动，对于减少、预防摔倒是很有效的。

（三）运动后评价

同总论部分运动后评价。需要特别关注个体运动后主观感受，包括疲劳程度、关节疼痛等，还应注意安全风险评价。

（四）运动风险控制

体力活动活跃的个体应了解心脏病的前驱症状（如极度不寻常的疲劳感和胸部和/或肩背部疼痛），并在类似症状出现进展时及时获取医学治疗。基层医务工作者注重根据人群不同的运动能力、日常体力活动水平和环境来调整运动计划。

（五）教育

运动预防及治疗骨质疏松的效果毋庸置疑，运动方式不同，作用部位及锻炼效果也不相同。值得一提的是，在制定骨质疏松运动处方时不仅要考虑个体差异及目标部位，也需要考虑到身体素质的全面发展，这样才能更好地执行并完成运动方案。

1. 所有运动都须遵循循序渐进的原则，由专业人士进行定期指导、评估，严重骨质疏松者避免脊柱前屈动作及高冲击力项目。

2. 运动前须进行体检确定是否适宜上述运动项目，每次运动以不产生疲劳或轻度疲劳为宜，每次运动前后各做10分钟的热身运动及放松运动。初级阶段由专业人士指导，每周至少一次会谈（面谈或其他形式的交流皆可），每个月进行健康教育及评估，达标后可加入下一阶段的训练。

3. 运动训练要持之以恒才能真正地预防、治疗骨质疏松症。

4. 医务监督原则即在进行运动干预之前，应进行全面体检以了解身体的健康水平，在运动处方执行的过程中应定期进行专业指导及效果评估，根据个人实际及时调整方案。

（六）注意事项

为了最大限度获得训练的有效性，应注意以下问题。

1. 对于那些因身体素质很差、功能受限或有慢性病影响其完成体力活动的老年人，在刚开始参加体力活动时，强度要低、运动持续时间不要太长。

2. 循序渐进的体力活动必须是个性化的、特定的、可以承受的和有兴趣的；保守的方法对于大多数身体素质差和活动功能受限的老年人比较适用。

3. 肌肉力量随着年龄增长快速下降，尤其是50岁以上者。尽管抗阻运动在一生中都很重要，随着年龄的增加，抗阻运动变得更加重要。

4. 使用负重练习器械进行力量训练时，刚开始训练时应该有能够认识到老年人特殊需要的专业人士进行密切监督和指导。

5. 运动计划的早期阶段，对于体弱的老年人，肌肉力量/耐力活动应该在有氧运动之前。患有肌肉减少症、身体虚弱的个体，需要在他们的生理能力可以参与有氧训练之前，增加肌肉力量。

6. 老年人应该逐渐地超过所推荐的最小体力活动量，如果他们愿意提高和/或维持体适能时，可以尝试着继续增加运动量。

7. 如果患有慢性病，无法达到推荐的最小运动量，也应当尽可能地做些可以耐受的体力活动而避免静坐少动状态。

8. 运动量应当超过体力活动最小推荐量，以加强慢性病和健康状态的管理。因为众所周知，较高的体力活动水平具有治疗作用。

9. 应鼓励认知减退的老年人进行中等强度体力活动，认识到体力活动可以改善认知。有严重认知障碍的个体可以参与体力活动，但可能需要个性化的帮助。

10. 结构性的体力活动应该以适当的整理运动结束，尤其是对于患心血管疾病的个体。整理运动应该包括逐渐减少用力、强度和适当的柔韧性运动。

11. 加入行为策略，如社会支持、自我效能、健康选择的能力和安全感，这些都可能促进老年人参与规律的运动项目。

12. 健康/体适能和临床运动专家还应当定期提供反馈信息，增强鼓励支持并应用其他行为/计划性的策略，以增强运动者的依从性。

第四节 常见运动项目推荐

一、常见热身和冷却/整理运动推荐

热身和冷却/整理运动通常以低强度有氧运动的形式进行，包括步行、慢跑等，也可以通过下列方式进行，见图16-2。

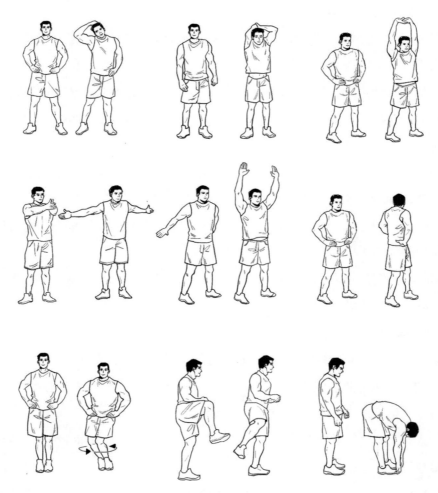

图16-2 常见热身和冷却/整理运动

二、常见有氧运动项目推荐

具体见表16-10、图16-3。

表 16-10　常见有氧运动项目

强度级别	常见有氧运动项目
1级	打坐、散步、棋类、牌类、垂钓、伸展运动
2级	常速行走、椭圆机（4 km/h）、跑步机（4 km/h） 原地摆臂、原地踏步、踮脚耸肩、桌球、飞镖、抖空竹、打陀螺、搓手操
3级	快走、椭圆机（5 km/h）、跑步机（5 km/h）、骑自行车（10 km/h）、50 W功率健身车、毽球、门球、风筝、板羽球、老年保健操、轻度广场舞、太极简约式、第7套广播体操、五禽戏、瑜伽
4级	走跑相间、椭圆机（6 km/h）、跑步机（6 km/h）、骑自行车（15 km/h）、高尔夫、保龄球、沙袋拳击（初级）、民族舞蹈、太极拳/剑/扇
5级	慢跑、椭圆机（7 km/h）、跑步机（7 km/h）、骑自行车（20 km/h）、游泳、趣味羽毛球、趣味乒乓球、登山、爬楼梯、沙袋拳击（中级）、广场舞、全套广播体操、肚皮舞、啦啦操
6级	中速跑、椭圆机（8 km/h）、跑步机（8 km/h）、骑自行车（25 km/h）、自由泳、跆拳道、滑雪、滑冰、羽毛球、乒乓球、趣味篮球、趣味足球、趣味网球、趣味排球、沙袋拳击（高级）、健美操、有氧操、搏击操
7级	快跑、椭圆机（9 km/h）、跑步机（9 km/h）、骑自行车（25～30 km/h）、蛙泳、跳绳、篮球、足球、排球、网球、乒乓球比赛、羽毛球比赛
8级	快速跑、椭圆机（10 km/h）、跑步机（10 km/h）、骑自行车（30 km/h）、篮球比赛、足球比赛、排球比赛、网球比赛、游泳比赛、拳击比赛

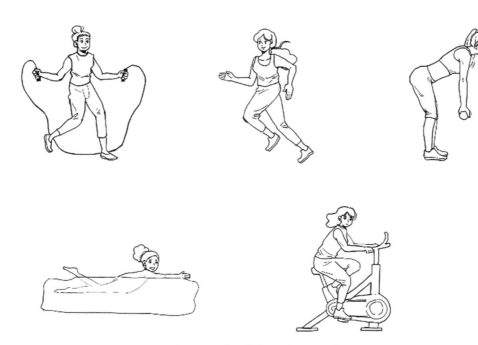

图 16-3　常见有氧运动项目示意

三、常见抗阻运动项目推荐

具体见表16-11、图16-4。

表16-11　常见抗阻运动项目

部位	类别	项目
腰腹	器械	仰卧转体、瑜伽球推拉、仰卧转体、卷腹轮、单杠悬垂抬腿
	徒手	仰卧起坐、仰卧提臀、仰卧4字形交替收腹、平板支撑、跪姿后抬腿、仰卧举腿、空中蹬车、仰卧提臀踢腿、侧平板支撑、扶椅后伸腿、扶椅髋外展
上肢	器械	双杠、俯身飞鸟、引体向上、立位哑铃操、杠铃、单杠、拉力器、哑铃操三组、屈臂弯举
	徒手	俯卧撑、倒立、左右手互搏、屈膝俯卧撑、抓手、靠墙俯卧撑
下肢	器械	杠铃深蹲、罗马尼亚硬拉、下肢哑铃操、弹力带
	徒手	徒手下蹲、相扑深蹲、纵跳、靠墙深蹲、小幅纵跳、跪姿屈膝抬腿、跪姿举臂抬腿、起立坐下、扶椅深蹲、扶椅提踵、座椅伸腿

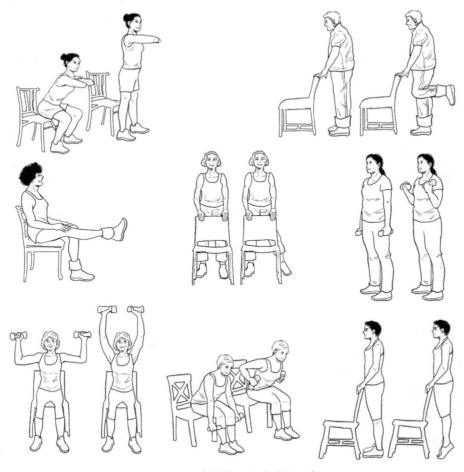

图16-4　常见抗阻运动项目示意

四、多组分运动之太极拳

太极拳作为一种源自中国的传统身心锻炼方式，融合了哲学思想和武术元素，历经数百年传承与发展，现已成为全球广泛接纳的健身运动。其核心理念在于通过缓慢、柔和的动态动作与深沉平稳的呼吸，达到身心和谐统一，进而增强体质、提升生命质量。以下是对太极拳的全面解析，包括其定义与起源、运动特点、实践形式、对一般健康与体能的益处，以及在特定疾病干预中的作用。

（一）定义与起源

太极拳起源于中国，主张动静相济、刚柔并济。它不仅是一套武术套路，还是一种身心修炼方式，通过调节自在以达到内外平衡，促进健康。

（二）运动特点

1. 慢速与流畅　太极拳动作缓慢、连贯，注重动作之间的平滑过渡，强调"绵绵不断"。

2. 呼吸调控　与动作同步的深腹式呼吸，强化呼吸控制，提升肺活量和内脏器的按摩。

3. 意念引导　强调意念引领动作，使意识集中，达到身心合一，促进神经系统协调。

4. 动静结合　太极拳通过内在调节，不仅有助于减轻心理压力，改善情绪状态，促进心理健康，还能够调理脏腑，增强体质，提高平衡感、运动反应速度和协调性。

（三）实践形式

太极拳的实践灵活多样，既可完成整套动作，又可选取特定片段，适合不同年龄、体能水平的人群。新形式不断涌现，包括简化版适应老年人的套路，以及专注健康恢复的特定派别。

（四）对一般健康与体能的益处

1. 平衡与协调　显著提升站立平衡，降低跌倒风险，尤其对老年人重要。

2. 心肺功能　提高有氧耐力，促进心血管健康，降低心脏病和心率过快风险。

3. 肌肉骨骼　增强下肢力量，对骨密度有正面影响，减缓骨质疏松。

4. 心理福祉　减轻压力，改善情绪，对抗抑郁和焦虑，提升睡眠质量。

5. 免疫与内分泌　可能增强免疫功能，对内分泌有正面调整作用，如改善肾脏功能等。

（五）太极拳对特定疾病的益处

1. 神经系统疾病　如卒中后康复、帕金森病，可改善运动功能和认知。

2. 风湿性关节炎　减轻疼痛和僵硬，改善关节活动范围。

3. 慢阻肺　提高呼吸效率，减轻呼吸困难症状。

4. 癌症　提高生活质量，可能在心理上提供一定支持。

5. 心血管疾病　对心力衰竭患者有益，可以降低血压，改善心脏功能。

（六）太极拳运动基本功

具体见图16-5。

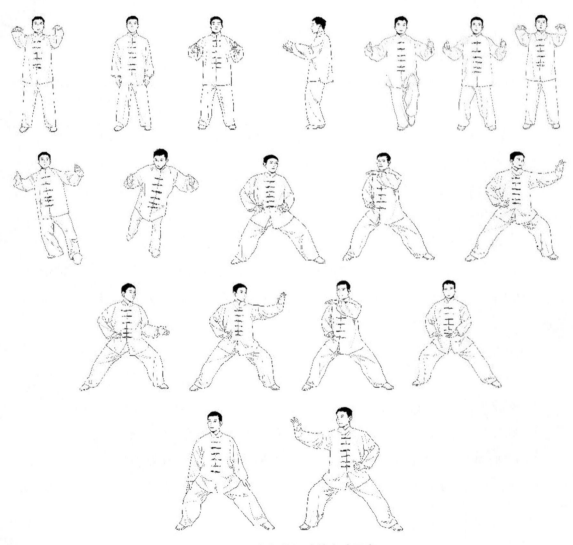

图16-5　太极拳运动基本功示意

五、中医养生保健操部分动作示意图

具体见图16-6。

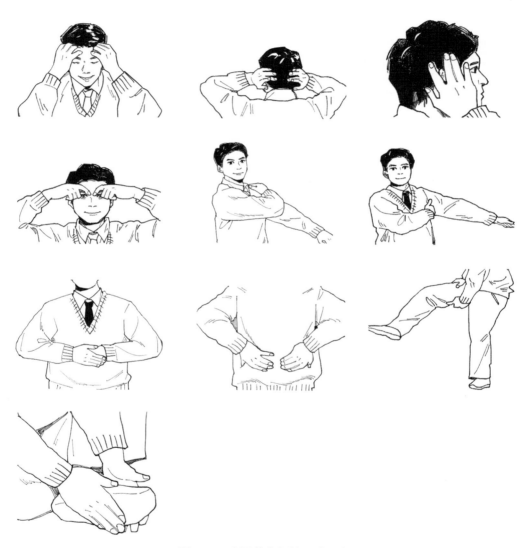

图16-6　中医养生保健运动示意

（高晓平　李　键　马祖长　张传虎　宋　娟　王　冬　陈　炳　张　朋）

参考文献

[1] DING D, MUTRIE N, BAUMAN A, et al. Physical activity guidelines 2020: comprehensive and inclusive recommendations to activate populations [J]. Lancet, 2020, 396 (10265): 1780-1782.

[2] 《中国人群身体活动指南》编写委员会. 中国人群身体活动指南（2021）[J]. 中华流行病学杂志, 2022, 43 (1): 5-6.

[3] HANSSEN H, BOARDMAN H, DEISEROTH A, et al. Personalized exercise prescription in the prevention and treatment of arterial hypertension: a consensus document from the European Association of Preventive Cardiology (EAPC) and the ESC council on Hypertension [J]. Eur J Prev Cardiol, 2022; 29 (1): 205-215.

[4] PELLICCIA A, SHARMA S, GATI S, et al. 2020 ESC guidelines on sports cardiology and exercise in patients with cardiovascular disease [J]. Eur Heart J, 2021, 42 (1): 17-96.

[5] 国家心血管病中心, 中国医师协会, 中国医师协会高血压专业委员会, 等. 中国高血压临床实践指南 [J]. 中华心血管病杂志, 2022, 50 (11): 1050-1095.

[6] PELLICCIA A, SHARMA S, GATI S, et al. 2020 ESC Guidelines on sports cardiology and exercise in patients with cardiovascular disease [J]. Eur Heart J, 2021, 42 (5): 548-549.

[7] YIN R, YIN L, LI L, et al. Hypertension in China: burdens, guidelines and policy responses: a state-of-the-art review [J]. J Hum Hypertens, 2022, 36 (2): 126-134.

[8] UNGER T, BORGHI C, CHARCHAR F, et al. 2020 International society of hypertension global hypertension practice guidelines [J]. Hypertension, 2020, 75 (6): 1334-1357.

[9] WATTANAPISIT A, NG C J, ANGKURAWARANON C, et al. Summary and application of the WHO 2020 physical activity guidelines for patients with essential hypertension in primary care [J]. Heliyon, 2022, 8 (10): e11259.

[10] SAEEDI P, PETERSOHN I, SALPEA P, et al. Global and regional diabetes prevalence estimates for 2019 and projections for 2030 and 2045: results from the international diabetes federation diabetes atlas, 9th edition [J]. Diabetes Res Clin Pr, 2019, 157: 107843.

[11] ONG K L, STAFFORD L K, MCLAUGHLIN S A, et al. Global, regional, and national burden of diabetes from 1990 to 2021, with projections of prevalence to 2050: a systematic analysis for the global burden of disease study 2021 [J]. Lancet, 2023, 402 (10397): 203-234.

[12] KANALEY J A, COLBERG S R, CORCORAN M H, et al. Exercise/Physical activity in individuals with type 2 diabetes: a consensus statement from the American college of sports medicine [J]. Med Sci Sports Exerc, 2022, 54 (2): 353-368.

[13] SINGH B, OLDS T, CURTIS R, et al. Effectiveness of physical activity interventions for improving depression, anxiety and distress: an overview of systematic reviews [J]. Briti J Sport Med, 2023, 57 (18): 1203-1209.

[14] COLBERG S R, SIGAL R J, YARDLEY J E, et al. Physical activity/exercise and diabetes: a position statement of the american diabetes association [J]. Diabetes Care, 2016, 39 (11): 2065-2079.

[15] 中华医学会心血管病学分会, 中国康复医学会心脏预防与康复专业委员会, 中国老年学和老年医学会心脏专业委员会, 等. 中国心血管病一级预防指南 [J]. 中华心血管病杂志, 2020, 48 (12): 1000-1038.

[16] WANG C, XU J, YANG L, et al. Prevalence and risk factors of chronic obstructive pulmonary disease in China (the China Pulmonary Health [CPH] study): a national cross-sectional study [J]. Lancet,

2018，391（10131）：1706-1717.

［17］CHEN X, GONG D, HUANG H, et al. Expert consensus and operational guidelines on exercise rehabil-itation of chronic obstructive pulmonary disease with integrating traditional Chinese medicine and Western medicine［J］. J Thorac Dis, 2021, 13（6）：3323-3346.

［18］LEE K E, CHOI M, JEOUNG B. Effectiveness of rehabilitation exercise in improving physical function of stroke patients：a systematic review［J］. Int J Environ Res, 2022, 19（19）：12739.

［19］DIBBEN G, FAULKNER J, OLDRIDGE N, et al. Exercise-based cardiac rehabilitation for coronary heart disease［J］. Cochrane Database Syst Rev, 2021, 11（11）：CD001800.

［20］VERDICCHIO C, FREENE N, HOLLINGS M, et al. A clinical guide for assessment and prescription of exercise and physical activity in cardiac rehabilitation. A CSANZ Position Statement［J］. Heart Lung Circ, 2023, 32（9）：1035-1048.

［21］OPPERT J M, BELLICHA A, VAN BAAK M A, et al. Exercise training in the management of over-weight and obesity in adults：synthesis of the evidence and recommendations from the European Associa-tion for the Study of Obesity Physical Activity Working Group［J］. Obes Rev, 2021, 22（Suppl 4）：e13273.

［22］CORTES, M.B, DA SILVA, R.S.N, et al. Effect of aerobic and resistance exercise training on endothe-lial function in individuals with overweight and obesity：a systematic review with meta-analysis of rand-omized clinical trials［J］. Sci Rep, 203, 13（1）：11826.

［23］ZHANG L, ZHENG Y L, WANG R, et al. Exercise for osteoporosis：a literature review of pathology and mechanism［J］. Front Immunol, 2022, 13：1005665.

［24］American College Of Sports Medicine, RIEBE D, EHRMAN J K, et al. ACSM's guidelines for exercise testing and prescription（10th ed.）［M］. Philadelphia：Wolters Kluwer, 2018.

［25］G. 格雷戈里. 哈夫，查尔斯. 杜姆克. 运动生理学实验及体能测试指导手册［M］赵芮，主译. 2版. 北京：人民邮电出版社，2021.

［26］国家中医药管理局，国家卫生计生委. 关于发布《中国公民中医养生保健素养》的公告［R/OL］.［2014-05-16］. https：//www.gov.cn/xinwen/2014-06/08/content_2696452.htm

［27］GAUER R L, O'CONNOR F G. How to write an exercise prescription［J］. Education, 2013, 50（18）：60e8.

［28］U. S. Public Health Service. Office of the Surgeon General, National Center for Chronic Disease Preven-tion and Health Promotion（U. S.）, President's Council on Physical Fitness and Sports（U. S.）. Phys-ical activity and health：a report of the surgeon general［R/OL］.［1996-03-05］. https：//stacks.cdc.gov/view/cdc/11223

［29］中华医学会心血管病学分会，中国康复医学会心血管病专业委员会，中国老年学学会心脑血管病专业委员会. 冠心病康复与二级预防中国专家共识［J］. 中华心血管病杂志，2013，41（4）：267-275.

［30］中华医学会，中华医学会杂志社，中华医学会全科医学分会，等. 冠心病心脏康复基层指南（2020年）［J］. 中华全科医师杂志，2021，20（2）：150-165.

［31］BECK B R, DALY R M, SINGH M A, et al. Exercise and Sports Science Australia（ESSA）position statement on exercise prescription for the prevention and management of osteoporosis［J］. J Sci Med Sport, 2017, 20（5）：438-445.

［32］BILLINGER S A, ARENA R, BERNHARDT J, et al. Physical activity and exercise recommendations for stroke survivors：a statement for healthcare professionals from the American Heart Association/American Stroke Association［J］. Stroke, 2014, 45（8）：2532-2553.

［33］BATTISTA F，BETTINI S，VERDE L，BUSETTO L，BARREA L，MUSCOGIURI G. Diet and physical exercise in elderly people with obesity：the state of the art ［J］. Eur J Intern Med，Published online，2024.

［34］O' DONOGHUE G，BLAKE C，CUNNINGHAM C，LENNON O，PERROTTA C. What exercise prescription is optimal to improve body composition and cardiorespiratory fitness in adults living with obesity? A network meta-analysis ［J］. Obes Rev，2021，22（2）：e13137.

［35］MACKAY-LYONS M，BILLINGER S A，ENG J J，et al. Aerobic exercise recommendations to optimize best practices in care after stroke：AEROBICS 2019 Update ［J］. Phys Ther，2020，100（1）：149-156.

［36］GARVEY，C M，BAYLES，M P，HAMM，L F，et al. Pulmonary rehabilitation exercise prescription in chronic obstructive pulmonary disease：review of selected guidelines：an official statement from the american association of cardiovascular and pulmonary rehabilitation ［J］. J Cardiopulm Rehabil，2016，36 2，75-83.

［37］中国心血管病风险评估和管理指南编写联合委员会. 中国心血管病风险评估和管理指南 ［J］. 中华预防医学杂志，2019，53（1）：13-35.

第十七章
心理干预规范

第一节　心理干预总论

　　睡眠问题、抑郁、焦虑在慢性病人群中发生较为普遍，可能侵害每一位慢性病患者的身心健康。自主神经功能失调症状是睡眠障碍、抑郁障碍、焦虑障碍患者的常见躯体症状和主要就诊原因，患者大多关注其躯体症状所致的痛苦及其不良后果，情感症状往往被躯体症状掩盖，难以引起重视。伴有心理问题的慢性病患者治疗依从性及疗效更差，医疗费用更高，生活质量更低，精神心理问题的耻辱感与污名化，使他们在获得医疗保健支持方面面临更多挑战。

　　入睡困难、睡眠维持障碍、早醒、睡眠质量下降和总睡眠时间减少、伴有日间功能障碍等是识别睡眠障碍的重要线索。情绪低落、兴趣和愉悦感丧失、精力不足或疲劳感及自伤或自杀观念/行为是识别抑郁症状的重要线索；过分担心、害怕、烦躁、坐立不安、失眠、颤抖、身体发紧僵硬等是识别焦虑症状的重要线索；失眠、疼痛、乏力、全身不适、异常感觉，以及心血管、消化、呼吸、泌尿生殖系统等自主神经功能失调症状，在睡眠障碍、抑郁障碍、焦虑障碍患者身上都很常见，症状具有非特异性。正确诊断睡眠障碍、抑郁障碍、焦虑障碍，除临床表现外，应规范使用量表等简便、快速的评估工具，对可疑症状者进行筛查及严重程度评估。

　　治疗的总体目标是尽可能缓解或消除症状，降低对躯体疾病的影响，提高治疗依从性，预防症状复发，提高生活质量，维持良好社会功能。睡眠问题、抑郁、焦虑与患者人格特征、认知特点、应对方式、应激事件、社会支持、经济状况等社会心理因素有关，应考虑综合性治疗策略。症状较轻者可给予健康教育和心理干预，较重者应考虑药物治疗或药物联合心理治疗及物理治疗。重度睡眠障碍、抑郁障碍、焦虑障碍，特别是存在自杀风险、伴有精神病性症状者，应到精神专科医院或综合医院心理科就诊。

第二节　睡眠障碍心理干预规范

一、概述

（一）正常睡眠特征

1. 中青年（18～44岁）　每日睡眠时长为7～9小时，深度睡眠时间长，维持睡眠状态功能完善。

2. 中老年（45～64岁）　每日睡眠时长为7～9小时，睡眠时间开始逐渐减少，有时睡眠较浅，深度睡眠时间缩短。

3. 老年（65岁及以上）　每日睡眠时长在5.5～7小时，褪黑素分泌减少，睡眠周期发生改变，睡眠时间相对较短，睡眠浅，维持睡眠状态功能减退。

（二）睡眠障碍定义

通常指对睡眠时间和/或质量不满意并影响日间社会功能的一种主观体验。主要表现为入睡困难（入睡时间超过30分钟）、睡眠维持障碍（整夜觉醒次数≥2次）、早醒、睡眠质量下降和总睡眠时间减少（通常少于6小时）。伴有日间功能障碍，如疲劳、注意力损害、记忆力下降、职业或学业等功能损害、情绪不稳或易激惹、日间瞌睡、工作或驾驶中出错增加、动力不足、精力或工作主动性下降、紧张、头痛、头晕等躯体症状等。

（三）睡眠障碍类型

1. 短期失眠　失眠时间在3个月以下属于"短期失眠"。
2. 慢性失眠　失眠时间在3个月或以上则属于"慢性失眠"。

二、睡眠障碍的评估

（一）失眠严重程度量表（ISI）

1. 适用人群　普适性量表，主要针对17～84岁人群。

2. 量表内容　涉及被评估者对睡眠质量的主观评价，包括症状的严重程度，被评估者对其睡眠模式的满意度，失眠程度对日常功能的影响，被评估者意识到失眠对自己的影响，以及因睡眠障碍所带来的沮丧水平。具体评价量表与评分标准见表17-1、表17-2。

3. 使用说明　被评估者根据自己最近2周的睡眠情况来评定量表项目所定义的症状出现

的程度，选择最相符的答案。

表 17-1　失眠严重程度量表（ISI）

题目	选项				
1. 您近2周入睡困难的严重程度	0：无	1：轻度	2：中度	3：重度	4：极重度
2. 您近2周维持睡眠困难的严重程度	0：无	1：轻度	2：中度	3：重度	4：极重度
3. 您近2周早醒的严重程度	0：无	1：轻度	2：中度	3：重度	4：极重度
4. 对您当前睡眠模式的满意度	0：很满意	1：满意	2：一般	3：不满意	4：很不满意
5. 您认为您的睡眠问题在多大程度上干扰了您的日间功能（如日间疲劳、处理工作和日常事务的能力、注意力、记忆力、情绪等）	0：没有干扰	1：轻微	2：有些	3：较多	4：很多干扰
6. 与其他人相比，失眠对您的生活质量有多大程度的影响或损害	0：没有	1：一点	2：有些	3：较多	4：很多
7. 您对自己的当前睡眠问题有多大程度的担忧（或沮丧）	0：没有	1：一点	2：有些	3：较多	4：很多

注：各项均为0～4的五级计分，"0"记0分，"1"记1分，"2"记2分，"3"记3分，"4"记4分，总分为各项分数之和。

表 17-2　ISI评分标准

总分	判断
0～7分	无临床意义的失眠
8～14分	有临床意义的失眠
15～21分	中度失眠
22～28分	重度失眠

（二）阿森斯失眠量表（AIS）

1. 适用人群　普适性量表，也适用于公共睡眠质量状况调查具体评价量表与评分标准见表17-3、表17-4。

2. 使用说明　被评估者根据自己最近1个月的情况来评定量表项目所定义的症状出现的程度。对于以下列出的问题，如果在过去1个月内每星期至少发生3次，请选择最相符的答案。

表 17-3　阿森斯失眠量表（AIS）

题目	选项			
1. 入睡时间（关灯后到睡着的时间）	0：没问题	1：轻微延迟	2：显著延迟	3：延迟严重或没有睡觉
2. 夜间苏醒	0：没问题	1：轻微影响	2：显著影响	3：严重影响或没有睡觉 比期望的时间早醒
3. 早醒	0：没问题	1：轻微提早	2：显著提早	3：严重提早或没有睡觉
4. 总睡眠时间	0：足够	1：轻微不足	2：显著不足	3：严重不足或没有睡觉
5. 总睡眠质量（无论睡多长）	0：满意	1：轻微不满	2：显著不满	3：严重不满或没有睡觉
6. 白天情绪	0：正常	1：轻微低落	2：显著低落	3：严重低落
7. 白天身体功能（体力或精神如记忆力、认知力和注意力等）	0：足够	1：轻微影响	2：显著影响	3：严重影响
8. 白天思睡	0：无思睡	1：轻微思睡	2：显著思睡	3：严重思睡

注：各项均为 0～3 的四级计分，"0" 记0分，"1" 记1分，"2" 记2分，"3" 记3分，总分为各项分数之和。

表 17-4　AIS 评分标准

总分	判断
0～3分	无睡眠障碍
4～6分	可疑失眠
6分以上	失眠

三、干预操作程序

（一）普通失眠干预操作

1. 鉴别普通失眠和睡眠障碍

普通失眠和睡眠障碍鉴别见表17-5。

表 17-5　普通失眠和睡眠障碍的鉴别

	普通失眠	睡眠障碍
概念	仅仅是短暂睡眠不足的表现，最大的特点是暂时性，持续一段时间后可自行缓解	是一种病症，具有持续性，如果不趁早治疗，会危害身体健康，导致心血管疾病等疾病
原因	与环境、事件或生活习惯等外部因素有关，如睡前吃东西或者喝浓茶、应激事件、换新环境等	由于心理因素或躯体疾病等内部原因造成，神经系统出现功能异常，大脑处于亢奋状态从而引起失眠
治疗	当现实因素被解决，或经调节可以改善	自我调节困难，需要心理治疗或药物治疗

2. 培养良好睡眠习惯（亦适用于健康人群）

（1）晚餐时间应尽早，进食七分饱即可，尽量避免吃夜宵。

（2）晚餐时不饮酒或少量饮酒。

（3）睡前30分钟可饮用牛奶、蜂蜜、菊花茶等。

（4）睡前可阅读书籍，听助眠音乐。

（5）睡前宜做有氧运动放松身体，如瑜伽等。

（6）睡前1小时热水沐浴、泡脚。

（7）每天保持适当午睡（建议不超过30分钟）。

（8）营造良好睡眠气氛，卧室内可放置香熏，选择遮光效果良好的窗帘。

（9）保持规律的作息时间，按时睡觉，按时起床。

（10）保持良好的情绪、积极乐观的心态。

3. 改正不良睡眠习惯（亦适用于健康人群）

（1）避免晚餐时间过晚、暴饮暴食。

（2）避免晚餐时大量饮酒。

（3）避免睡前吸烟、饮用咖啡、浓茶等。

（4）避免睡前看电视、电子产品（手机、平板）。

（5）避免睡前做剧烈运动（打球、跑步等）。

（6）避免午睡时间过长（超过1小时）。

（7）避免睡眠环境差，如有光源、噪声等刺激。

（8）避免作息时间不规律，如经常熬夜、晚睡晚起、白天嗜睡等。

（9）避免总是情绪消极，如焦虑、抑郁等。

（二）短期失眠干预操作

1. 睡眠限制法　通过缩短卧床清醒时间，造成轻度睡眠剥夺，增加睡眠驱动力，进而提高睡眠效率，改善失眠。操作规程如下。

第1步，计算平均睡眠效率，即实际睡眠时间/卧床时间。

第2步，严格按自己的睡眠效率调整睡眠时间。

操作方法：睡眠效率低于80%时，卧床时间减少15～20分钟；睡眠效率80%～85%，卧床时间保持不变；睡眠效率超过85%（连续1周），卧床时间可增加15～20分钟。

第3步，坚持做睡眠日记（表17-6为参考格式）。

注意事项：该操作方法应避免白天午睡（含白天打盹），并始终保持规律的起床时间。

表17-6　睡眠日记

星期	一	二	三	四	五	六	日
早上起床后2小时内填写							
昨晚关灯的时间							
昨晚入睡（睡着）的时间							
中间醒了几次							
早上醒来时间							
早上起床时间							
实际睡眠时间（小时）							
卧床时间（小时）							
睡眠效率（实际睡眠时间/卧床时间）							
起床后感觉（轻松、一般、疲惫）							
晚饭后睡觉前填写							
今天白天疲倦感明显吗							
白天打盹了吗（记录时长）							
锻炼身体了吗（记录时长）							
晚上七点后饮酒了吗							

2. 刺激控制法　是一套改善睡眠环境与睡眠倾向（睡意）之间相互作用的行为干预措施，使卧床作为诱导睡眠的信号，建立睡眠-觉醒生物节律，目的是帮助失眠者建立快速入睡和卧室与床之间的固定联系，主要通过减少影响睡眠的活动来实现。操作规程如下。

第1步，保持有睡意的时候上床。

第2步，杜绝在床上做与睡眠无关的行为，如进食、看电视、听收音机、思考复杂问题等。

第3步，如卧床超过20分钟仍未入睡，起床离开卧室，可从事一些简单活动，待有睡意时再返回卧室，重复上述3个步骤。

注意事项：该操作方法应避免白天午睡（含白天打盹），并始终保持规律的起床时间。

3. 认知调整法　一种改变患者对失眠的认知偏差，改变患者对于睡眠问题的不合理自动思维的方法。如对失眠本身感到恐惧，过分关注失眠的不良后果等常见负面情绪。认知调整疗法常与刺激控制法、睡眠限制法联合使用。操作规程如下。

第1步，在专业人员引导下，让失眠患者识别到自己与失眠相关的不合理想法，找出失眠患者的不合理自动思维。如王阿姨一位多年好友李阿姨意外脑出血偏瘫，导致王阿姨对生活充满恐惧，晚上睡不着觉。

第2步，专业引导或自主挑战，改变不合理自动思维。主要方法有三种：①找证据。如李阿姨每年都不报名参加单位的免费体检，没有积极关注自身健康，所以才发生脑出血；②换角度。如李阿姨同龄人中大部分身体健康，极少数有脑出血的情况；③见行动。如可以按时进行全面的身体检查、养成锻炼身体的良好生活习惯，预防突发疾病发生。

第3步，将转变后的合理想法回归应用到生活情景中去。

案例：

王阿姨："老李出事那天早上，我还跟她一起去买菜了。"

专业人员："当时发生了什么？"

王阿姨："早上我俩买了好多菜，她说中午儿子回家吃饭，她看上去明明啥事都没有！怎么就突然脑出血了啊！"

专业人员："你听到李阿姨脑出血偏瘫的消息时，你感到伤心吗？"

王阿姨："我特别伤心！"

专业人员："你伤心的时候有什么想法吗？"

王阿姨："我开始担心害怕。"

专业人员："担心害怕什么？"

王阿姨："老李身体一直很健康的，她一直没生过什么病的！我害怕啊，我担心有一天我会不会也突然脑出血不能动，或者……"

专业人员："李阿姨平常关注自己的身体状态吗？"

王阿姨："她不怎么关注自己的身体状况。每年单位的免费体检她都不参加，平时也不怎么锻炼。"

专业人员："小区里大部分跟您年纪差不多大的老年人身体状况如何？"

王阿姨："小区中大部分和我差不多的人身体都比较健康，像老李这种脑出血的情况还不多见。"

专业人员："因此，我们日常需要怎么做才能帮助自己？"

王阿姨："需要按时进行全面的身体检查，养成锻炼身体的良好生活习惯，才能预防突发疾病。"

4. **放松训练法**　通过身心松弛，放松全身肌肉，减少紧张，抑制兴奋，降低警醒水平，诱导睡眠的发生。操作规程如下。

方法一：紧松摇头法。

第1步，仰卧床上后，先行双上肢收缩用劲，持续10秒后放松，并体会放松感觉。

第2步，重复3次后，同法依次做下肢、头、面部和全身的紧张后放松训练。

第3步，待彻底放松后，微闭双眼，将头部以正位向左右摇摆，摆身为5～10°摆速为1～2秒一次，一边摆一边体会整个身体越来越松散深沉，这样的自我摇摆仿佛婴儿睡在晃动的摇篮中，睡意很快就会来临。

方法二：松笑导眠法。

第1步，平卧静心，面带微笑，进行6次深而慢的呼吸后，转为自然呼吸。

第2步，吸气时，注意力依次集中在头顶、前额、眼皮、嘴唇、颈部、两肩、胸背、腰腹、臀、双腿、双膝、小腿、双脚。

第3步，呼气时，默念"松"且体会注意力集中部位松散的感觉，待全身放松后，就会自然入睡。

第4步，必要时，重复前3个步骤2～3次。

方法三：正念冥想放松法。

第1步，以舒适的姿势躺下。

第2步，闭上眼睛，慢慢呼吸。吸气时收紧身体，然后暂停，放松时呼气。感受呼吸进入和离开身体的感觉。

第3步，感受自己身体的重量，注意身体和床的接触点。慢慢放松身体，从眼睛和面部肌肉移动到手臂和手指，并继续感受腹部、背部、臀部、腿和脚的放松。

第4步，注意呼吸和身体。如果身体的某个部位感觉紧张，有意识地放松它。

第5步，当一个想法出现时，不去评判，慢慢地将注意力转移到呼吸上。

（三）慢性失眠干预操作

短期失眠方法都适用，如效果不佳，可以加用以下方法。

1. **物理疗法**　应在专科医师指导下进行。主要包括光照治疗、重复经颅磁刺激治疗、经颅直流电刺激治疗、生物反馈疗法等。

2. **药物疗法**　常见药物见表17-7。连续给药一般不超过4周，如需继续给药，需每个月进行定期评估。

表 17-7　慢性失眠常见药物治疗

药物类别	药物名称	功效	常见不良反应
苯二氮䓬类药物	地西泮	用于焦虑性失眠治疗 睡前 5 ～ 10 mg 口服	嗜睡、轻微头痛、乏力、运动失调
	艾司唑仑	用于各种类型的失眠 睡前 1 ～ 2 mg 口服	乏力、口干、头胀、嗜睡
	劳拉西泮	镇静、抗焦虑、催眠 睡前 2 ～ 4 mg 口服	头晕、嗜睡，乏力
	氯硝西泮	治疗焦虑状态和失眠 睡前 0.5 mg 口服	嗜睡、头晕、乏力、共济失调、行为紊乱
非苯二氮䓬类药物	唑吡坦	适用于入睡困难者 睡前 5 ～ 10 mg 口服	头晕、头痛、健忘
	扎莱普隆	适用于入睡困难者的短期治疗 睡前 5 ～ 20 mg 口服	轻微头疼、嗜睡、口干、出汗、乏力
	佐匹克隆	适用于入睡困难、睡眠维持困难者 睡前 3.75 ～ 7.5 mg 口服	口苦、口干、乏力、头晕、头痛、恶心
	右旋佐匹克隆	适用于入睡困难、睡眠维持困难和/或早醒的患者 睡前 2 ～ 3 mg 口服	口苦、头晕、头痛、胃部不适
具有镇静作用的抗抑郁药物	曲唑酮	适用于睡眠维持困难及做噩梦者 25 ～ 100 mg 睡前口服	晨起困倦、头晕、疲乏、视物模糊、口干、便秘
	米氮平	适用于失眠伴有焦虑、抑郁者 7.5 ～ 30 mg 睡前口服	食欲增加、体重增加、瞌睡、口干、便秘、头晕
	多塞平	适用于以睡眠维持困难为特征的失眠患者 睡前口服 25 mg	嗜睡、口干、便秘、头晕、心律失常
其他药物	喹硫平 奥氮平	有改善睡眠作用，但一般不作为首选治疗	口干、心动过速、便秘、头昏 嗜睡、体重增加

注：药物治疗慢性失眠缺乏符合标准的长程临床对照研究，已经接受药物治疗的慢性失眠患者，除无法依从者之外，应当同时给予心理治疗，即使是那些已长期服用镇静催眠药物的失眠患者亦是如此。儿童、老年人具体用药需咨询医师。

第三节 抑郁障碍心理干预规范

一、概述

（一）抑郁障碍的定义

抑郁障碍以显著而持久的心境低落为主要临床特征，是心境障碍的主要类型。临床可见心境低落与其处境不相称，情绪的消沉可以从闷闷不乐到悲痛欲绝、自卑抑郁，甚至悲观厌世，可有自杀企图或行为；部分病例有明显的焦虑和运动性激越；严重者可出现幻觉、妄想等精神病性症状。每次发作持续至少2周，长者甚或数年，多数病例有反复发作的倾向，每次发作大多数可以缓解，部分可有残留症状或转为慢性。

（二）抑郁的类型

1. 抑郁情绪 是一种负面情绪，以情绪低落为主要表现，对平时感到愉快的活动兴趣降低。一般为正常心理反应，持续时间短，多数不需要医学处理。

2. 抑郁状态 是一组症状综合征，以显著抑郁心境为主要特征，丧失兴趣或愉快感，临床表现可分为核心症状、心理症状群与躯体症状群3个方面（表17-8）。一般为病理性，持续时间略长，需要医学处理。

3. 抑郁障碍 即抑郁症，是一类疾病诊断。由各种原因引起，症状同表17-8，但显著且持久，严重影响社会功能，需要医学治疗。

一般的非病理性抑郁可经自我主动调节后缓解。病理性抑郁需要心理干预或医学干预。

表 17-8 抑郁状态的临床表现

症状	表现
核心症状	心境低落：悲伤、压抑，自我评价低，把困难看得很严重；自卑自责，易哭泣。严重者甚至痛不欲生、悲观绝望，有度日如年、生不如死之感
	兴趣减退：对以往喜好的事物与活动不再感兴趣，被动、不愿主动与人交往，或长时间居家不出，甚至卧床不起
	快感缺失：不能从日常活动中体验到乐趣，即使从事自己以前喜欢的事情或工作也体会不到快乐

续表

症状	表现
心理症状	思维迟缓：思维和反应速度减退，自觉"脑子不好使"，思考能力下降；主动言语和表达减少；解决问题能力下降
	认知功能损害：注意力、记忆力下降，学习、工作效率下降
	负性认知：认为自己无价值、无能力、不值得人爱，对未来没有信心甚至悲观绝望
	消极观念及行为：生活没有希望、没有意义、没有价值；严重时会想到自杀；进一步会计划自杀，甚至有实际的准备和尝试
	自责自罪：自责，认为自己拖累了家人和社会，产生深深的内疚甚至罪恶感
	其他：有的伴有焦虑、激越等症状；严重者出现幻觉、妄想等精神病症状
躯体症状	疲劳或乏力：常感到疲乏，且休息之后无法缓解，即"心有余而力不足"或"有气无力"
	睡眠障碍：多为形式多样的睡眠问题。可以表现为入睡困难、眠浅易醒、早醒、多梦或睡眠过多，其中早醒具有特征性
	食欲和体重改变：常感到食欲缺乏、进食量减少、体重下降，也可以出现腹胀、恶心、嗳气、打嗝，便秘或腹泻等多种消化道症状。少数患者出现食欲增加、暴饮暴食和体重增加
	性欲和性功能改变：自感性欲下降，对性生活无意愿，或性生活中快感缺乏。男性可出现阳痿、早泄，女性出现月经紊乱等
	身体多部位的疼痛或不适
	其他：头昏、头沉、心悸、胸闷、口干、多汗，尿频、尿急、耳鸣、视力模糊、眼部异物感，肢体麻木、肌肉痉挛等非特异性症状均可出现

二、抑郁的评估

量表评定结果有轻度抑郁可自我积极调整，也可咨询心理医师或心理医学工作者；评定中度以上抑郁且感到有困扰、症状影响生活，积极主动心理干预的同时则需要建议进一步到医院就诊；重度抑郁者建议必须前往医院就诊。

（一）抑郁筛查量表（PHQ-9）

1. 适用人群　自测量表，适用于具有抑郁症状的成年人。

2. 量表内容　包含9个条目，各项目评分相加，分数越高则抑郁越严重，见表17-9、表17-10。

3. 使用说明　被评估者根据自己最近2周的情况来评定量表项目所定义的症状出现的频度，选出最相符的答案。

表 17-9　抑郁筛查量表（PHQ-9）

项目	没有	有一天	一半以上时间	几乎天天
1. 做事时提不起劲或没有兴趣	0	1	2	3
2. 感到心情低落、沮丧或绝望	0	1	2	3
3. 入睡困难、睡不安稳或睡得过多	0	1	2	3
4. 感觉疲倦或没有活力	0	1	2	3
5. 食欲缺乏或吃太多	0	1	2	3
6. 觉得自己很糟、很失败，或让自己、家人失望	0	1	2	3
7. 对事物专注有困难，例如看报纸或看电视时	0	1	2	3
8. 行动或说话速度缓慢到别人已经察觉，或刚好相反，变得比平时更烦躁或坐立不安、动来动去	0	1	2	3
9. 有不如死掉或用某种方式伤害自己的念头	0	1	2	3

注：各项均为0～3的四级计分，"0"记0分，"1"记1分，"2"记2分，"3"记3分，总分为各项分数之和。

表 17-10　PHQ-9评分标准

总分	判断
0～4分	无抑郁
5～9分	可能有轻度抑郁
10～14分	可能有中度抑郁
15～19分	可能有中重度抑郁
20～27分	可能有重度抑郁

（二）抑郁自评量表（SDS）

1. 适用人群　具有抑郁症状的成年人，对具有严重迟缓症状的抑郁则难于评定，不适合文化程度较低或智力水平稍差的人。

2. 量表内容　包括20个项目，其中精神—情感症状2个项目，躯体性症状8个项目，精神运动性症状2个项目，抑郁心理症状8个项目，见表17-11、表17-12。

3. 使用说明　被评估者根据自己最近1周的情况来评定项目所定义的症状出现的频度，选择最相符的答案。

表17-11 抑郁自评量表（SDS）

项目	无	有时	经常	持续
1. 我感到情绪沮丧，郁闷	1	2	3	4
2. 我感到早晨心情最好*	1	2	3	4
3. 我要哭或想哭	1	2	3	4
4. 我夜间睡眠不好	1	2	3	4
5. 我吃饭像平常一样多*	1	2	3	4
6. 我的性功能正常*	1	2	3	4
7. 我感到体重减轻	1	2	3	4
8. 我为便秘烦恼	1	2	3	4
9. 我的心跳比平时快	1	2	3	4
10. 我无故感到疲劳	1	2	3	4
11. 我的头脑像往常一样清楚*	1	2	3	4
12. 我做事情像平时一样不感到困难*	1	2	3	4
13. 我坐卧不安，难以保持平静	1	2	3	4
14. 我对未来感到有希望*	1	2	3	4
15. 我比平时更容易激怒	1	2	3	4
16. 我觉得决定什么事情很容易*	1	2	3	4
17. 我感到自己是有用的和不可缺少的人*	1	2	3	4
18. 我的生活很有意义*	1	2	3	4
19. 假若我死了别人会过得更好	1	2	3	4
20. 我仍旧喜爱自己平时喜爱的东西*	1	2	3	4

注：*为反向计分，采用1～4的四级计分，"1"记4分，"2"记3分，"3"记2分，"4"记1分；其他项为正向计分，"1"记1分，"2"记2分，"3"记3分，"4"记4分，总分为各项分数之和。总粗分乘以1.25后取整数部分为标准分。

表17-12 SDS评分标准

标准分	判断
0～52分	无抑郁
53～62分	轻度抑郁
63～72分	中度抑郁
＞72分	重度抑郁

（三）贝克抑郁量表（Beck depression inventory，BDI）

1. 适用人群　具有抑郁症状的成年人。

2. 量表内容 主要包括13个项目，各项目评分相加得总分，根据总分高低评定有无抑郁和抑郁的严重程度，见表17-13、表17-14。

3. 使用说明 被评估者根据自己最近1周的情况来评定项目所定义的症状出现的频度。请根据近1周以来的感觉，选择最适合自己情况。

表17-13 贝克抑郁量表（BDI）

题目	选项
1. 以下情况最符合的是	0我不感到忧郁 1我感到忧郁或沮丧 2我整天忧郁，无法摆脱 3我十分忧郁，已经承受不住
2. 你对未来抱有什么态度	0我对未来并不感到悲观失望 1我感到前途不太乐观 2我感到我对前途不抱希望 3我感到今后毫无希望，不可能有所好转
3. 你是如何看待失败的感觉	0我并无失败的感觉 1我觉得和大多数人相比我是失败的 2回顾我的一生，我觉得那是一连串的失败 3我觉得我是个彻底失败的人
4. 你对生活的满意度如何	0我并不觉得我有什么不满意 1我觉得我不能像平时那样享受生活 2任何事情都不能使我感到满意一些 3我对所有的事情都不满意
5. 你的内疚感有多深	0我没有特殊的内疚感 1我有时感到内疚或觉得自己没价值 2我感到非常内疚 3我觉得自己非常坏，一文不值
6. 你是否会对自己感到失望	0我没有对自己感到失望 1我对自己感到失望 2我讨厌自己 3我憎恨自己

续表

题目	选项
7. 你会有想要伤害自己的想法吗	0 我没有要伤害自己的想法 1 我感到还是死掉的好 2 我考虑过自杀 3 如果有机会，我还会杀了自己
8. 你是否失去与他人交往的兴趣	0 我没失去和他人交往的兴趣 1 和平时相比，我和他人交往的兴趣有所减退 2 我已失去大部分和人交往的兴趣，我对他们没有感情 3 我对他人全无兴趣，也完全不理睬别人
9. 做决定对你来说，是否感到困难	0 我能像平时一样做出决定 1 我尝试避免做决定 2 对我而言，做出决定十分困难 3 我无法做出任何决定
10. 与过去相比，你是否对你的形象不自信	0 我觉得我的形象一点也不比过去糟 1 我担心我看起来老了，不吸引人了 2 我觉得我的外表肯定变了，变得不具吸引力 3 我觉得我的形象丑陋不堪且讨人厌
11. 你对工作抱有何种态度	0 我能像平时那样工作 1 我做事时，要额外地努力才能开始 2 我必须努力迫使自己，方能干事 3 我完全不能做事情
12. 和以往相比，你是否会很容易就感到疲倦	0 和以往相比，我并不容易疲倦 1 我比过去容易觉得疲倦 2 我做任何事都感到疲倦 3 我太易疲倦了，不能干任何事
13. 与过去相比，你的胃口如何	0 我的胃口不比过去差 1 我的胃口没有过去那样好 2 现在我的胃口比过去差多了 3 我一点食欲都没有

注：各项均为 0～3 的四级计分，"0"记0分，"1"记1分，"2"记2分，"3"记3分，总分为各项分数之和。

表17-14　BDI评分标准

总分	判断
0～4分	无抑郁
5～7分	轻度抑郁
8～15分	中度抑郁
16～39分	重度抑郁

（四）汉密尔顿抑郁量表（Hamilton depression scale，HAMD）

1. 适用人群　具有抑郁症状的成年人。

2. 使用说明　是临床上评定抑郁应用得最为普遍的他评量表（注意此量表需专业人员评估），包含17个项目，17分为HAMD的划界分。评分标准见表17-15。

表17-15　HAMD评分标准

总分	判断
0～6分	正常
7～17分	可疑抑郁
18～24分	轻或中度抑郁
>24分	重度抑郁

三、干预操作程序

（一）抑郁情绪干预操作

1. 识别和区分"正常"抑郁和病理性抑郁

（1）"正常"抑郁：短暂性；情绪上稍有不满和烦躁；没有或轻微影响日常生活或功能；可以自行缓解。

（2）病理性抑郁：持续性；过度的不适和痛苦感；严重影响患者日常功能，导致异常行为和生活不便；需要寻求专业人员的帮助。

2. 培养自信

（1）每天用积极的语言来暗示自己，如"相信自己没问题""我一定可以的"等。

（2）树立恰当的目标，做好充足的准备。目标不宜过低，也不能过高，并且在实现目标之前做好充足的准备。

（3）克服羞怯，清楚表达自己的感受。当遇到难题时，自信大胆地说出感受或需求。

3．养成良好的生活习惯

（1）保证作息规律，养成早睡早起的好习惯，注意劳逸结合。

（2）饮食营养丰富。老年人要注意全面、合理、均衡地摄取营养，多吃蔬菜和水果；饮食宜清淡，定时定量，不暴饮暴食（具体可参见本书第十五章）。

（3）持久、适度的体育锻炼和体力活动，例如太极拳、散步、慢跑、保健操等。

4．学会倾诉

（1）选择正确的倾诉对象，自己（写日记的方式）、友人、伴侣及专业的心理服务人员都是可以选择的倾诉对象，在倾诉中寻找解决问题的方法，收获如释重负的快感。

（2）掌握正确的倾诉方法，倾诉不是没主见的无厘头的抱怨，而是要主动倾诉、如实倾诉并且理性思考。

5．适当增加日光照射　冬季光照时间较短，是产生抑郁的重要原因。例如室内白天不要拉窗帘，晚间要适当增加室内照明灯的亮度。

6．建议有抑郁情绪者每日进行日常活动

（1）呼吸更多新鲜空气，多在小区、公园或者湖边溜达。

（2）吃新鲜的食物，不吃剩菜，尤其是过夜的剩菜，买菜时选择新鲜的蔬菜。

（3）冥想或者静坐10分钟，集中精神、放松心灵，选择安静的地方，且时间不宜过长。

（4）锻炼身体，可以减少使用交通工具，尽量步行；每天早上或晚上去公园锻炼1～2小时。

（5）帮某个人的忙，如帮他人拎菜、帮邻居照看孩子等，可以使自己获得愉快感。

（6）跟别人聊天，可以倾诉自己的负面想法，同时获得他人的支持。

（7）限制花在电脑上或看电视的时间，尤其是在晚上，养成良好的睡眠习惯。

（二）轻度抑郁干预操作

对于轻度抑郁，应首先考虑心理治疗和症状监测，病情改善不明显者再考虑药物治疗。

1．认知行为疗法　通过澄清和逆转这些不良的观念和态度，减少抑郁症状；鼓励患者在现实生活中改善自己适应不良的观念和行为。

（1）认知行为疗法——认知调整：操作规程如下。

第1步，专业人员通过对话的方式来引导患者认识到自身的想法是如何影响他的情感和行为的，并帮助患者评价自己的想法。例如：原本是初中数学老师的老赵，因为做不出来孙子的小学数学题目，开始怀疑自己，情绪低落。

第2步，专业引导或自主挑战，改变不合理自动思维。主要方法有3类：①找证据。如除了个别的数学题，其余的题目都是小菜一碟；②换角度。如可能需要启发思维，改变传统解题思路，开阔眼界；③见行动。可以和其他教师讨论解题思路。

第3步，帮助抑郁症患者将新想法应用到更多情境中。

案例：

老赵："前两天我辅导孙子做数学作业，没想到我不会做，心里真是难过。"

专业人员："当时发生了什么？"

老赵："我花了两个小时解题，没有找到解题思路。"

专业人员："当时没做出来题目，你感到沮丧吗？"

老赵："我特别伤心！"

专业人员："你伤心的时候是怎么想的？"

老赵："我觉得我真没用！"

专业人员："你为什么会觉得自己没用呢？"

老赵："我之前是初中数学老师，可我现在花了两小时，却连一道小学题目都做不出来，我简直太没用了！"

专业人员："平时其他的数学题你可以解答出来吗？"

老赵："除了个别题目，其他的数学题都没有问题。"

专业人员："那既然绝大部分题目都可以解答出来，说明你并不是不擅长数学，所以你还觉得自己没用吗？"

老赵："对，对于其他的题目我还是擅长的，并不是没用。"

专业人员："那以后遇到自己解决不了的题目，是不是可以转变一下解题思路，或者与其他数学教师交流，看看别的老师的看法？"

老赵："你说得对。我是应该多尝试新的解题方法，问问别人对这道题目的见解，和他们多交流交流解题方法。"

（2）认知行为疗法——行为调整

方法一：行为激活法。

目标是增加患者做出积极行为的频率，这些积极行为可以让患者获得奖赏。操作规程如下。

第1步：监测当前活动。指导抑郁症患者对自己每天从事的活动进行评价（表17-16）：愉悦感和掌控感，以0～10的数值进行评定。

表17-16　日常活动评价

日常活动	愉悦感（0～10分）	掌控感（0～10分）
晨练、太极拳		
看电视		
反复思考自己的问题		
下棋		
辅导孙子数学知识		

第2步：建立奖赏活动清单（表17-17），并制定奖赏活动计划。将患者可以参与的、可能有奖赏性的活动列成"奖赏活动清单"，布置患者每天从活动清单中选择并执行某些活动。

表17-17　奖赏活动清单

时间	活动	完成度	奖励
上午9～10点	逛公园	√	一束花
下午6～7点	下象棋	×	喜欢吃的零食（×）
……	……	……	……

第3步：完成计划活动。患者按照活动表（表17-18）去进行计划好的活动，并且记录下他们对参与活动的实际掌控感和愉快感的评分，鼓励患者将活动等级化，从易到难完成执行活动计划，完成活动后给予自己相应奖励。

表17-18　计划活动表

活动清单	奖赏计划	预测愉悦感和掌控感	完成度	实际的愉悦感和掌控感
爬山	奖励下棋1小时	愉悦感：6 掌控感：4		
冬泳	奖励自己一副新眼镜	愉悦感：6 掌控感：5		

续表

活动清单	奖赏计划	预测愉悦感和掌控感	完成度	实际的愉悦感和掌控感
参加社区老年人大合唱	奖励自己一个新鱼缸	愉悦感：5 掌控感：5		
尝试做一顿晚餐	奖励自己一个新手表	愉悦感：7 掌控感：8		
遛狗	奖励自己周末去钓鱼	愉悦感：5 掌控感：8		
晒太阳1小时	奖励自己多听半小时广播	愉悦感：7 掌控感：8		

方法二：问题解决法。

第1步：定义问题。应当使用具体的措辞定义当前的问题。问题可以具体定义为"我解不出小学数学题、我没有一个可以打电话或者监督我完成任务清单的朋友"。

第2步：设立目标。目标也应当是具体的。例如，每天辅导孙子写数学作业时，可以帮助辅导95%的内容；结交一个可以和我互相监督的、一起做事的朋友。

第3步：头脑风暴。可以让患者写下自己能想到的、所有可能的解决方案，并且不预先对这些方案进行评价。

第4步：评价可能的解决方案。考察每一个备选的解决方案，对每种方法列出赞成和反对的理由。

第5步：选择方案。鼓励患者选择其中一种方案。

第6步：制定执行方案所需要的步骤。

第7步：认知预演。可以让患者在想象中排演一下完成任务时每一步应怎样做。

第8步：对解决方案进行补充。

第9步：评价结果。如果患者没有按照自己制定的具体步骤执行，治疗师可以与其讨论原因，同时对此过程中出现的不合理自动思维进行挑战。如果患者完成了任务，但没能达成期望中的结果，应鼓励患者回到第五步"选择方案"，重新选择一个方案尝试解决问题，直到问题解决。

2. 其他心理治疗

（1）正念认知疗法：是在正念减压疗法的基础上进行的认知行为治疗，通过静坐、冥想、身体扫描、认知记录等方式进行为期8周的团体治疗，也可在专业的指导下进行个体治疗。在进行正念认知疗法时，抑郁症患者在正念冥想的过程中专注于自身当下的情绪状态，并且不加批判地进行感知。其核心在于，患者有意识地将自己的注意力转移到当前的呼吸感知上，如果意识到自己的注意力飘散在其他思维中，也不必过于担心和指责自己，重新回到当下即可，通过这样的方式来让抑郁症患者将头脑中的负面想法和消极情绪看作是一闪而过的，不必过度注意和解读。将注意资源集中在当下的体验，减少对消极想法的关注。

（2）基于电话及网络的心理治疗：也是可以考虑的一种干预方式，尤其是在无法面对面开展心理治疗的情况下，比如在急性情绪危机状况下或因特殊情况无法出门时，以及对于一些不愿面谈和怕暴露身份的人，可以拨打专用电话向心理咨询求援，或在专业的心理咨询平台上预约咨询师寻求心理咨询服务，方便又有效。

需要注意，心理咨询与治疗的类型应与患者所处的情境相匹配。当患者面对突出的人际关系问题时，可考虑人际治疗；行为激活可增强患者的动机及启动力；认知行为治疗有助于调整导致抑郁的歪曲观念。

（三）中度抑郁干预处理

心理治疗、药物治疗或联用均适用于中度抑郁。除此之外，也可考虑物理治疗。

1. 心理治疗

（1）选择心理治疗：患者如有面临心理应激或足以影响其情绪的社会心理因素，或存在人格缺陷、存在药物治疗的风险等均可考虑接受心理治疗。

（2）常用心理治疗方法包括：认知行为治疗、行为激活等（见轻度抑郁的治疗）。

（3）若进行心理治疗6周后效果改善不显著，可考虑更换心理治疗类型或开始药物治疗，必要时转诊至精神科。

2. 药物治疗

中度抑制常用治疗药物见表17-19。

表17-19　中度抑郁药物治疗

简写	药物分类	作用递质	代表药	临床特点	作用机制
SSRIs	选择性5-HT再摄取抑制剂	5-HT	氟西汀、舍曲林、帕罗西汀、氟伏沙明、西酞普兰、艾司西酞普兰	具有疗效确切，不良反应少，耐受性好，服用方便等特点，临床应用广泛	通过选择抑制突触前5-HT再摄取，从而增加突触间隙5-HT的含量
SNRIs	选择性5-HT及NE再摄取抑制剂	5-HT，NE	文拉法辛度洛西汀	起效快，有效率高，痊愈率高	具有5-HT及NE再摄取抑制作用，在高剂量时还产生对多巴胺（DA）摄取抑制作用
NaSSA	NE及特异性5-HT受体拮抗剂	5-HT，NE	米氮平	镇静作用明显，能改善食欲，抗胆碱能作用轻，但会产生嗜睡、食欲增加、体重增加等不良反应	通过阻断突触前NE能神经元α2自身受体及异质受体，增强NE、5-HT从突触前膜的释放，增加NE、5-HT的传递

注：药物治疗需注意以下情况。①剂量逐步递增，尽量采用最小有效剂量；②多数抗抑郁药至少2～4周才起效，服用药物2周内未显著起效，不能说药物无效；③若某类药物能引起嗜睡，驾驶员或仪器操作员应慎用；④服药后不能饮酒；⑤氟西汀停药5周后才能换用单胺氧化酶抑制剂（MAOIs）；服用MAOIs后，2周内不能使用其他抗抑郁药；⑥不能突然停药，防止病情反弹和戒断症状；⑦联合心理治疗和有氧运动疗效更佳；⑧关于药物的解释或指导应由临床医师实施，药物治疗的患者应到医院随访。

（四）重度抑郁干预处理

对于重度抑郁，应考虑精神专科就诊；对于存在精神病性症状或自杀观念的患者，应紧急转诊至精神科。

1. 急症处理

（1）抑郁症患者服药后如果出现明显的药物不良反应，应及时到精神专科医院或综合医院精神科就诊和处理。

（2）抑郁症患者如果自伤、自杀想法强烈，或已出现自伤、自杀行为，应严防轻生行为发生，并及时到精神专科医院或综合医院精神科就诊，进行干预。

（3）如果出现其他严重情况，及时到医院就诊。

2. 治疗与康复

（1）心理治疗：根据患者的具体情况，采用个体化的心理治疗方法进行干预（参考轻度抑郁的治疗方法）。

（2）药物治疗：轻度抑郁症经过心理治疗症状改善不明显或无法获得心理治疗服务的

患者，及中度、重度抑郁症患者，须采用抗抑郁药进行治疗。存在失眠或幻觉妄想症状的患者，也需进行相应的药物治疗。药物治疗需在精神专科医师指导下进行，治疗期间需注意监测药物不良反应，并定期复诊，不可随意自行调整药物种类及其剂量，不能擅自停药。

（3）康复治疗：对于病情严重的患者，在经系统治疗病情得到部分改善后，可以在精神专科医师指导下进行康复治疗，促进疾病全面康复。

（4）预防复发：①症状完全缓解后，仍需定期复诊，规律服药，做好药物的巩固期和维持期治疗；②病情缓解后需逐渐正常生活，避免过大压力；③病情痊愈后，需注意培养良好人格，增强情绪调控能力，减少心理社会因素可能导致的疾病复发。

（5）所有患者均应进行自伤、自杀风险评估。抑郁症患者是自杀风险最高的群体之一。对存在自伤、自杀风险的患者，必须建议家人加强监护，及时到精神专科就诊；对出现自伤、自杀行为的患者，需立即住院系统治疗。①自杀预警信号：谈论死亡、濒死或者自杀；写自杀便条，转让某些贵重物品；情绪上突然的、戏剧性的变化；滥用酒精或毒品，有冲动行为；个人的日常行为或职责上突然出现了一些非常重大的改变（个人学习或者工作上突如其来的障碍，或者是个人外貌、打扮风格的突然改变等）；最近发生的一个重大的失去，如朋友、家人、宠物的离世，或失恋、失业等；②应对建议：限制接近任何可能导致自杀的因素，如有火的地方、高空区域、酒精或毒品、药片等；增加保护性因素，采用一些可以增强自我保护能力的策略来抵御自杀行为；确保定期接受抑郁症的良好治疗方案；定期与朋友和家人联系；不断提醒自己想要生活下去的理由；让别人知道自己需要家人、朋友、精神科医师及心理治疗师的支持。

第四节　焦虑障碍心理干预规范

一、概述

（一）焦虑障碍的定义

焦虑障碍又称焦虑症，是一种常见的心理障碍。多因生物、心理、社会因素等综合作用而产生，表现为在日常情况下的强烈、过度和持续的担忧和恐惧，干扰日常活动，难以控制。常有紧张不安伴呼吸急促、心率加快、注意力不能集中、睡眠困难等症状。

（二）焦虑的类型

1. 焦虑情绪　通常是一种处于应激状态时的正常情绪反应，表现为内心紧张不安、预感到似乎要发生某种不利情况，属于人体防御性的心理反应，多数不需要医学处理。

2. 焦虑状态　是一组症状综合征，包括躯体性焦虑症状、精神性焦虑症状及坐立不安等运动性焦虑症状，个体有与处境不相符的焦虑情绪体验，可伴睡眠困难。属病理性，一般需要医学处理。

（1）躯体性焦虑症状：①呼吸系统症状，如呼吸困难、喉部堵塞感、气急等；②心血管系统症状，如心悸、乏力、面色潮红或苍白等；③消化系统症状，如腹部不适、恶心、呕吐、腹泻等；④神经系统症状，如口干、出汗、头昏、头晕、失平衡感、四肢酸软、阵发性发冷发热、颤抖等；⑤泌尿系统症状，如尿频、尿急等。

（2）精神性焦虑症状：①提心吊胆、惶恐不安、恐惧害怕等；②表情急切、言语急促、心神不宁、注意力较难集中等；③警觉性和敏感性增高，常对小事失去耐心、发脾气、易抱怨等。

（3）运动性焦虑症状：①深长呼吸、过度换气或经常叹气等；②动作多，难以安静落座、经常变换姿势，捶打胸口等；③躯干四肢震颤、发抖、僵硬等。

3. 焦虑障碍　即焦虑症，是一类疾病诊断，症状同上，但症状持续且痛苦，严重影响患者日常功能，需要医学治疗。焦虑障碍又可按其主要临床表现分为若干类别，如广泛性焦虑、惊恐障碍、恐惧障碍等。

二、焦虑的评估

（一）90秒4问题询问法

使用说明：若回答"是"2项或以上，则需进一步筛查。

1. 您认为您是一个容易焦虑或紧张的人吗？

2. 最近这段时间，您是否比平时更感到焦虑或忐忑不安？

3. 是否有一些特殊场合或情景更容易使您紧张和焦虑？

4. 您曾经有过惊恐发作吗？类似突然发生的强烈不适感或心慌、眩晕、感到憋气或呼吸困难等症状。

（二）广泛性焦虑量表（GAD-7）

1. 量表内容　自评量表。主要用于筛查患者是否有可能患有广泛性焦虑症。这是一份7题的4点计分量表，题目涉及广泛性焦虑的相关表现，见表17-20、表17-21。

2. 使用说明　答题者对自己过去2周中是否出现这些表现及出现的频率进行自评。根据过去2周的状况，回答是否存在下列描述的状况及频率，请看清楚问题后选出符合的选项。

表17-20　广泛性焦虑量表（GAD-7）

项目	完全不会	好几天	超过一周	几乎每天
1. 感觉紧张、焦虑或急切	0	1	2	3
2. 不能够停止或控制担忧	0	1	2	3
3. 对各种各样的事情担忧过多	0	1	2	3
4. 很难放松下来	0	1	2	3
5. 由于不安而无法静坐	0	1	2	3
6. 变得容易烦恼或急躁	0	1	2	3
7. 感到似乎将有可怕的事情发生而害怕	0	1	2	3

注：各项均为0～3的四级计分，"0"记0分，"1"记1分，"2"记2分，"3"记3分，总分为各项分数之和。

表17-21　GAD-7评分标准

总分	判断
0～4	没有焦虑症状
5～9	可能有轻度焦虑症状
10～14	可能有中度焦虑症状
15～21	可能有重度焦虑症

（三）焦虑自评量表（SAS）

1. 量表内容　自评量表。主要用于测量焦虑状态轻重程度及其在治疗过程中变化情况的心理量表，含有20个项目，4级评分，见表17-22、表17-23。

2. 使用说明　被评估者根据自己最近1周的情况来评定项目所定义的症状出现的频度。请根据最近1周的实际感觉，选择最适合的答案。

3. 注意事项　SAS量表只能用作疗效评估，不能用于诊断。

表 17-22　焦虑自评量表（SAS）

项目	没有或很少时间	小部分时间	相当多时间	绝大部分时间或全部时间
1. 我觉得比平常容易紧张和着急	1	2	3	4
2. 我无缘无故地感到害怕	1	2	3	4
3. 我容易心里烦乱或觉得惊恐	1	2	3	4
4. 我觉得我可能将要发疯	1	2	3	4
5. 我觉得一切都好，也不会发生什么不幸*	1	2	3	4
6. 我手脚发抖打战	1	2	3	4
7. 我因为头痛、颈痛和背痛而苦恼	1	2	3	4
8. 我感觉容易衰弱和疲乏	1	2	3	4
9. 我觉得心平气和，并且容易安静坐着*	1	2	3	4
10. 我觉得心跳得很快	1	2	3	4
11. 我因为一阵阵头晕而苦恼	1	2	3	4
12. 我有晕倒发作，或觉得要晕倒似的	1	2	3	4
13. 我吸气呼气都感到很容易*	1	2	3	4
14. 我的手脚麻木和刺痛	1	2	3	4
15. 我因为胃痛和消化不良而苦恼	1	2	3	4
16. 我常常要小便	1	2	3	4
17. 我的手脚常常是干燥温暖的*	1	2	3	4
18. 我脸红发热	1	2	3	4
19. 我容易入睡并且一夜睡得很好*	1	2	3	4
20. 我做噩梦	1	2	3	4

注：*为反向计分，采用 1～4 的四级计分，"1"记 4 分，"2"记 3 分，"3"记 2 分，"4"记 1 分；其他项为正向计分，"1"记 1 分，"2"记 2 分，"3"记 3 分，"4"记 4 分，总分为各项分数之和。总分乘以 1.25 后取整数部分为标准分。

表 17-23　SAS 评分标准

标准分	判断
50～59	轻度焦虑
60～69	中度焦虑
70 分以上	重度焦虑

（四）汉密尔顿焦虑量表（HAMA）

1. 量表内容　是临床上评定焦虑应用得最为普遍的他评量表（需专业人员评估）。包含 14 个项目，采用 0～4 分的五点评分法，其中 14 分为 HAMA 的划界分。

2. 使用说明 评定者根据观察和患者对自己最近1周内情绪和躯体状态的口头描述进行评分。评分标准见表17-24。

表17-24 HAMA评分标准

总分	判断
＜6分	没有焦虑
7～13分	可能有焦虑
14～20分	肯定有焦虑
21～28分	肯定有明显焦虑
≥29分	可能为严重焦虑

填写量表时需注意以下几点：自评量表需选择安静的环境进行测验；认真选择真正适合自己的选项；测验的结果不代表医学诊断；他评量表必须由专门培训过的测评专业人员或心理、医学工作者开展。

三、干预操作程序

（一）健康人群的焦虑预防

1. 鉴别"正常"焦虑和焦虑障碍

（1）"正常"焦虑：短暂性；情绪上稍有不满和烦躁；没有或轻微影响日常生活或功能；可以自行缓解。

（2）焦虑障碍：持续性；过度的不适和痛苦感；严重影响患者日常功能，导致异常行为和生活不便；需要寻求专业人员的帮助。

2. 保持乐观的心态

（1）浏览过往的照片，告诉自己："艰难的日子总会过去，生活马上就会变美好。"

（2）当生活压力很大时，花些时间写一份"励志清单"，用名人志士的故事或身边的真人真事鼓励自己通过努力改变现状，不要急于否定自己，要相信自己有解决问题的能力。

（3）和要好的朋友交谈，多走动，避开影响自己心情的话题，聊开心的事，做喜欢的事，放松自己。

3. 拓宽兴趣、转移情绪

（1）培养适合自己的兴趣。性格外向的人可以进行交际舞、下象棋、太极拳、旅游等活动，而喜欢安静的人则可以进行一些种花养鱼、书法、刺绣或者写回忆录等轻松静心的事情。

（2）制定短期目标，培养成就感，保持继续从事兴趣的动力。

（3）多参加社区建设活动、单位组织团建或老年文化中心活动，结交更多的朋友，在集体中感受陪伴和温暖。

4. 维持稳定健康的生活方式，尽可能维持原有的规律作息

（1）维持规律作息和有节奏的生活。

（2）注重饮食，健康规律（参考本书第十五章）。

（3）掌控时间，计划生活。制定具体的时间管理和生活计划表，同时建立良好的生活和卫生习惯，不要试图通过使用烟酒来缓解紧张情绪。

5. 学会倾诉，寻求社会支持

（1）选择正确的倾诉对象：自己（写日记的方式）、友人、伴侣或专业的心理服务人员都是可以选择的倾诉对象。

（2）掌握正确的倾诉方法：实事求是地将内心的矛盾告知对方，不要回避自己的过失；理性参考他人提供的解决方法，结合自身的实际，寻找解决问题的方法。

（二）轻度焦虑的心理干预

1. 允许并接纳消极情绪

（1）遇到消极事件后，可进行"双面卡"处理，在卡片正面记录负面事件，在卡片反面记录此事件带来的好处。

（2）接纳消极情绪：理解这种消极情绪可能会持续一段时间，但不适感是会逐渐减轻的。

2. 专注于当下的任务

（1）"爬山法"解决问题：如爬山，从山脚爬到山顶，就得一点一点地往上走，一直走到最高点。

（2）集中注意力的小技巧：①营造适合集中精力、舒适安静的环境；②停止抱怨，提高效率；③劳逸结合，保证休息。

3. 学会训练自我放松

（1）呼吸放松：①可以躺下来或者坐在一个舒适的椅子上，尽量使身体放松；②吸气时要注意集中精力，缓慢地按照"1-2-3-4"的节奏使空气充满肺部；③呼气时慢慢地将肺底的空气排出，当空气排完时，会有一种如释重负的放松感；④坚持每天都做，每天做10～15

分钟。

（2）想象放松：①选择一个安静舒适、无人干扰的环境，坐着或躺着均可；②回忆自己过去经历过的一件最愉快的事情，越具体、生动和形象越好。例如回忆自己过生日时的欢乐时光；或者回忆自己曾经去过的某个旅游胜地，在脑中浮现秀丽景色，想象自己是一片云、一棵树、一阵风，让自己融入大自然。

（3）蝴蝶拍：①想象一个过去经历中带来积极体验的画面，并体会身体哪个部分感受到了这种积极的体验；②手臂交叉放在胸前，右手放在左臂上，左手放在右臂上；③以左右交替的方式，慢慢地、轻轻地拍打自己，同时想象着这个画面，体会着这种正性的感受；④左右拍打各一次，称为一轮，4 ～ 12轮为一组；⑤拍完一组后暂停休息，做一次深呼吸，体验当下的感受；⑥如果是积极的，可以继续拍下一组；如果在轻拍的过程中出现负面内容，可以告诉自己"没事，现在只需留意积极的方面，不好的内容以后再处理"；⑦结束一组后可以用一个关键词（如温暖、力量、平静等）代表这个事件，想着这个关键词继续做三组蝴蝶拍（可根据自我需要，适当增加组数）。

4. 适度运动

（1）有氧运动、抗阻力训练及类似瑜伽的牵拉运动，强度达到中等强度（即自己觉得略有点喘气）、时间持续30分钟即可。

（2）适合65岁以上健康人群的运动有慢跑、走路、太极拳、游泳、广场舞等。

5. 关注想法，改变不合理想法

（1）描述产生焦虑的情境。

（2）评估自己焦虑时的想法是否消极。

（3）要求自己寻找其他更合理的解释。如出门买菜忘记拿钥匙，不合理的想法是我是不是得老年期痴呆了？其他合理的解释则是因为赶时间太着急了；好几次让女儿回家吃顿饭，女儿都以工作太忙为理由拒绝了，不合理的想法是我是不是遭儿女嫌弃了？合理的解释为可能是最近女婿出差，女儿不仅要上班，还要照顾外孙，确实有些忙不过来。

6. 记录担忧，确定解决方案　喜欢记录的老年人可以在焦虑时把担忧的问题记录下来，如表17-25，通过利弊分析，确定解决自己所担忧问题的最优解决方案。情绪日记是一种有效方式。具体做法如下。

（1）写下今天最强烈的情绪。

（2）是什么事件诱发出了这种情绪？

（3）按照情绪的强烈程度，从最不强烈的0到最强烈的100给它打分。

（4）记录下稍后打算做些什么来改善负面情绪。

（5）思考还可以采用哪些方法缓解情绪。

表 17-25　情绪日记

2021 年 10 月 21 日	
今天最强烈的情绪	今天让我最不舒服的情绪是烦躁
情绪事件线索	因为和小区里的老年人一起下象棋的时候，技不如人，总是输
程度打分	60分
缓解情绪的方式	回到家跟老伴抱怨了几句，感觉烦躁减轻了一点
还准备做些什么来减轻负面情绪	买几本象棋书、他人下棋时多观摩、多尝试、多切磋

（三）中度焦虑的心理干预

1. 寻求专业的帮助　轻度焦虑的所有干预方法都适用于中度焦虑（参考轻度焦虑的心理干预）。但中度焦虑时间较持久，对生活的影响较大，如果积极自我调整效果不佳时，应到医院精神科或心理科就诊，寻求专业的帮助。

2. 常见的心理治疗方法

（1）认知行为疗法——认知调整

第1步，在专业人员引导下，让焦虑患者识别到自己与焦虑相关的不合理想法，找出焦虑患者的不合理自动思维。

第2步，专业引导或自主挑战，改变不合理自动思维。主要方法有找证据、换角度、见行动。

第3步，将转变后的合理想法回归应用到生活情景中去。

案例：

李大爷："前天我在社区门口遇见隔壁老刘了，我跟他打招呼，可是他没回应我！"

专业人员："当时发生了什么？"

李大爷："我喊了两声老刘，他都没回应我。"

专业人员："当时他没回应你，你生气吗？"

李大爷：“我特别生气！”

专业人员：“你当时生气的时候有什么想法吗？”

李大爷：“他瞧不上我呗，就是看不起我才不理我。”

专业人员：“刘大爷平时也不理你吗？”

李大爷：“不是。3天前老刘还跟我打电话约我周末去钓鱼。”

专业人员：“那刘大爷当时为什么没理你呢？”

李大爷：“可能是因为当时他在想别的事情，没注意到我吧。”

专业人员：“因此，我们遇到烦心事时需要寻找合适的方式缓和自己的情绪。”

李大爷：“你说得对。以后再遇到类似的事，我会跟老伴聊聊，问问她的意见，或者尝试跟对方沟通沟通。”

（2）认知行为疗法——行为调整：①暴露练习法，例如对不愿与人交往的李大爷来说，在他改变想法后，就可以指导他进行行为暴露，比如专业人员可以根据李大爷对与人交往的排斥程度进行排序，按从低到高对他进行训练，如先在老伴的陪同下观看其他老年人下象棋、陪好友去钓鱼、主动和邻居打招呼、主动约好友去棋牌室、独自去老年活动中心等，借此缓解李大爷的排斥感；②行为激活，行为激活就是通过编制行动计划并付诸实施（表17-26），以行动对情绪的反作用来促进心理的好转。专业人员通过为焦虑情绪者安排愉悦感和掌控感较高的活动来激活他们的行为，增加患者生活中积极强化作用的同时避免回避退缩行为，最终使患者重新投入正常的生活状态中。

表17-26　行动计划表

时间段	具体内容	完成度
7：00～8：00	太极拳、早饭	
8：20～10：00	老年文化中心	
10：30～12：00	买菜做饭	
13：30～15：00	切磋象棋	
15：15～17：00	浇花、看电视	
19：00～20：15	散步	
20：30～21：30	读报	
睡前总结当天的行动力，哪里需要改善		

（四）重度焦虑的心理干预

重度焦虑患者可能已达到精神科焦虑障碍的诊断标准，建议前往精神专科医院门诊就诊，必要时住院治疗。重度焦虑治疗以药物为主，待焦虑症状缓解，可以合并心理治疗。轻度焦虑的所有干预方法都适用于重度焦虑的辅助调整方法。常用的抗焦虑药物见表17-27。

表17-27　常用抗焦虑药物

药物类型	代表药物	药物作用
苯二氮䓬类药物	长效类的氯硝西泮、地西泮；中效类的劳拉西泮、阿普唑仑；短效类的三唑仑、奥沙西泮等	具有较强抗焦虑作用和起效快、疗效好、不良反应小、安全性高的特点；需注意苯二氮䓬类药物能够产生依赖性，半衰期越短者起效越快，作用时间越短，越容易产生依赖性，因此不推荐长期单独服用
5-HT部分激动剂	丁螺环酮、坦度螺酮	优点为安全性高、无依赖性和戒断症状，也不产生性功能障碍或体重增加等不良反应；缺点为起效时间需4周时间
β受体阻滞剂	普萘洛尔、美托洛尔等	主要用于解除焦虑状态下的躯体症状，例如心悸、震颤等
其他	SSRIs类、SNRIs类、NaSSAs等	是具有抗焦虑作用的抗抑郁药，能高效且选择性地抑制5-HT或NE的再摄取；在临床中广泛应用

注意：关于药物的解释或指导应由临床医师实施，药物治疗的患者应到医院随访。

（朱春燕　张　蕾　盛蓉荣　王　珩）

第十八章

护理干预规范

第一节 社区居民主要健康问题护理干预规范（普适版）

一、护理评估

（一）服务对象

60岁以上社区居民。

（二）评估要求

1. **适宜的环境** 在进行体格检查时，室温应维持在22～24 ℃，相对湿度维持在50%～60%。适宜的温湿度会使人感到轻松、舒适、安宁，并减少消耗，有利于健康评估的进行。此外，室内应定时通风换气，保证空气清新；检查过程中，应注意隔帘遮挡，以保护被检查者的隐私。

2. **安排充分的时间** 老年人由于感官的退化，往往行动迟缓，反应迟钝。另外，随着生理功能的衰退，往往患有多种慢性病，常感不适或容易疲惫。因此，在进行老年人健康评估时，应该给老年人安排充分的时间，过程中注意适当的休息。也可根据老年人情况，分次进行。

3. **选择适当的方法** 在对老年人进行健康评估时，应根据老年人的健康状况，选择适当的检查方法。进行躯体评估时，应根据评估的要求和老年人的实际情况选择合适的体位，对有移动障碍的老年人，可取适当的体位。

4. **运用沟通的技巧** 老年人随着年龄增长，其听觉、视觉、记忆等功能衰退，会出现反应迟钝、记忆模糊、语言表达不清等情况。在健康评估过程中，应适当运用沟通技巧。交谈时，减慢语速，适当增加音量，选用通俗易懂的词语，增加肢体语言等；运用倾听、触摸等技巧，增进与老年人的情感交流，以便收集更准确的信息。对于认知功能障碍或语言功能障碍的老年人，应注意观察其非语言信息，必要时可由家属或照料者提供协助。

（三）评估内容与方法（基本状况）

随着年龄增长，老年人的各项功能也会发生一定的变化，如生理功能的衰退、感官系统的退化、认知功能的改变、协调能力和认知新事物能力等，都有不同程度的下降。因此，护理人员在对老年人进行健康检查时，除了一般的健康评估，更要注意老年人的特点，通过耐心细致的健康检查，获得全面、客观的评估资料，准确判断老年人的健康状况。

1. 评估内容

（1）一般资料：包括姓名、性别、年龄、民族、籍贯、婚姻状况、职业、宗教信仰、文化程度、经济状况、医疗费支付方式、家庭住址、联系方式等。

（2）现病史：包括现患疾病的诊断、病程、疾病所处的阶段（急性期、恢复期）、治疗与护理经过、所用药物的名称、剂量、方法、时间及疗效等。

（3）日常生活状况：①基本膳食情况和食欲。食欲通常指个体进食的欲望，可通过食欲正常、食欲增加、食欲亢进、食欲缺乏、畏食等表述；②排泄情况。了解老年人每天的排泄次数、量、性状和颜色，观察有无异常改变。特别注意便秘老年人有无辅助排便情况；③日常生活活动能力。包括日常生活能力、功能性日常生活能力及高级日常生活能力。日常生活能力指老年人最基本的自理能力，是老年人自我照顾、从事每天必须的日常生活的能力。如能否独立完成进食/饮水、穿衣、沐浴/洗漱、如厕、床上活动、转位、行走、上下楼梯等。功能性日常生活能力指老年人居家进行自我护理活动的能力，包括购物、打扫卫生、洗衣做饭、外出旅行等。高级日常生活能力反映老年人的智能能动性和社会角色功能，包括职业活动、参加娱乐社交活动等；④睡眠情况。了解老年人每天睡眠情况，包括睡眠时间、入睡时间、睡眠质量及有无早醒、失眠、多梦等；⑤个人嗜好。了解老年人有无烟酒嗜好，包括摄入时间、摄入量等。

2. 评估方法　可采用自制的老年人综合评估表进行评价，具体内容见表18-1。

表18-1　老年人综合评估表

姓名		年龄（周岁）		档案号	
性别	□男　□女	身高（cm）		体重（kg）	
婚姻状况	□已婚　　□未婚　　□离异　　□丧偶				
文化程度	□本科及以上　□大专　□中专　□高中　□初中　□小学　□文盲				
居住环境	□与配偶同住　□与子女同住　□独居在家　□养老院　□雇佣保姆 □住楼房无电梯，楼房____层　□住楼房有电梯　□住平房				
医保形式	□城镇居民医疗保险　□大病统筹　□新农合 □省/市医疗保险　□自费　□公费医疗　□商业医疗保险				
职业	□干部或公职人员　□企业工人　□农民　□教师及事业单位 □公司职员　□自由职业者　□无业/（离）退休				
是否吸烟	□否　□是（吸烟____年，每日吸烟____支；已戒烟____年）				
是否饮酒	□否　□是（饮酒____年，每日饮酒____两；已戒酒____年）				
药物过敏史	□无　□有（药物名称_____）				
疼痛情况	□无　□有（部位_____；强度_____）				
视力	从事日常活动如看电视、看书、开车时会因视力不佳而受影响吗？ □正常　□有下降但不影响生活　□有下降影响生活				
听力	□正常　□有下降但不影响生活　□有下降影响生活				
体力状况	上楼（□不能　□可上楼梯____层　□电梯） 步行（可独立步行____米；需辅助行走：○拐杖、○助行器、○搀扶____米）				
睡眠情况	□正常　□失眠（○入睡困难○早醒○多梦○多尿○打鼾○其他____）				
排便情况	□正常　□便秘　□腹泻　□失禁				
排尿情况	□正常　□尿频　□尿潴留　□尿失禁				
跌倒历史	□无　□有（跌倒原因_____；跌倒后○有骨折　○无骨折）				
饮食情况	近三个月是否感到食欲下降？ □否　□是（需进一步用营养筛查量表评估）				
吞咽情况	进食或饮水时是否反复发生呛咳？ □否　□是（洼田饮水试验结果_____）				
情绪状况	你会经常觉得悲伤或经常感觉压抑吗？ □否　□是（需用抑郁筛查量表进一步评估） 你是否觉得紧张或者担心有什么不好的事情要发生？ □否　□是（需用焦虑筛查量表进一步评估）				
自理能力	您平时生活是否能够自理？ □是　□否（需进一步日常活动能力评估量表评估）				
患病情况	□无　□有（疾病诊断_____；病程____年）				
服药情况	□无 □有（药物名称_____；用法：○口服　○吸入　○注射　○滴注）				
其他治疗	□无　□有（治疗方法_____）				

二、日常生活护理问题及干预处方

1. 室内环境的设置

（1）室内的温度：老年人的体温调节能力低，室温在22～24 ℃较为适宜。

（2）室内的湿度：室内适宜的湿度为50%～60%。

（3）室内的采光：老年人普遍视力下降，因此应注意室内的采光和照明，暗适应力低下者，一定要保持适当的夜间照明，如可在走廊和洗手间安装声控灯，或在卧室和客厅安装地灯等。

（4）室内的通风：居室要定时开窗通风以保持室内空气新鲜。值得注意的是，有些老年人因行动不便而在室内排便，房间内会残留异味。护理人员应耐心做好宣教和解释，及时清理排泄物及被污染的衣物，保持室内环境整洁，打开门窗通风前先征得老年人同意。

（5）其他：老年人对色彩感觉的残留较强，故可选择不同的颜色标记在门把上，以帮助其识别不同的房间，也可在地板和墙壁上用各种颜色画线以辨认厨房、洗手间等的方位。

2. 室内环境的调整

（1）室内设备：老年人室内的陈设应尽量简洁，一般有床、柜、桌、椅即可，且应尽量使用转角处为光滑、弧形的家具，以免引起老年人碰伤。其中厨房、洗手间和浴室是老年人经常使用而又容易发生意外的地方，因此要考虑其设计的安全程度，还要兼顾不同老年人的需要。

老年人的理想床具应同时考虑高度、宽度、床垫硬度等多种因素，其中最重要的是高度。较高的床具便于照护人员对卧床患者进行各项操作；能离床活动的老年人，床具高度应便于上下床及活动，应使老年人膝关节与床成近直角，坐在床沿时两脚足底完全着地为宜，其高度一般为从床褥上面至地面为52～57 cm为宜（具体高度应根据老年人的身高、习惯、腿部力量等因素综合考虑），这也是老年人座椅适宜的高度。如使用可抬高上升或能调节高度的床具，在其上方应设有床头灯和呼叫铃，两边均应设有活动的床栏；为保持老年人上下床时身体的平稳，床边应设置扶手，其高度应能达到或略高于老年人站立时的手功能高度，一般为72～80 cm（具体高度应根据老年人的身高、习惯、臀部力量等因素综合考虑）。

（2）厨房：厨房地面应注意防滑，水池与操作台的高度应适应老年人的身高，煤气开关应尽可能便于操作，用按钮即可点燃较好。

（3）洗手间：应靠近卧室设置，且两者之间的地面应避免台阶或其他障碍物，有条件时两侧墙壁可安装扶手以防跌倒。夜间留有照明以看清便器的位置。老年人腿部力量有所衰减，建议使用坐便器代替蹲厕，高度一般在52～57 cm为宜（具体高度可根据老年人的身高、习惯、腿部力量等因素综合考虑）。同时坐便器两侧设置扶手便于老年人起坐，以高于坐便器15～20 cm为宜。考虑到老年人站起时血压容易出现波动，导致头晕、眼睛黑蒙而失衡，可在便器前侧方安装竖直扶手；对于使用轮椅的老年人，洗手间的样式改造要适合其个体需要。

（4）浴室：老年人的身体平衡感明显降低，浴室周围应设有扶手，地面铺以防滑砖、防滑垫，考虑到沐浴习惯如使用浴盆，浴室内应设有扶手或放置浴板，浴盆底部还应放置橡胶垫。不能站立的老年人可使用淋浴椅；使用轮椅的老年人，洗脸池上方的镜子位置应适当向下降以便于洗漱。沐浴时浴室温度应保持在24～26 ℃，并设有排风扇以便将蒸气排出保持空气流通。

3. 皮肤清洁与衣着卫生　随着生理功能和抵抗力降低，老年人的皮肤发生各种不适甚至损伤的概率会增加，失去最重要的一道防线。因此保持皮肤清洁和衣着卫生，做好皮肤护理，是老年人日常生活护理必不可少的内容。

（1）皮肤清洁：老年人在日常生活中应注意皮肤护理，特别是褶皱部位，如腋下、肛门、外阴等。适当沐浴可清除污垢、保持清洁，利于预防毛孔堵塞和各种皮肤疾病。可根据自身沐浴习惯和地域特点选择合适的地点和时间进行沐浴。但是空腹或饱餐后均不宜马上淋浴，以免影响食物的消化吸收出现低血糖、低血压等不适症状；建议浴室的温度控制在20～26 ℃，水温则以40 ℃左右为宜，适中的水温可促进皮肤的血液循环，而又可避免着凉或烫伤；沐浴时间以10～15分钟为宜，以免时间过长发生胸闷、晕厥等意外；沐浴用的毛巾应柔软、大小适中，使用时动作轻柔，以防损伤角质层。沐浴后可涂抹护手霜、护脚霜以防止手足部皲裂。

老年人头发与头部皮肤的清洁卫生也很重要。老年人的头发多干枯稀疏、易脱落，注意头发或其配戴假发的清洁和保养，可减少脱落、改善外观形象。应根据自身头皮性质选择合适的洗护用品，定期洗头。另外，如果要进行染发或配戴假发，必须注意染发剂和假发材质的选择，尽量选择正规公司的产品，使用前务必进行皮肤过敏试验。

（2）老年人皮肤瘙痒及护理：①一般护理，洗澡次数不宜过多，达到清洁皮肤的效果即可；洗澡水不宜过热，以免烫伤或加重皮肤干燥；尽量不使用碱性肥皂和沐浴露；沐浴后适当使用润肤用品，特别是在干燥季节；②饮食护理，日常饮食宜清淡，改正不良饮食习惯，少吃辛辣刺激性食物，忌烟酒、浓茶及咖啡；③对症处理，若出现皮肤瘙痒，应去医院就诊，经医师评估后可使用低浓度类固醇霜剂涂擦患处，或应用抗组胺类药物及温和的镇静剂，亦可减轻瘙痒症状。

（3）衣着卫生：①衣服材质的选择。老年人体温中枢调节功能减弱，气候变化对衣服的选择有一定影响，尤其在寒冷时节，随着年龄增长老年人对寒冷的抵抗力和适应力降低，此时要特别注意衣着的保暖功能，同时还要选用不影响老年人活动、质地轻薄的材质。另外，还要考虑衣着布料对皮肤有无刺激等方面的因素。有些衣料如毛织品、化纤织品，看起来轻松、柔软，但不适宜用来制作贴身衣物，因为它们对皮肤有一定的刺激性，长期摩擦可能引起皮肤瘙痒、红肿或疼痛等不适。皮肤容易过敏或患有支气管哮喘的老年人，选择衣物时尤其要注意，有些成分很可能成为过敏原，一旦接触皮肤，容易引起过敏性皮炎；同时，化纤类材质带有静电，容易吸附空气中的灰尘、花粉和颗粒而引起支气管哮喘等发作。因此，在选料时要慎重考虑，尤其是内衣，应以纯棉织品为好；②衣服款式的选择。容易穿脱的衣服，能在日常生活里为老年人包括残障者带来便利，也建议尽量鼓励和指导其自主穿脱衣服，最大限度地保持和发挥其生活能力。因此服装的设计上着重考虑其便利性，如选择有指环的拉链以便于拉动，上衣以开襟设计为主；减少纽扣的使用频率，可使用弹力布或魔术贴代替纽扣的作用。此外，安全性也应在老年人衣服款式的考虑范围内，穿上后应便于进行日常活动。比如老年人的平衡感降低，裙子、裤子的长短要适中，以免被过长的裙子或裤子绊倒，过短则容易着凉；衣服要合身，无须过紧，更不必压迫胸部；同时衣服的款式和色彩要适合其个性、年龄及社会活动需要；③鞋子的选择。在鞋子方面应注意，选择大小合适的鞋最为重要。如果鞋子太大，行走时鞋子拖沓会引起跌倒；如果过小又会对足部皮肤造成压迫和摩擦。底部太薄、太硬、太平的鞋亦不推荐使用。老年人的小腿和脚部肌肉因老化而发生萎缩，如鞋底太薄、太硬，行走时容易产生疲惫感；同理，如鞋底太平，则无法为足弓提供足够的支撑。因此建议根据个人身高、日常活动等情况，选择鞋底有一定厚度、后跟略有高度的鞋，以减轻足底和足弓的压力。当然，无论在室内还是室外，老年人均应穿着防滑鞋，以免跌倒。

（4）饮食护理：①食物的选择。咀嚼、消化吸收功能低下者，可选用松软食物，如菜泥、肉末，易于吞咽和消化；吞咽功能低下者，可选用松软或糊状的固体食物，避免憋呛；嗅觉、味觉等感觉功能低下者，可适当添加葱、姜、蒜等调料来刺激食欲；②进餐护理。进餐时保持室内空气新鲜，尽量安排老年人与他人一起进餐，并鼓励自行进餐。不能进餐者可予以协助，但应尊重其饮食习惯；上肢障碍者可选择各种特殊的餐具协助进餐；视力障碍者可利用食物的味道和香味增进食欲，进餐前向其说明餐桌上食物摆放的位置，注意保证用餐安全；吞咽能力低下者可采取较安全的坐位或半坐位，偏瘫的老年人最好卧于健侧。

4. 睡眠与活动

（1）睡眠问题及护理：老年人的睡眠时间会随着年龄的增长而减少，这是因为老年人比青壮年的新陈代谢速度慢，加上日常活动少，每天睡眠时间约6小时。此外，老年人的睡眠模式多表现为早睡、早醒，或夜间睡眠减少、白天瞌睡增多；同时，睡眠断断续续夜间易醒。影响老年人的睡眠质量甚至生活质量有疾病因素、心理因素、社会家庭因素、不良睡眠习惯和环境因素等。日常生活中可采用以下措施来改善老年人的睡眠质量。①对老年人进行全面的睡眠评估。可采用阿森斯失眠量表（AIS）对老年人的睡眠情况进行评估；②环境。提供光线较暗、温湿度适宜的睡眠环境；③睡眠。白天睡眠时间控制在1小时左右，减少卧床时间，以免影响夜间睡眠质量。有特殊睡眠习惯的老年人，不建议立即纠正，可多解释并进行诱导，循序渐进地修正；④饮食。睡前不应饱餐和饮用咖啡、酒或大量水分，以免夜起如厕而干扰睡眠；⑤运动。宣传规律锻炼对促进睡眠的益处，力所能及的日常活动尽量鼓励其完成；⑥其他。必要时，遵医嘱使用镇静剂或安眠药帮助睡眠，注意观察不良反应，如抑制机体功能、降低血压、影响肠胃蠕动等。

（2）运动问题及护理：机体各系统的退化会对老年人的活动协调性、耐受性和情绪产生一定影响，需要进行护理干预，保障其安全，提高其运动的积极性。①正确选择。老年人应根据自己的年龄、身心状况选择适当的运动项目，如步行、慢跑、太极拳等；锻炼计划的制定应考虑老年人的兴趣爱好和耐受程度，围绕他们想达到的锻炼目标去进行，增加配合程度；②循序渐进。运动前要做好充分的准备运动，给机体一个逐步适应的过程。可先开展相对容易、操作简单的活动，再根据个人耐受程度逐渐增加运动的时间、强度和频次。每增加新的活动项目前，都应该评估老年人对于此项活动的接受程度；③持之以恒。锻炼有增强体质、防治疾病的效果，前提是要有一个逐步积累的过程；④运动时间。老年人运动的时间可控制在每周2～4次，每次30分钟左右较适宜。可选择在两餐之间，饱餐后和睡前不宜运动；⑤运动场所与气候。建议选择空气流通、地面平坦的户外场所，如公园、庭院、湖边等。外出前关注气候变化，夏季户外运动要注意补充水分，预防中暑，冬季则要防跌倒和感冒，雾霾天气则可选择室内活动；⑥其他。年老体弱者，患有多种慢性病或平时有气喘、心慌、胸闷或全身不适者，经医师评估后方可适当运动，以免加重病情或发生意外；运动过程中若突发急性疾病，出现心绞痛或呼吸困难等症状立即停止运动，并及时就医。

三、常见安全问题及护理干预

（一）跌倒

跌倒是一种不能自我控制的意外事件，指个体突发的、不自主的、非故意的体位改变，脚底以外的部位停留在地上、地板上或者更低的地方。跌倒可导致骨折、软组织损伤及脑部损伤等，不利于老年人的身心健康，甚至影响生活质量。大多数情况下可通过老年人自身和照护者的积极评估、干预、防范意识培养，以预防跌倒事件的发生。

1. 评估

（1）一般资料：收集跌倒者的年龄、性别、职业及文化背景等基本信息。

（2）跌倒的风险评估：跌倒的发生与多种因素有关，包括生理因素、病理因素、药物因素、环境因素和心理－社会因素等，可对其进行简单评估（表18-2）。

表18-2　老年人跌倒风险评估工具

项目	评分标准	项目	评分标准
运动	步态异常/假肢（3分） 行走需要辅助设施（3分） 行走需要旁人帮助（3分）	跌倒史	有跌倒史（2分） 因跌倒住院（3分）
精神不稳定状态	谵妄（3分） 痴呆（3分） 兴奋/行为异常（2分） 意识恍惚（3分）	自控能力	大便/小便失禁（1分） 频率增加（1分） 保留导尿（1分）
感觉障碍	视觉受损（1分） 听觉受损（1分） 感觉性失语（1分） 其他情况（1分）	睡眠状况	多醒（1分） 失眠（1分） 夜游症（1分）
用药史	新药（1分） 心血管药物（1分） 降压药（1分） 镇静、催眠药（1分） 戒断治疗（1分） 糖尿病用药（1分） 抗癫痫药（1分） 麻醉药（1分） 其他（1分）	相关病史	骨质疏松症（1分） 骨折史（1分） 低血压（1分） 药物/乙醇戒断（1分） 缺氧症（1分） 年龄80岁及以上（3分）

注：评分标准如下。所有项目评分后，累加计算总得分。总分1～2分为跌倒低风险；3～9分为跌倒中风险，需要引起重视，关注计分项目采取相应干预措施；10分及以上为跌倒高风险，需引起高度警惕，可寻求专业人员进一步评估，制定防跌倒应对方案。

（3）跌倒的状况评估：①跌倒现场状况。主要包括现场其他人员看到的跌倒环境、跌倒性质、跌倒时着地部位、跌倒发生后能否独立站起、现场评估情况、跌倒预后和疾病可能的负担等；②跌倒后的身体状况。立即检查是否发生与跌倒有关的受伤。老年人跌倒后很可能伴随软组织损伤、骨折等，需要做全面细致的体格检查，尤其是着地部位和受伤部位。首先检查外伤及骨折的严重程度，同时进行头部、胸腹部、四肢、听觉、视觉等的全面检查，过程中注意观察生命体征、意识、面容等；③心理-社会状况。关注有跌倒史的老年人之后有无产生恐惧心理，或产生后不容易消除而减少日常活动和外出，导致活动能力减退、活动范围缩小，不利于老年人增强肌力和正常的人际交往，甚至影响生活质量。

2. 护理干预处方

（1）紧急处理：发现老年人跌倒，不要急于扶起，要分情况进行处理。①意识不清时，立即拨打急救电话，有外伤、出血者，立即止血及包扎；若有呕吐，将头偏向一侧，并清理口、鼻腔分泌物，保持呼吸道通畅；有抽搐者应移动至平整软地面或身体下垫软物，防止碰、擦伤，必要时牙间垫较硬物，防止舌咬伤，不要硬掰抽搐肢体，防止肌肉、骨骼损伤；如呼吸、心跳停止，应立即进行胸外心脏按压、口对口人工呼吸等急救措施；如需搬动，保证平稳，尽量平卧；②意识清楚时，评估其是否能独立站起，尽量回忆跌倒过程，评估是否伴有剧烈头痛、口角歪斜等情况。如有则拨打急救电话。

（2）一般护理：观察生命体征、意识、瞳孔大小等，有无单侧无力、口齿不清等，警惕有无内出血、颅脑损伤及休克征象。

（3）跌倒后的护理：大多数老年人跌倒后可能因不同程度的身体损伤而需要卧床休息，针对长期卧床的患者，护理人员应注意评估患者的日常生活活动能力，鼓励其做力所能及的日常活动如吃饭、穿衣等，适当提供基础护理，满足日常生活需求；注意压疮、坠积性肺炎、尿路感染等并发症的预防；根据恢复情况制定功能锻炼、康复训练等计划，并给予一定的指导和帮助，既能预防失用性综合征，又能促进老年人早日回归家庭和社会生活。

（4）心理护理：帮助老年人分析跌倒并产生恐惧心理的原因，可以从自己的身体机能或者周围人的跌倒经历等方面去探讨，共同制定预防跌倒再次发生的针对性措施，以增强信心和减轻或消除恐惧心理。

（5）健康指导：①评估跌倒因素、制定针对性措施。可通过测试、问卷调查、病历资料或家庭访视等途径收集老年人跌倒的相关信息，进行评估、分析老年人跌倒的危险因素；可根据国际公认的伤害预防策略原则及老年人跌倒干预技术指南，制定预防跌倒的具体指导措施；②环境设置。地面保持干燥、平坦，室内光线充足、通风良好；经常使用的物品存放在高度适宜的位置，避免登高取物；可在卧室、走廊、洗手间设置地灯以防夜间跌倒；③树立防跌倒意识。加强老年人及其家属或照护者防跌倒知识和技能的宣教，告知其在紧急情况下应如何寻求帮助；可模拟多种跌倒情景，培训跌倒后不同情况的紧急处理；④合理运动。以增强肌力、耐力，协调性、平衡能力为目的，指导并协助老年人进行适宜的、规律的锻炼活动，如太极拳、八段锦、散步、慢跑等；⑤饮食指导。保证膳食营养均衡的同时，适当增加维生素D和钙的摄取，预防骨质疏松增强骨骼强度，尤其是绝经后的老年女性；⑥合理用药。老年人应在医师的指导下用药，不随意加药或减药，更不要自行同时服用多种药物，并且注意观察用药后的反应及药物的不良反应；⑦辅助工具的选择。指导老年人根据个人需求选择长度适宜、手接触面积较大的拐杖，在老年人触手可及的地方放置拐杖、助行器等经常使用的辅助工具。

3. **护理干预效果评价**　老年人及家属或照顾者能识别跌倒的危险因素，并主动防护；跌倒发生后得到有效的处理和护理且日常生活需求得到满足；老年人对跌倒的恐惧心理好转或消除；跌倒的发生率下降，因跌倒造成的伤害和/或死亡下降。

（二）吞咽障碍

吞咽障碍又称吞咽功能低下、吞咽异常或者吞咽紊乱，常伴有咽部、胸骨后或食管部位的梗阻停滞感觉。吞咽障碍是导致老年人营养不良、脱水、吸入性肺炎甚至窒息的重要原因之一。

1. **评估**

（1）一般资料：收集患者的年龄、性别、职业及文化背景等基本信息。

（2）吞咽障碍的评估：衰老、口腔和咽喉部的疾患、神经系统疾病和某些治疗手段等均可导致吞咽障碍的发生。对于高龄、认知障碍或神经系统疾病患者、日常生活能力低下者、口腔干燥者和有口腔或牙齿受慢性病影响者，应辅助医师进行吞咽功能障碍的评估。

（3）进餐习惯评估：评估有无不良进食习惯如进食速度过快、边进食边说话、饮酒过量、偏好辛辣刺激性食物、精神状态差等。进食是否需要指导、协助或完全依赖。

（4）评估是否发生噎呛：①早期表现为进食时突然不能发声，大量食物积存于口腔、咽喉前部，面色涨红并有呛咳反射；如果食物吸入气管，会极度不适感，常不自主地手呈"V"状紧贴于颈前喉部，并用手指口腔出现呼吸困难的痛苦表情；②中期表现为食物堵塞咽喉部或呛入气管，食物吐不出有胸闷、窒息感，两手乱抓，两眼发直；③晚期表现为食物已误入气管，患者面色苍白、大汗淋漓、口唇发绀、意识模糊、烦躁不安，梗阻无法及时解除，可出现大小便失禁、抽搐、昏迷，甚至呼吸心跳停止。

（5）心理－社会状况：噎呛一旦发生便危及生命，老年人及其家属若没有充分掌握相关知识，容易产生焦虑和恐惧的心理。重点评估其是否已出现焦虑和恐惧的心理问题。

2. 护理干预处方

（1）吞咽功能训练：①口腔感觉训练。使用冰棉棒刺激或冰水漱口进行冷刺激；②嗅觉刺激。用刺激性气味的物品如薄荷脑刺激嗅觉。

（2）头颈控制训练：头部从正中开始，分别向前后、左右各方向做旋转运动和提肩、沉肩运动等。

（3）面部肌肉锻炼：包括皱眉、鼓腮、张口、微笑、缩唇等。

（4）舌肌运动锻炼：指导患者面对矫正镜用舌尖尽量触及两侧唇角、弹舌、沿唇做环转运动。

（5）代偿方法：①食物调整。对液体稠度进行调整，针对单纯饮水呛咳的患者，可以加凝固粉将果汁、牛奶、茶、汤等液体增稠；②调整吞咽姿势。通过头颈部伸展、头颈部屈曲等形式帮助食团下行；③进食工具的调整。可选择杯子、勺子、吸管、缺口杯或运动水杯等；④环境改造。可搭配适当音乐营造用餐氛围；进餐时避免进行治疗或其他活动，鼓励老年人到餐厅与他人共同进食以促进食欲。

（6）进食护理。①进食前评估。经评估属高危噎呛或误吸风险的人群，遵医嘱在医师指导下开始经口摄食，家属或护理人员注意与营养治疗师关于食物或液体种类、食物黏稠度等的选择进行沟通；②进食准备。提供舒适安静、光线柔和的用餐环境；老年人用餐时应保持一定的专注度，不在精神疲惫、情绪低落时用餐；少食多餐、细嚼慢咽，进食量及速度适宜；选择合适的餐具，应用多种方法鼓励老年人自己进食，必要时给予指导和协助喂食；③食物选择。依据老年人的饮食习惯和噎呛情况，提供丰富、营养、清淡易消化的食物，避免有刺、干硬、黏稠等容易引起噎呛的食物如锅巴、糯米等；减少辛辣刺激食物和酒精的摄入；食物温度不宜过冷或过热；食物外形尽量做到色、香、味俱全，以刺激食欲；④体位管理。应坐在椅子上进食，保持上半身呈直立体位，可以用枕头、坐垫等协助体位的保持。卧床患者如不能坐起，进食期间应保持抬高床头60°，待用餐完毕后至少20分钟才能放低床头。若上述两种体位保持方式均无法执行，可由照顾者协助经口进食；⑤进餐观察。观察老年人的体位、食量、食速，不要与其交谈或催促进食，发生呛咳时应暂停进食；发现其突然不能说话、剧烈呛咳、呼吸困难等症状，及时检查呼吸道情况，尽快排出堵塞的食物，保持呼吸道通畅；⑥协助喂食的方法。对于自己进食困难的老年患者，照顾者和老年人在喂食时的视线应保持在同一水平面；调整每口喂食的量和食速；流质和固体食物应交替喂食。若对象为偏瘫患者，注意应从健侧进行喂食，待张口确认完全咽下，再送入下一次的食物。若发生呛咳，因暂停进餐，待呼吸平稳后再喂食物；⑦误吸的紧急处理。A. 清醒状态下误吸异物致呼吸道堵塞：通常采用海姆立克腹部冲击法急救。第一步，救护人员站在患者背后并帮助患者保持站立体位，双手臂经患者腋下环绕腰部；第二步，一手握拳，将拳头的拇指一侧放在患者的胸廓下段与脐上的腹部位置；第三步，用另一只手抓住拳头，肘部张开，用快速向上的冲击力挤压患者腹部。反复重复第三步，直至异物吐出。B. 无意识状态下误吸异物，堵塞呼吸道的急救：救护人员予患者以平卧位，肩胛下方垫高，颈部伸直，摸清环状软骨下缘和环状软骨上缘的中间部位，稳准地刺入一个粗针头（12～18号）于气管内，暂时缓解缺氧状态，争取时间抢救，必要时配合医师行气管切开术。C. 气道保护方法：气道保护方法旨在增加患者口、咽、舌骨喉复合体等结构的运动范围，增强运动力度，增强患者的感觉和运动协调性。可采用用力吞咽法：当吞咽时，所有的咽喉肌肉一起用力挤压；⑧心理护理。疏导老年人不良情绪，鼓励其主动进餐，寻求患者家属配合，给予患者亲情层面的情感支持，同时参与康复训练计划制定与执行。

3. **护理干预效果评价** 老年人积极配合治疗及护理，吞咽障碍情况得到缓解并未发生窒息、急性意识障碍和相关并发症；老年人、家属及照顾者掌握预防呼吸异物堵塞呼吸道的相关知识，以及误吸与噎呛的自救方法；焦虑和恐惧情绪在心理护理之下得到减轻。

（三）疼痛

疼痛是指由感觉刺激而产生的一种生理、心理活动及情感上的不愉快经历，是临床上常见的症状之一。老年人的感觉灵敏度和主诉疼痛的能力降低，尤其是65岁以上的老年人，会因各种易诱发疼痛的疾病而不适感明显增加，如冠心病、高血压、关节炎、骨折、溃疡、糖尿病等。这不仅使老年人的活动功能与生活行为受限，影响生活质量，还增加了社会负担。因此，老年人的疼痛问题值得重视并进行有效应对。

1. **疼痛评估**

（1）视觉模拟评分法：采用一条长约10 cm的游动标尺，一面共标有10个刻度，两端分别为"0"和"10"，"0"分表示无痛，"10"分表示剧烈疼痛（图18-1）。使用时将无刻度的一面朝向患者，让其将疼痛程度标记在直尺相应位置上，评估者根据标记的位置进行分数评估，临床评定以0～2分为优，3～5分为良，6～8分为可，大于8分为差。亦可用于评估疼痛的缓解情况，一端标上"疼痛无缓解"，而另一端标上"疼痛完全缓解"。

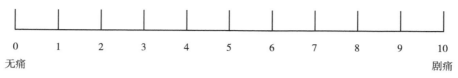

图18-1　视觉模拟评分法

（2）Wong-Banker面部表情量表：采用从微笑至难过至哭泣的6种面部表情表达疼痛程度。0表示非常愉快、无疼痛，2表示微痛，4表示有些疼痛，6表示疼痛明显，8表示疼痛剧烈，10表示疼痛难忍（图18-2）。此评分法易于掌握，适合任何年龄阶段，且不限文化背景或性别要求。尤其是急性疼痛患者、老年人、儿童及表达能力障碍者。

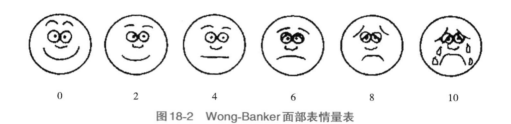

图18-2　Wong-Banker面部表情量表

2. 护理干预处方　总体目标是老年人的疼痛症状得到及时评估、治疗及护理并有所改善，能正确掌握处理疼痛的药物镇痛和非药物镇痛方法，并观察用药期间的反应和不良反应。适当增加日常运动改善睡眠和生活质量，缓解焦虑、烦闷情绪。

（1）用药护理：①药物镇痛。可在医师指导下服用镇痛药物，常用药物如下。A. 非甾体抗炎药，常用于治疗骨关节炎、类风湿关节炎等疾病，具有抗炎、抗风湿、镇痛、退热和抗凝血等作用。如对乙酰氨基酚、阿司匹林、布洛芬等药物；B. 阿片类镇痛药物，主要用于缓解中到重度疼痛如急性疼痛和恶性肿瘤引起的疼痛。不良反应与个体差异、年龄因素、肝肾功能等多种因素有关，有恶心、呕吐、便秘和呼吸抑制等，用药过程中注意观察和处理；C. 其他药物，非阿片类中枢性镇痛药如曲马多，其呼吸抑制作用弱、依赖性小、镇痛作用显著。用于各种中度、重度急慢性疼痛，如癌症疼痛、骨折、各种术后疼痛和牙痛等；D. 外用药物，外用的镇痛药物有扶他林乳膏、云南白药酊和复方酮洛芬凝胶等，适用于不能口服或已经应用大剂量阿片的患者。注意各种外用镇痛药的使用方法；②非药物镇痛。此方法作为药物治疗的辅助措施，可减少使用镇痛药物，达到改善其健康状况的效果。如冷热疗法，针灸推拿、放松疗法、音乐疗法均对减轻疼痛有一定作用。

（2）运动锻炼：运动锻炼增强骨骼肌肉力量的同时，可调节情绪、缓解慢性疼痛和抑郁症状，促进全身的协调和平衡。

（3）健康指导：指导老年人和家属使用常用的疼痛评估方法，遵医嘱按时正确服用镇痛药，不擅自加药或停药以影响疗效，同时注意观察药物的反应和不良反应及与其他药物的相互作用，如长期服用阿片类药物的老年患者常有便秘症状的出现，可选用麻仁丸等中药软化粪便。

（4）心理护理：护理人员应给老年人提供倾诉疼痛感受的机会，并认真倾听，给予关心和安慰以减轻其心理压力。同时可鼓励患者适当运动锻炼，以分散注意力减轻其疼痛和焦虑、抑郁情绪。

3. 护理干预评价　经有效治疗和护理后，老年患者的疼痛症状得到及时评估、治疗及护理并有所改善，老年人和家属能正确运用药物镇痛和非药物镇痛方法，并观察用药期间的疗效和不良反应。适当增加日常运动改善睡眠和生活质量，使焦虑、烦闷情绪得到缓解。

第二节　高血压主要健康问题护理干预规范

一、护理评估

1. 病史

（1）患病与诊治经过：了解患者确诊为高血压的时间，既往高血压情况及血压最高水平，伴随症状及程度，是否接受过降压治疗及其疗效与不良反应，是否遵从医疗治疗；有无提示继发性高血压的线索。

（2）目前状况：评估患者目前血压水平、有无伴随症状及程度；有无跌倒等危险因素；有无心血管危险因素、靶器官损害程度及伴随的临床疾患；评估患者的心血管风险程度。

（3）相关病史：评估患者有无冠心病、心力衰竭、脑血管病、周围血管病、糖尿病、痛风、血脂异常、支气管痉挛、睡眠呼吸暂停综合征、肾脏疾病等病史；评估患者直系亲属中有无高血压、糖尿病、冠心病、脑卒中家族史及其发病年龄。

（4）个人史：评估患者与疾病相关的生活方式，如膳食脂肪、盐、饮酒、吸烟、体力活动及体重变化等情况；是否服用使血压升高的药物等。

（5）心理-社会状况：评估患者的性格特点、文化程度、工作环境、心理状况及有无精神创伤史等；患者对高血压疾病相关知识的了解程度；患者的社会支持情况。

2. 身体评估　正确测量血压和心率，必要时测定立卧位血压和四肢血压；测量BMI、腰围及臀围；评估有无继发性高血压的相关体征（如触诊肾脏增大提示多囊肾或嗜铬细胞瘤；股动脉脉搏消失或延迟出现、下肢血压低于上臂血压提示主动脉夹层等）；听诊颈动脉、胸主动脉腹部动脉和股动脉有无杂音等。

3. 实验室及其他检查　通过检查结果，进一步了解患者是否存在危险因素、是否伴有靶器官损害，并寻找继发性高血压存在的证据等。

二、护理干预

（一）健康人群

加强健康宣教，告知高血压的高危因素，并从饮食、运动等方面进行预防。

（二）高危及患病人群

高血压患者的日常食养八部曲包括：减少钠盐摄入，增加钾摄入，合理膳食，控制体重，不吸烟，限制饮酒，增加运动，心理平衡，管理睡眠。

1. 疾病知识宣教　宣教高血压发生的原因、临床表现、并发症及血压监测的方法，提高其血压监测依从性。

2. 用药护理　引导其规范用药，掌握服药的剂量及时间，使其认识到坚持服药的重要性。

3. 体位性低血压护理　日常生活中，当患者取仰卧位，指导其起床应缓慢坐起，之后方可缓慢站起。此外，若出现头晕等症状，需要立即休息。

4. 生活方式干预　患者需以清淡饮食为原则。一般每人每日食盐的摄入量应控制在5 g。需吃蔬菜和易消化的食物，少吃油腻食物。

控制体重，避免超重和肥胖。告知患者高血压与肥胖密切相关，减轻体重可以改善降压药物的效果及降低心血管事件的风险。最有效的减重措施是控制能量摄入和增加体力活动。管理睡眠，开展强化睡眠指导及生活护理干预可有助于降低机体血压水平，提升睡眠质量。高血压患者要养成良好的排便习惯，最好采用坐式马桶，切忌用力排便。

5. 运动护理干预　见本书第十六章。

6. **家庭血压监测护理** 指导患者进行家庭血压监测，应教会患者和家属正确的家庭血压监测方法，指导患者掌握测量技术，规范操作，如实记录血压测量结果，随访时提供给医护人员作为治疗参考。测量方法如下。

（1）被测量者安静休息至少5分钟后开始测量坐位上臂血压，上臂应置于心脏水平。

（2）推荐使用经过验证的上臂式医用电子血压计，水银柱血压计将逐步被淘汰。

（3）使用标准规格的袖带（气囊长22～26 cm、宽12 cm），肥胖者或臂围大者（＞32 cm）应使用大规格气囊袖带。首测时应测量两上臂血压，以血压读数较高的一侧作为测量的上臂。

（4）测量血压时，应相隔1～2分钟重复测量，取2次读数的平均值记录。如果收缩压或舒张压的2次读数相差5 mmHg以上，应再次测量，取3次读数的平均值记录。

（5）老年人、糖尿病患者及出现体位性低血压情况者，应该加测站立位血压。站立位血压在卧位改为站立位后1分钟和3分钟时测量。

（6）据《2019中国家庭血压监测指南》推荐，家庭血压监测时，应每日早、晚测量血压，每次测量应在坐位休息5分钟后，测2～3次，间隔1分钟。初诊患者和治疗早期或虽经治疗但血压尚未达标患者，应在就诊前连续测量5～7天；血压控制良好时，每周测量至少1天。通常，早上血压测量应在起床后1小时内进行，服用降压药物之前，早餐前，剧烈活动前。由于我国居民晚饭时间较早，因此建议，晚间血压测量在晚饭后、上床睡觉前进行。不论早上，还是晚上，测血压前均应注意排空膀胱。为了确保家庭血压监测的质量，血压监测期间，应记录起床、上床睡觉时间、三餐时间及服药时间。

7. **心理护理** 见本书第十七章。

8. **高血压急症的护理**

（1）及时降压，选择有效的降压药物，静脉给药，持续监测血压。

（2）控制性降压：初始阶段（一般数分钟至1小时内）降压的目标为平均动脉压的降低幅度不超过治疗前水平的25%；在其后2～6小时应将血压降至安全水平（一般为160/100 mmHg左右）。临床情况稳定后，在之后的24～48小时逐步将血压降至正常水平。同时，针对不同的靶器官损害进行相应处理。

（3）合理选择降压药：要求药物起效迅速，短时间内达到最大作用；作用持续时间短，停药后作用消失较快；不良反应较小。

（4）避免使用的药物：如利血平；治疗开始时也不宜使用强力的利尿药。

9. 高血压并发症的护理措施

（1）高血压脑病：若出现剧烈头痛并伴有恶心呕吐时，立即卧床休息，尽快至医院救治。

（2）脑血管意外：若患者出现脑出血的情况，应保持环境安静，卧床休息，抬高床头，有利于静脉回流。监测生命体征，尤其是血压的变化。定期翻身，预防压力性损伤。促进痰液的排出，防止肺部感染。预防深静脉血栓的形成，可以多喝水，早期使用气压治疗及弹力袜。另外还需要进行饮食的调节。

（3）高血压合并冠心病：指导患者采用药物将指标控制平稳；在用药方面一定要注意规律，避免漏服，平时服药时间及服药的种类，一定需要规律的服用，这样才有可能将病情控制稳定；饮食方面要格外的注意，低盐、低脂饮食，避免暴饮暴食，尽量吃一些容易消化的食物，种类上可以适当地吃一些豆制品、谷物食品，少量的瘦肉、鱼类，多吃些新鲜的蔬菜、水果；要注意戒烟限酒，最主要的是注意戒烟，作息规律，避免熬夜；消除紧张的焦虑的心理，保持良好的心情，才有利于疾病的恢复。

（4）原发性高血压伴有心肾功能衰竭：原发性高血压伴有心肾功能衰竭时出现水肿，且需低盐饮食，一天不超过3 g。若高血压伴有肾损害时，首先，高血压肾损害的患者，要控制好血压，因此，要每天定期监测血压，最好血压控制到130/80 mmHg以下。避免劳累、感染、感冒等引起肾损害进一步加重的因素。低盐饮食，避免食用豆制品。

三、护理干预评价

高危人群能采取积极的行为方式进行疾病预防，患者在耐受的情况下，逐步降压达标，一般高血压患者，应将血压降至140/90 mmHg以下；老年（≥60岁）高血压患者，血压应降至＜150/90 mmHg，如果能耐受，可进一步降至140/90 mmHg以下，一般糖尿病或慢性肾脏病患者的血压目标可以再适当降低。

第三节　糖尿病主要健康问题护理干预规范

一、护理评估

1. 基本信息　应详细询问患者的信息，如年龄、糖尿病及其并发症的症状、既往史、家族史。既往史包括患者是否有高血压、血脂异常、冠心病、脑血管病变、周围血管病变及治疗情况。家族史包括一级亲属是否患糖尿病。了解生活方式，包括是否吸烟、饮酒等。

2. 体格检查　应常规测量血压、心率、身高、体重，并计算BMI。

3. 实验室检查　包括测量指尖空腹和餐后2小时血糖。

二、护理干预

（一）健康人群

以健康教育为主，提高人群对糖尿病防治的知晓度和参与度，倡导合理膳食、适量运动、戒烟、限酒的健康生活方式，教会健康人群识别糖尿病的高危因素，定期自查评估，提高社区人群整体的糖尿病防治意识。

（二）高危人群

1. 高危人群的干预内容

（1）指导其应通过饮食控制和运动以降低糖尿病的发生风险。

（2）定期检查血糖，密切关注其他心血管危险因素（如吸烟、高血压、血脂异常等），并给予适当的干预措施。

具体目标：①超重或肥胖个体BMI达到或接近24.0 kg/m^2，或体重至少下降7%；②每日饮食总热量至少减少400～500 kcal（1 kcal＝4.184 kJ），超重或肥胖者应减少500～750 kcal；③每人每天食用盐的总量不超过5 g。

2. 高危人群的糖尿病定期筛查

（1）糖尿病筛查的年龄和频率：对于糖尿病高危人群，首次筛查结果正常者，宜每3年至少重复筛查一次。

（2）糖尿病筛查的方法：对于具有至少一项危险因素的高危人群应进一步进行空腹血糖或任意点血糖筛查，其中空腹血糖筛查是简单易行的方法，宜作为常规的筛查方法，但有漏诊的可能性。如果空腹血糖≥6.1 mmol/L或随机血糖≥7.8 mmol/L，建议行口服葡萄糖耐量试验，同时检测空腹血糖和糖负荷后2小时血糖。

（三）患病人群

1. 患病人群的干预内容　包括糖尿病教育和糖尿病急慢性并发症的识别与筛查。

2. 疾病知识宣教　每位糖尿病患者一旦确诊即应接受糖尿病教育，教育的目标是使患者充分认识糖尿病并掌握糖尿病的自我管理能力。糖尿病自我管理教育的总体目标是支持决策制定、自我管理行为、问题解决和与医疗团队积极合作，对糖尿病患者的自我管理教育，可提高患者病情控制水平，最终改善临床结局、健康状况和生活质量。糖尿病教育的时机如下。①新诊断糖尿病时；②每年进行健康评估和并发症防治时；③出现新的复杂因素影响自我管理时；④健康状态和照护发生改变时。

3. 居家护理　指导居家便携式血糖仪检测血糖的方法及糖尿病急性并发症的识别与处理，慢性并发症的识别与筛查，使用胰岛素者指导胰岛素注射的正确方法。居家便携式血糖仪检测血糖的方法如下。

（1）测试前的准备：①检查试纸条和质控品贮存是否恰当；②检查试纸条的有效期及调码（如需要）是否符合；③清洁血糖仪并妥善保管。

（2）毛细血管血糖检测：①插入试纸，用75%乙醇擦拭常用采血部位（双手指腹两侧（大拇指一般不采血）、足跟两侧等），在紧急时可在耳垂处采血，水肿或感染的部位不宜采用。待干后进行皮肤穿刺；②皮肤穿刺后，轻压使血液自然流出，弃去第一滴血液，将第二滴血液置于试纸上指定区域（注意在血糖仪提示滴血标识时滴血）；③严格按照仪器制造商提供的操作说明书要求和操作规程进行检测；④测定结果的记录：包括被测试者姓名、测定日期、时间、结果、单位、检测者签名等；⑤使用后的针头应置专用医疗废物锐器盒内，按医疗废物处理。

4. 糖尿病急性并发症的识别与处理

（1）低血糖：①低血糖分级如下。血糖＜3.9 mmol/L且≥3.0 mmol/L，为1级低血糖；血糖＜3.0 mmol/L，为2级低血糖；没有特定血糖界限，伴有意识和/或躯体改变的严重事件，需要他人帮助的低血糖，为3级低血糖；②低血糖的识别。如糖尿病患者出现交感神经兴奋（如心悸、焦虑、出汗等）或中枢神经系统症状（如神志改变、认知障碍、抽搐和昏迷）时应考虑低血糖的可能，及时监测血糖诊断标准，糖尿病患者只要血糖水平＜3.9 mmol/L就属低血糖范畴。老年患者发生低血糖时常可表现为行为异常或其他非典型症状。有些患者发生低血糖时可无明显的临床症状，称为无症状性低血糖，也称为无感知性低血糖或无意识性低血糖。有些患者屡发低血糖后，可表现为无先兆症状的低血糖昏迷；③低血糖的处理。血糖＜3.9 mmol/L时即需要补充葡萄糖或含糖食物。意识清楚者给予口服15～20 g糖类食品（葡萄糖为佳，如2～5个葡萄糖片、半杯橘子汁、2大块方糖、一勺蜂蜜等）；意识障碍者应立即就近就诊。

（2）高血糖危象：包括糖尿病酮症酸中毒和高血糖高渗状态。糖尿病患者如出现原因不明的恶心、呕吐、腹痛、酸中毒、脱水、少尿、休克、神志改变、昏迷，尤其是呼吸有酮味（烂苹果味）、血压低而尿量多者，且血糖≥16.7 mmol/L，应考虑高血糖危象，需尽快就诊。

5. 饮食干预指导　见本书第十五章。

6. 饮酒及注意事项

（1）女性一天饮酒的乙醇量不超过15 g，男性不超过25 g（15 g乙醇相当于350 mL啤酒、150 mL葡萄酒或45 mL蒸馏酒）。每周饮酒不超过2次。

（2）应警惕乙醇可能诱发的低血糖，尤其是服用磺脲类药物或注射胰岛素及胰岛素类似物的患者，应避免空腹饮酒并严格监测血糖。

7. 戒烟的措施及注意事项　吸烟是HbAlc升高的独立危险因素，吸烟数量每增加20包/年，HbAlc升高0.12%。建议所有的糖尿病患者不要吸烟及使用其他烟草类产品及电子烟，并尽量减少二手烟暴露。

8. 指导掌握正确的胰岛素注射方法

（1）根据使用的胰岛素种类选择相应的注射部位：常用的人体适合注射胰岛素的部位是腹部、大腿外侧、上臂外侧和臀部外上侧。腹部边界如下。耻骨联合以上约1 cm，最低肋缘以下约1 cm，脐周2.5 cm以外的双侧腹部；双侧大腿前外侧的上1/3；双侧臀部外上侧；上臂外侧的中1/3；使用短效胰岛素或与中效混合的胰岛素时，优先考虑的注射部位是腹部。对于中长效胰岛素，例如睡前注射的中效胰岛素，最合适的注射部位是臀部或大腿。

（2）定期检查注射部位：每次注射前均应检查注射部位，判断并避开出现疼痛、皮肤凹陷、皮肤硬结、出血、瘀斑、感染的部位。如果发现皮肤硬结，应确认硬结部位及大小，避开硬结注射。

（3）定期轮换注射部位：每天同一时间注射同一部位。每周左右轮换注射部位。每次注射点应与上次注射点至少相距1 cm。避免在1个月内重复使用同一注射点。

（4）胰岛素注射笔注射方法：①洗手；②未开封的瓶装胰岛素或胰岛素笔芯应提前30分钟取出，在室温下回暖；③核对胰岛素和笔芯。包括核对胰岛素剂型，检查笔芯有无破损或漏液，检查笔芯中的药液性状，并确认在有效期内；确保胰岛素笔内有足够的胰岛素量。注射预混胰岛素前，为保证剩余的胰岛素能被充分混匀，应确保胰岛素笔中的预混胰岛素大于12 U。若不足，应及时更换新笔芯；④安装胰岛素笔芯。胰岛素笔与胰岛素笔芯必须匹配，具体操作步骤应参照各胰岛素厂说明书。A. 旋开笔帽，拧开笔芯架；B. 将笔芯装入笔芯架，拧紧；C. 装上笔用针头，备用活塞杆复位；⑤将胰岛素充分混匀。在使用云雾状胰岛素（如NPH和预混胰岛素）之前，应将胰岛素充分混匀。将胰岛素笔平放在手心中，水平滚动10次，然后用双手夹住胰岛素笔，通过肘关节和前臂的上下摆动，上下翻动10次，使瓶内药液充分混匀，直至胰岛素转变成均匀的云雾状白色液体；⑥正确安装胰岛素笔用针头；⑦排尽笔芯内空气。切记使用前及更换笔芯后均应排尽笔芯内空气。排气步骤如下。注射前，将剂量调节旋钮拨至2 U，针尖向上直立，手指轻弹笔芯架数次，使空气聚集在上部后，按压注射键，直至一滴胰岛素从针头溢出，即表示活塞杆已与笔芯完全接触，且笔芯内的气泡已排尽；⑧将剂量旋钮旋至所需刻度；⑨注射部位的检查和消毒；⑩判断是否捏皮，选择合适的注射手法及进针角度；⑪快速进针，缓慢注射药物；⑫针头停留至少10秒；⑬拔出针头；⑭针头套上外针帽后规范丢弃。

（5）胰岛素专用注射器的注射方法：①使用一种胰岛素注射时，步骤如下。A. 将瓶装胰岛素充分混匀；B. 用酒精棉消毒注射液瓶盖；C. 先去除注射器后端的盖子，然后摘掉针头帽，抽取与所需胰岛素注射液等量的空气；D. 将空气垂直注入直立的胰岛素瓶中；将胰岛素瓶倒立，将针筒的活塞抽取到所需刻度的位置。如在抽取胰岛素时，注射器内产生了气泡，可多抽取几个单位后用手指轻弹针筒内的气泡，当气泡升高至针筒顶部时，继续将活塞推至所需刻度的位置，将气泡排出；E. 拔出针头，准备注射；F. 针头套上外针帽后规范丢弃；②使用两种胰岛素注射时（中效胰岛素与短效/速效胰岛素），步骤如下。A. 用酒精棉消毒注射液瓶盖；B. 先去除注射器后端的盖子，然后摘掉针头帽，抽取与所需中效胰岛素注射液等量的空气；C. 将空气垂直注入直立的中效胰岛素瓶中，在未抽取胰岛素的状态下，将针头拔出；D. 抽取与所需短效/速效胰岛素注射等量的空气，按照相同的方法注入瓶内；E. 将中效胰岛素充分混匀，以相同方法抽取所需剂量的中效胰岛素；F. 拔出针头，准备注射；针头套上外针帽后，规范丢弃。

（6）胰岛素注射时间：胰岛素根据高峰效应和作用时间不同分为速效、短效、中效、长效、超长效及预混胰岛素等类型，不同类型的胰岛素其注射时间也略有区别。①餐前立即皮下注射的胰岛素。速效或预混胰岛素类似物应在餐前注射；②餐前20～30分钟皮下注射的胰岛素。短效人胰岛素或预混人胰岛素应于餐前20～30分钟皮下注射，否则会引起低血糖或血糖控制不佳；③睡觉前注射的胰岛素。中效胰岛素作用时间持续13～16小时。中效胰岛素有一个吸收峰值，使用不当可能会导致低血糖。因此，建议在睡前（22点）注射；④睡前或每天固定时间注射的胰岛素。长效胰岛素适用于空腹血糖控制不佳的糖尿病患者；⑤每天任意时间注射的胰岛素。超长效胰岛素可以每天任意时间固定注射1次，可提供24小时基础胰岛素的剂量。属于基础胰岛素，一般建议睡前注射；⑥每天任意主餐前注射的胰岛素。如德谷门冬胰岛素，是一种新的超长效和速效的预混胰岛素。

9. 指导掌握胰岛素保存的正确方法

（1）已开封的瓶装胰岛素或胰岛素笔芯可在室温（15～30 ℃）下保存，保存期为开启后28天，或按照生产厂家建议的有效期进行保存，尤其是一些新型胰岛素。注意不能超过产品保质期。

（2）在室温超过30℃的情况下，已开封的胰岛素置于冰箱冷藏保存，使用时提前30分钟左右取出，或在手掌之间滚动使其回暖后再注射，以免引起注射时疼痛和不适感。

（3）未开封的瓶装胰岛素或胰岛素笔芯应储存在2～8℃的环境中，切勿冷冻。

（4）避免受热或阳光照射，防止震荡。

（5）在抽取胰岛素之前，先确认是否存在结晶体、浮游物或颜色变化等异常现象。

（6）外出旅游时应随身携带，不可托运，以免胰岛素受极端温度和剧烈振荡的影响，使胰岛素活性降低。温度较高时，可将胰岛素置于胰岛素冷藏包（盒）并随身携带。

10. 日常生活护理

（1）糖尿病足的预防：糖尿病足病治疗困难，但预防则比较有效。每天应检查双足，特别是足趾间；定期洗脚，用干布擦干，尤其是擦干足趾间；洗脚时的水温要合适，低于37 ℃；不宜用热水袋、电热器等物品直接保暖足部；避免赤足行走；避免自行修剪胼胝或用化学制剂来处理胼胝或趾甲；穿鞋前先检查鞋内有否异物或异常；不穿过紧的或毛边的袜子或鞋；足部皮肤干燥可以使用油膏类护肤品；每天换袜子；不穿高过膝盖的袜子；水平地剪趾甲；由专业人员修除胼胝或过度角化的组织；一旦有问题，及时至专科医师或护士处诊治。

（2）预防各种感染：糖尿病患者易发生感染，感染也是加重糖尿病的因素。注意预防常见感染部位：泌尿生殖系统、呼吸道、口腔、皮肤等。注意个人卫生，避免皮肤破损的各种因素，使用刺激性小的中性皂液，建议淋浴；对有反复感染的皮肤病者，应及时就医，不可随意用药。注意衣物宽松、透气、清洁；注意天气变化，及时增加衣物，预防感冒等上呼吸道传染性疾病，避免与肺炎、肺结核等感染者接触；使用软毛牙刷，每日早晚各刷牙一次，饭后漱口，如有牙龈发炎，应及时就医。

11. 心理护理 见本书第十七章。

三、护理干预评价

对于健康人群/糖尿病高危人群，应知晓糖尿病的危险因素，从饮食、运动等方面进行预防；对于患病人群，应提高患者用药、胰岛素注射和血糖监测依从性，掌握胰岛素注射的方法和注意事项，提高自我管理能力。老年人及家属或照顾者能识别低血糖等情况，并掌握基本的紧急救治方法。

第四节　肥胖症主要健康问题护理干预规范

一、护理评估

评估其基本情况，包括性别、年龄、职业、环境，父母兄弟姐妹有无肥胖。测量其BMI、腰臀比、体脂含量等；评估其饮食结构和生活方式。

二、护理干预

（一）健康人群

1. 饮食指导　健康的饮食习惯干预，增加谷物和富含纤维素食物及蔬菜、水果的摄取，食用低脂食品，减少高脂食物的摄取。

2. 运动指导　减少久坐的行为方式（如长时间看电视或者使用计算机），增加每天的运动量。

3. 生活方式干预　建立健康的生活习惯，生活规律，不熬夜，保持情绪愉快。减少酒精类摄入，避免甜食、饮料的摄入。

（二）高危人群

1. 饮食指导　改变不良饮食习惯，如进食多、喜甜食或油腻食物等摄入能量增多的饮食习惯。多食粗粮，提倡少食多餐，避免夜宵。

2. 运动指导　减少久坐的行为方式（如长时间看电视或者使用计算机），增加每天的运动量。

3. 生活方式干预　避免熬夜，酒精、高碳水化合物的摄入。减轻体重，降低腰围值。

（三）患病人群

1. 生活方式及心理干预

（1）饮食干预：①营养治疗，合理饮食，控制总能量摄入（详见本书第十五章）。②在习惯饮食的基础上减少15%～30%的能量摄取，这对于体重稳定的患者是合适的，或每天减少能量摄入600 kcal，这样有可能达到每周减轻体重0.5 kg。

（2）运动指导：本着循序渐进的原则适当增加每天的运动量（详见本书第十六章）。

（3）精神-心理支持：给予必要的心理支持，预防其不良情绪产生（详见本书第十七章）。

2. 减重代谢手术后护理

（1）术后管理：术后需密切监测患者生命体征和血清学指标，术后4周嘱其全流质饮食，5～6周半流质饮食，逐渐过渡至正常饮食，并逐步恢复正常运动。

（2）术后随访：术后第1年，每3个月随访1次，掌握患者体重控制情况及有无并发症发生，并给予必要的心理支持。

3. 居家护理

（1）烹饪方式的改变：以清蒸、水煮、凉拌为主要烹饪方式，尽量避免油煎、油炸、红烧的烹饪方式。

（2）三餐定时定量，规律饮食，戒烟酒。

（3）睡眠时间：合适的睡眠时间，每日6～8小时，不少于6小时，但不超过9小时，勿熬夜或白昼睡眠颠倒。

（4）自我监测：采用家中自备的电子秤经常测量体重是有效的自我监督方法。

（5）规律运动，避免久坐。

三、护理干预评价

对于健康人群/肥胖高危人群，应知晓肥胖的危险因素，从饮食、运动等方面进行预防；对于患病人群，应提高患者饮食、用药和运动治疗依从性，提高其疾病自我管理能力。对于接受手术治疗的患者，能做好术后居家护理，预防相关并发症发生。

第五节　慢性阻塞性肺疾病主要健康问题护理干预规范

一、护理评估

1. **基本信息**　详细询问患者的信息，如年龄、糖尿病及其并发症的症状、既往史、个人史、家族史。既往史包括患者是否有高血压、血脂异常、冠心病、脑血管病变、周围血管病变及治疗情况。个人史包括吸烟、饮酒、饮食等情况。家族史包括是否有遗传病。

2. **体格检查**　常规测量血压、心率、身高、体重。观察患者神志、皮肤温度、瞳孔大小、肢体活动度、BMI、营养情况、呼吸频率、发绀等情况。

3. **症状评估**　可采用改良版英国医学研究委员会呼吸困难问卷，对呼吸困难严重程度进行评估，或采用慢阻肺患者自我评估测试进行综合症状评估。

4. **肺功能评估**　可使用GOLD分级，慢阻肺患者吸入支气管舒张药物后，按照气流受限严重程度进行肺功能评估，即以FEV1占预计值百分比为分级标准。慢阻肺患者根据气流受限程度分为1～4级（GOLD分级）。

5. **其他评估**　6分钟步行试验等运动耐力测试，操作方便，以反映患者的症状严重程度，进一步判断其与初始评估是否一致，是否需要加强治疗。具体操作如下：患者采用徒步的运动方式，测量其在6分钟内，在平坦硬地上，以能承受的最快速度行走的最远距离。可将计时器设定在6分钟，患者站在起跑线上，一旦开始行走，立即启动计时器，在区间内尽自己的体能往返行走，行走中不要说话，不能跑跳，折返处不要犹豫。

二、护理干预

（一）健康人群

询问其是否有不适症状，着重在于预防宣教，指导患者戒烟限酒，锻炼身体，保持健康的生活方式，有条件者可进行疫苗接种，疫苗接种是预防相应病原体感染的有效治疗手段。

（二）高危人群

对高危人群进行早期筛查，通过早期改变不健康的生活方式，使具有慢阻肺高危因素的人群能够积极主动地控制各种危险因素，达到使慢阻肺不发生或推迟发生的目的。具体包括以下几点。

1. **慢性病的积极治疗与防范**　如积极治疗慢性支气管炎、防治高血压及糖尿病等。

2. **戒烟限酒**　提倡戒烟，劝导有饮酒习惯的人适度饮酒，因职业或环境粉尘、刺激性气体所致，应远离危险环境。

3. **年老体弱者的安全防护**　对于年老体弱者，应建立相应的安全措施，如保持地面清洁干燥，防止发生跌倒。行动不便者用助行器，出行应有家属陪同。卧床不起者，按时协助翻身（2小时翻身1次）和防止发生压疮，并鼓励其主动活动多饮水，防止静脉血栓的发生。

4. **加强锻炼，避免感染**　适当加强体育锻炼，提高自身抵抗力。

（三）患病人群

1. 稳定期治疗

（1）环境与休息：保持适宜室内适宜的温度（18 ～ 20 ℃）和湿度（50% ～ 60%），发挥呼吸道的自然防御功能。定时开窗通风，去污除尘，讲究个人卫生。

（2）饮食指导：见本书第十五章。

（3）用药指导：吸入给药系统指药物经特殊装置从呼吸道吸入的一种给药方式药物直达肺部，疗效好，药物进入血液循环量少，不良反应少，因此多首选吸入治疗。其治疗作用因给药装置的特点而异，吸入装置种类繁多，目前我国临床上应用的吸入装置主要分为 3 类：压力定量气雾吸入器和储雾罐、干粉吸入器、雾化吸入器。如图 18-3 为干粉吸入器的吸入方法图解，指导患者及家属掌握用药技巧。

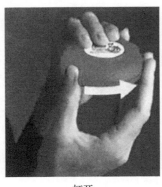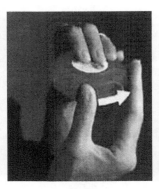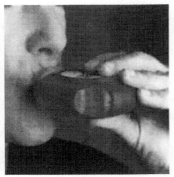

| 打开 | 推进 | 吸入 |

图 18-3　干粉吸入器

（资料来源：尤黎明，吴瑛. 内科护理学［M］. 7 版. 北京：人民卫生出版社，2022.）

（4）氧疗：一般经鼻导管吸入，流量 1.0 ～ 2.0 L/min，＞15 h/d。指导患者及家属正确佩戴氧气的方法，并达到一定的时间。氧疗有效的指标为患者呼吸困难减轻、呼吸频率减慢、发绀减轻、心率减慢、活动耐力增加。开始长期氧疗后，在60～90天，对患者的疗效进行重新评估，以判断氧疗是否有效及是否需要继续治疗。在居家护理服务中，需要向患者及其家属强调应在运动中进行氧疗，告知运动前后使用无效，在实践中可结合6分钟步行测试，以确定患者需要增加的氧流量。确定家庭氧疗方案后，应强调家庭用氧安全，保证氧疗装置远离煤气灶、火炉、蜡烛等明火，避免诱发火灾；同时提醒患者注意被氧气管道绊倒的风险，尤其在接受动态氧疗时。临床实践中，可采用书面材料，对患者及其照顾者开展氧疗安全教育。

（5）定期监测患者的肺功能情况并指导患者呼吸功能锻炼：呼吸训练的目的在于改善换气，改善肺部、胸部的弹性，维持和增大胸廓的活动度，强化有效的咳嗽，强化呼吸肌、改善呼吸的协调性，缓解胸部的紧张，增强患者的体质。具体如下。①指导患者进行膈式或腹式呼吸：患者取立位、卧位或半卧位，两手分别放于前胸和上腹部。用鼻缓慢吸气，膈肌最大限度下降，腹肌松弛，腹部凸出，手感腹部上抬；呼气时用口呼出，腹肌收缩，膈肌松弛，手感腹部下降。此外，可以在腹部放置小枕头、杂志或书本，锻炼腹式呼吸。如果吸气时，物体上升，证明是腹式呼吸；②指导患者缩唇呼吸：闭嘴经鼻吸气，缩唇缓慢呼气，同时收缩腹部；吸气与呼气的比为1:2或者1:3；缩唇的程度与呼气流量以能使距口唇15～20 cm处、与口唇等高水平的蜡烛火焰随气流倾斜又不至于熄灭为宜。缩唇呼吸和腹式呼吸每天训练3～4次，每次重复8～10次，腹式呼吸需要增加能量消耗，因此，只能在疾病稳定期或出院前进行训练。

（6）心理护理：具体见本书第十七章。

2. 急性加重期 明确导致急性加重期的原因，最常见的是细菌感染，应根据病情严重程度决定门诊还是住院治疗。

及时清理呼吸道分泌物及异物，改善呼吸功能，避免缺氧。①有效的咳嗽咳痰：对于长期卧床，排痰无力的患者每1～2小时改变体位1次，便于痰液引流，必要时用手在胸廓肺区处进行叩击，使痰液松动，利于咳出；协助患者取适当体位，指导患者深吸气后用力将痰液咳出；②对于痰量较多、呼吸功能较好的患者，适当应用体位引流（即利用重力作用使肺、支气管内的分泌物排出体外）。选择体位的原则是病变的部位处于高处，引流支气管开口向下，不同体位适用于不同部位分泌物的引流，如高半坐位可促使肺上叶分泌物的引流；引流通常在餐前进行，早晨清醒后立刻进行效果最好，每次15～20分钟，每日1～3次，依具体病情及耐受程度而定；引流过程中患者出现任何不适情况应立刻停止。引流前给予超声雾化吸入，配合腹式呼吸及胸部叩击或振荡排痰，提高引流效果。体位引流结束后，清水漱口，保持口腔清洁。

3. 日常生活护理

（1）排便护理：对于大便难解者，指导其粗纤维饮食，如多食蔬菜（芹菜、韭菜类）、水果等并指导其腹部环形按摩（从右边开始按顺时针的顺序），仍难解者使用开塞露或灌肠等方法，保持肛门清洁干燥。

（2）排尿护理：对于尿频、尿急、尿痛患者鼓励其多饮水（不少于2000 mL/d），适当休息，避免食用刺激性食物，对于尿潴留患者遵医嘱给予导尿，并注意保持会阴部清洁，对于尿失禁患者，训练膀胱功能如定时使用便器，初期可每隔1～2小时送一次便器，以训练有意识的排尿，促进排尿功能的恢复，对于留置尿管患者训练膀胱功能采用间歇性夹管方式来阻断引流，使膀胱定时充盈、排空，以促进膀胱功能的恢复，一般每3～4小时开放一次。

（3）口腔护理：口腔卫生指导，做到每日饭后漱口，早晚刷牙，保持口腔清洁，防止感染、对于长期卧床患者，注意每日用蘸有盐水的棉球进行擦拭。

（4）皮肤护理：保持皮肤的清洁，预防压疮的发生。

（5）适量劳动：鼓励患者从事力所能及的家务劳动，日常生活不过度依赖他人。

（6）家庭氧疗注意事项：指导家人和患者了解并掌握氧疗注意事项及氧疗的作用；氧疗装置周围严禁烟火，防止氧气燃烧爆炸；氧疗装置定期更换、清洁、消毒。

4. 特殊护理

（1）振动排痰：可采用传统人工叩背排痰，方法是（空心掌）两手手指并拢，手背隆起手指关节微屈成120°，指腹与大小鱼际着落，利用腕关节用力，由下至上，由两侧到中央，有节律地叩击患者背部持续5～10分钟，手掌根部离开胸壁3～5 cm，手指尖部离开胸壁10～15 cm为宜。叩击时发出空而深的"啪、啪"声响，则表明手法正确。可单手拍背，也可双手交替叩击。频率要快100～200次/分钟。一天应拍3～5次。

（2）呼吸操：病情稳定者可进行呼吸操锻炼。具体包括腹式呼吸、缩唇呼吸和全身呼吸体操功能锻炼。其中全身呼吸体操是由上身旋转、双手叉腰、展臂、抱胸、弯腰及双腿交替抬高、外展等动作组合而成，患者做各动作时皆采用腹式呼吸法呼吸4～8次，锻炼难度、速度视患者具体情况遵循从易到难、由快至慢的原则调整。

（3）长期卧床患者血栓的预防：应用Caprini风险评分进行评估，根据评估结果将患者分为低危（1～2分）、中危（3～4分）、高危（5～8分）、极高危（＞8分）。①低危组，给予患者翻身、活动指导，建议患者清淡饮食，禁食油腻食物，多食用西红柿、木耳及苹果等新鲜果蔬，加强纤维的摄入，积极预防深静脉血栓。指导患者正确的体位，严格卧床休息，休息时应将膝关节略微弯曲，以10°为宜，并将患肢抬高；②高危组，护理人员定期测评患者的下肢周径及皮肤温度，并观察患者的下肢情况有无水肿等。以适当力度对患者进行活动，用手握住患者踝部，将踝部固定，以踝关节为中心，做踝关节的跖屈、内翻、背伸、外翻组合一起的环绕运动。指导患者穿着弹力袜，促进下肢血液循环，抬高下肢，多饮水，多进食蔬菜、粗纤维食物，控制血糖，戒烟酒，尽早下床活动；③高危与极高危组，抗凝治疗期间注意患者机体是否存在出血部位，并让患者注意在日常生活中避免损伤，以免造成出血。嘱患者如出现牙龈出血、便血、腹痛、尿血、流鼻血等情况，应及时告知护理人员并给予对症干预。护理人员对患者患肢进行每日检测，若无法触及足背动脉搏动或脉搏微弱者，应及时与主治医师沟通。帮助患者更换干净、整洁的床上用品，避免患者出现皮肤溃烂等情况。

（4）家庭呼吸机的维护与消毒：在面罩使用后，应每周消毒一次。面罩可以用肥皂水清洗，晒干后再使用，呼吸机的管路和湿化器也应该每周消毒一次，用含氯消毒剂浸泡30分钟，用清水洗干净，晒干后再使用，所以要准备两套呼吸机管路，用来替换。

5. 紧急护理　患者一旦出现精神紊乱、嗜睡或昏迷、皮肤黏膜发绀、湿冷、大汗淋漓、血压不稳定、呼吸频率＞25次/分，且有憋气主诉，其他无法处理的急症，应社区紧急处理后立即转诊。

三、护理干预评价

对于健康人群/慢阻肺高危人群，应能早期识别慢阻肺的危险因素，做好一级预防；对于患病人群，应提高患者用药依从性和康复锻炼依从性，掌握用药及康复锻炼的注意事项，提高自我管理能力。老年人及家属或照顾者能识别慢阻肺的危险因素，能掌握相关并发症的预防措施、家庭氧疗的注意事项。

第六节　缺血性脑卒中主要健康问题护理干预规范

一、护理评估

采集筛查对象的个人基本信息、生活方式、家族史、疾病史和服药史等信息。由医护人员进行体格检查，包括身高、体重、腰围、颈围、心脏听诊、血压测量等。评估其现病史、既往史、饮食和运动习惯等。其中危险因素评估包括：高血压、心房颤动或瓣膜性心脏病、吸烟、血脂异常、糖尿病等。

二、护理干预

（一）健康人群

给予健康宣教，帮助其改变不良的生活方式，克服不良习惯，并定期接受体检。比如饮食多样化、避免熬夜、久坐等。

（二）高危人群

通过早期改变不健康的生活方式，使具有脑卒中高危因素的人群能够积极主动地控制各种危险因素，达到使脑卒中不发生或推迟发生的目的。具体包括防治高血压、防治高脂血症、防治高血糖、防治超重或肥胖、抗抑郁症、坚持运动、劝导患者戒烟戒酒、注意保暖、预防感染等。

（三）患病人群

1. 健康指导

（1）饮食指导：要选择多种食物达到营养合理，以保证充足的营养和适宜体重，限制膳食中的食盐，应多食新鲜的蔬菜、水果，避免过量饮酒，保持清淡饮食。对于有吞咽障碍患者的饮食指导：选择以软烂、软黏稠为主的食物。进食工具、体位：进食工具可选择用吸管喝汤、喝水，吸管不可过长，匙子应薄、小、不易黏食物，患者进食时应将床头适当抬高 $30° \sim 45°$，适当前屈颈部。

（2）活动指导：详见本书第十六章。

（3）安全指导：①防跌倒、坠床，脑卒中患者由于运动、平衡功能障碍，坐位、站立、行走训练时易发生跌倒。此外，如降压药物使用不当，可造成血压过大波动，增加跌倒风险，部分患者服用他汀类降脂药物后可出现肌酶升高、肌肉酸痛，影响步行功能，须合理使用药物；②防烫伤，偏瘫肢体禁用热水袋，进食热汤、热饭菜时也要注意防止烫伤。患者尽量不要自己倾倒开水，以免意外烫伤；③防皮肤压疮，保持皮肤清洁，定时更换体位。④防走失，制作有家人联系方式的卡片让患者随身携带，有条件者可携带有定位功能的手机。

（4）口腔管理健康指导：告知患者及照顾者口腔护理的重要性、正确的刷牙方法、刷牙次数及牙刷、漱口液的选择。一般措施如下。①每天都需指导和/或协助口腔护理；②口腔护理前需清除口腔食物残渣、液体及分泌物；③以0.1%西吡氯铵溶液浸泡棉球或口腔护理液擦拭口腔或考虑使用电动牙刷、牙线，对于舌苔厚者，需先用牙刷清除舌苔，每天至少刷牙2次（睡前1次），如口腔卫生较差者，需增加刷牙次数，必要时可应用冷热交替冲洗式刷牙法；④两次刷牙中间可使用氯己定漱口液进行含漱以减少牙菌斑形成和牙龈出血；⑤冷热刺激口腔肌群，早期介入口腔运动，促进舌肌、颊肌、咀嚼肌等咽喉部肌群训练。

对于存在误吸风险者（如吞咽障碍及重症的患者），可采用负压吸引（小刷头牙刷和低泡型的含氟牙膏）的方式进行刷牙，刷牙后需清理干净多余的牙膏液体及分泌物。对于不能自主张口的患者，可使用开口器保持张口状况。定期检查口腔状况，如存在义齿、有缺损时及时更换。有义齿者，需在取下义齿后进行刷牙，义齿需在冷水中刷洗，并存放于有姓名标识的容器中。合并口干症状者，可采用咀嚼无糖口香糖及增加水分摄入的方法促进唾液分泌。

（5）病情观察：对脑卒中的病情观察，主要包括意识、瞳孔、血压、呼吸、体温、脉搏、肢体障碍、痰鸣、呕吐和大小便等变化。

2. 居家护理

（1）预防压疮：保持患者皮肤清洁干燥，及时更换患者的湿床单和衣物，床单应保持整齐、清洁、平整，不使用破的便器。

（2）防误吸和窒息：患者进食时间要充足，喂食时动作要慢，平卧患者头偏向一侧，如病情许可，尽量采取半卧位或者坐位，进食时要求患者注意力集中，食物不宜过干。当患者呼吸道感染痰液多时，及时帮助排出，头偏向一侧，保持呼吸道通畅。

（3）预防静脉血栓形成：在病情许可情况下，鼓励并协助患者在床上做主动运动和被动运动的康复训练，如关节屈伸运动。

（4）便秘的护理：患者要增加水和膳食纤维的摄入，可选用纤维成分高的食物如新鲜的蔬菜、水果及粗粮等可以增加食物残渣，刺激肠壁促进肠蠕动。

（四）脑卒中失能/半失能人群护理干预

1. 生活护理干预

（1）协助日常活动：协助患者在室内活动或外出活动，如变换体位、洗脸、刷牙、如厕、上下楼梯等。

（2）个人卫生护理：协助患者沐浴、洗头、更衣、修剪指（趾）甲、理发等。

（3）睡眠照料护理：督促患者养成好的作息习惯，为患者建立合适的休息环境，避免影响患者睡眠的干扰因素，如提醒患者睡前不要喝咖啡、抽烟等。

（4）饮食照料护理：患者进食时间要充足，喂食时动作要慢，平卧患者头偏向一侧，如病情许可尽量采取半卧位或者坐位进食，体位保持45°半卧位，使颈部前屈。进食时要求患者注意力集中，食物不宜过干，根据患者情况选用软食、流质或半流质食物，引导患者从半固体食物逐步过渡到固体食物，进食量逐渐增加。喂食每口不宜过多，一口食物多次吞咽，确保患者咽下咽部残留物，速度宜慢，准备水和饮料，从患者口腔健侧喂入，尽量送到舌根部，等口腔内完全没有食物再继续喂，卧位者进食毕勿立即翻身拍背，防止反流。鼻饲患者每次进食必须检查胃管是否在胃内，注射前回抽是否有胃液。

（5）康复功能锻炼：需要对语言功能（听、说、读、写）的影响方面和影响程度进行评定。患者有交流的能力以后，要鼓励患者到生活中跟家人朋友进行功能性的交往训练；严重的失语症患者可能需要给患者应用交流板、手势或者画图的方式来进行交流。

（6）排泄功能训练：鼓励患者做腰部的前屈运动、提肛运动并进行适当地行走，鼓励较虚弱的卧床患者经常翻身和进行床上运动，这样可以增加膈肌、腹肌、肛提肌的力量，提高患者排便能力，同时安排适量的活动可增加食欲，促进肠道的蠕动功能，也能促进排便。

2. 心理-社会干预　为患者及其照顾者提供心理咨询和心理支持，帮助其调节不良情绪反应和适应角色转变，鼓励家属及照顾者给予患者关心与支持，定期进行心理评估。

三、护理干预评价

对于健康人群/脑卒中高危人群，能早期识别脑卒中的危险因素，做好一级预防；对于患病人群，提高患者用药依从性和康复锻炼依从性，掌握用药及康复锻炼的注意事项，提高患者的口腔健康管理能力，降低患者的负面情绪，防止并发症的发生，从而提高患者的生活质量，降低脑卒中患者的再入院率和死亡率。老年人及家属或照顾者能识别脑卒中的危险因素，并主动防护，脑卒中发生后得到有效的处理和护理且日常生活需求得到满足；失能/半失能老年人日常生活需求得到满足，具有较好的社会适应能力，脑卒中的发生率下降，因脑卒中造成的伤害和/或死亡率下降。

第七节　原发性骨质疏松症主要健康问题护理干预规范

一、护理评估

1. **病史询问**

（1）既往史：需询问既往有无内分泌疾病史（如甲状腺功能亢进症、甲状旁腺功能亢进症、性腺功能减退症、糖尿病、库欣综合征等），以及有无血液病、肾脏疾病（如慢性肾功能衰竭或肾小管性酸中毒）、骨肿瘤、营养性疾病和胃肠疾病史；有无体力活动少、吸烟、过量饮酒、过多饮用含咖啡因的饮料等不良生活习惯。

（2）药物应用史：是否有应用糖皮质激素、抗惊厥药、甲氨蝶呤、环孢素、噻唑烷二酮类药物、质子泵抑制剂和过量甲状腺激素等药物。

（3）月经史、手术史：有无闭经史及绝经年龄，有无卵巢早衰及卵巢切除手术史，有无产后大出血史等。

（4）家族史：一级亲属是否有骨代谢疾病或脆性骨折史。

2. **体格检查**　应常规测量血压、心率、身高、体重、腰围、臀围，并计算BMI和腰臀比。BMI在$18.5 \sim 23.9 \ kg/m^2$为正常，亚洲男性腰臀比平均为0.81，亚洲女性平均为0.73。还应检查脊柱变形（身高变矮、驼背等）情况、疼痛（腰背疼痛、全身骨痛等）情况。

二、护理干预

1. **基础措施**　包括调整生活方式和骨健康基本补充剂。

（1）调整生活方式：①加强营养，均衡膳食。营养物质的均衡是保证骨骼健康的关键，必须保证食物中摄入丰富的钙，如若食物摄入不足，就应该服用钙补充剂；②充足日照。建议11：00 ～ 15：00，尽可能多地暴露皮肤于阳光下晒15 ～ 30分钟（取决于日照时间、纬度、季节等因素），每周2次，以促进体内维生素D的合成，尽量不涂抹防晒霜，以免影响日照效果。但需注意避免强烈阳光照射，以防灼伤皮肤；③规律运动：见本书第十六章；④戒烟限酒；⑤避免过量饮用浓茶、咖啡、碳酸饮料。

（2）骨健康基本补充剂：适当补充钙剂和维生素D。首先建议接受充足的阳光照射。对于维生素D缺乏或不足者，应给予维生素D补充剂。

2. **患病人群** 骨质疏松症二级预防和治疗是指已有骨质疏松症或已经发生过脆性骨折，防治目的是避免发生骨折或再次骨折。骨质疏松症的防治措施主要包括基础措施、药物干预和康复治疗。

3. **健康指导**

（1）居家护理：①预防跌倒，造成跌倒的危险因素包括环境因素（如光线暗、路上有障碍物、路面滑和卫生间缺乏扶手等）、健康因素（如视力差、精神和认知功能差、药物作用和直立性低血压等）、神经肌肉因素（如肌肉无力、平衡功能差和驼背等）及跌倒后造成的心理恐惧等。具体干预措施见本章第一节；②饮食指导，注重合理的膳食结构与营养搭配，适量增加钙、磷元素补充与维生素D及优质蛋白的摄入；劝导患者戒烟、限酒，尽量少饮用浓茶、咖啡及碳酸饮料；③心理疏导，通过与患者多交流，了解其心理特征，有目的地进行开导与纠正，鼓励其树立良好心态配合治疗，并传授相关自我心理调适技巧，嘱照顾者多陪伴患者参与力所能及的娱乐活动，与家庭成员积极沟通；④作业疗法，以针对骨质疏松症患者的康复宣教为主，包括指导患者正确的姿势，改变不良生活习惯，提高安全性。作业疗法还可分散患者注意力，减少对疼痛的关注，缓解由骨质疏松症引起的焦虑、抑郁等不良情绪。

（2）日常生活护理：行动不便者可选用拐杖、助行架等辅助器具，以提高行动能力，减少跌倒发生。此外，可进行适当的环境改造如将楼梯改为坡道，浴室增加扶手等，以增加安全性。宣传"四防"知识，即防摔、防碰、防绊、防颠；骨质疏松性骨折患者可佩戴矫形器，以缓解疼痛，矫正姿势，预防再次骨折等。

（3）特殊护理：识别骨质疏松性骨折，判断骨折发生的6个症状如下。①功能障碍，主要是指患者的受伤处功能出现障碍，一般判断的标准为骨折之后肢体会丧失部分或者是全部活动功能；②反常活动，是指没有关节的部位会出现反常活动，也就是俗称的"假关节"；③骨擦音或骨擦感，这种症状的判断标准为在肢体活动的时候，骨折的断端会有相互摩擦的声音，并且在听到有摩擦音的同时还常常会触摸到局部的摩擦感；④叩击痛，呈间接性发生，是指沿力线在骨折肢体远端轻力叩击或者是扭转的时候，常常会发现骨折部位有剧烈的疼痛感；⑤肿胀，是指伤处局部会有肿胀、青紫及瘀斑的症状，且肢体肿胀呈环形，这往往说明有骨折发生；⑥畸形，是指伤处有畸形的症状发生，而骨折的判断标准是在骨折段发生意外之后，受伤的肢体会出现短缩及旋转等畸形。一旦出现以上症状，应及时至医院就诊。

三、护理干预评价

对于健康人群/骨质疏松高危人群，应知晓骨质疏松的危险因素，并能从日常生活各方面进行预防；对于患病人群，应提高患者用药治疗依从性，掌握日常生活护理方法。老年人及家属或照顾者能有效预防相关并发症发生，并能对突发情况进行紧急处理。

（张　会　胡　桑　李玲玲　苏　畅　修　杨　许　婷　周舜英　张　丽

张　真　冯　达）

参考文献

[1] 谢志强，傅君舟，陈敢，等. 改良川岛瘙痒严重度评价方法与视觉模拟评分法的相关性 [J]. 中国医学科学院学报，2018，40（4）：539-542.

[2] 申萍，施毅. 用面部表情量表法评估疼痛 [J]. 国外医学护理学分册，1998，17（3）：127.

[3] 中国高血压联盟《家庭血压监测指南》委员会. 2019中国家庭血压监测指南 [J]. 中华高血压杂志，2019（8）：708-711.

[4] 中华医学会内分泌学分会，中华医学会糖尿病学分会，中国医师协会内分泌代谢科医师分会. 中国成人糖尿病前期干预的专家共识（2023版）[J]. 中华糖尿病杂志，2023，15（6）：484-494.

[5] 中华人民共和国国家卫生健康委员会. 便携式血糖仪临床操作和管理指南 [EB/OL]. （2021-04-19）[2024-12-01]. http://www.nhc.gov.cn/wjw/s9492/202105/d90725d8fb3749e0a0bd171f52131ac5.shtml.

[6] 中华医学会糖尿病学分会. 中国2型糖尿病防治指南（2020年版）[J]. 中华糖尿病杂志，2021，13（4）：315-409.

[7] 肥胖医学营养治疗专家共识编写委员会，中国超重. 中国超重-肥胖医学营养治疗专家共识 [J]. 中华糖尿病杂志，2016，8（9）：525-540.

[8] 曾维德，吴扬，陆飞宇，等. 我国成年人睡眠时长与超重肥胖的关联性研究 [J]. 华南预防医学，2024，50（2）：109-114.

[9] 郭爱敏，韩江娜，王萍，等. 肺功能状态和呼吸困难问卷用于慢性阻塞性肺疾病患者的信度与效度研究 [J]. 中华结核和呼吸杂志，2010，33（4）：251-255.

[10] 杨露露，何佳泽，曲木诗玮，等. COPD患者6分钟步行试验诱导的运动性低氧与肺功能的关系探究 [J]. 国际呼吸杂志，2021，41（10）：744-750.

[11] 戴静洁，周晔，陆佳丹. 基于Caprini风险评分的护理干预对急性加重期慢性阻塞性肺疾病患者的影响 [J]. 齐鲁护理杂志，2023，29（5）：129-132.

[12] 罗雯怡，唐妍敏. 脑卒中后跌倒风险评估及综合干预专家共识 [J]. 临床内科杂志，2022，39（1）：63-68.

附　录

附录一

信息采集及健康自测表

附表1-1　基本信息采集表

基本资料				照片
姓名		性别		
出生日期		民族		
身高		体重		
住址		职业		
婚姻		文化程度		
联系电话		电子邮箱		

既往史
1无　2高血压　3糖尿病　4冠心病　5慢性阻塞性肺疾病　6肿瘤　7脑卒中　8精神疾病　9结核病　10其他法定传染病　11其他
确诊时间：　　　　　　　　　　　　　　　　　　　　目前诊疗：

遗传病史

家族史		
父亲	母亲	兄弟姐妹
1无　2高血压　3糖尿病　4冠心病　5慢性阻塞性肺疾病　6肿瘤　7脑卒中　8精神疾病　9结核病　10其他法定传染病　11其他		

附表 1-2　生活方式调查表

一、吸烟及饮酒情况

1. 近一年的吸烟情况？（　　　　）

（1）从不吸烟　　　　　　（2）已经戒烟　　　　　　（3）减少吸烟量　　　　　　（4）仍然吸烟

2. 如果您过去一年仍然吸烟，您平均每天吸_____支烟？

3. 您最近一年的饮酒情况？（　　　　）

（1）从不喝酒　　　　　　（2）已经戒酒　　　　　　（3）减少了饮酒量　　　　　　（4）仍然喝酒

4. 如果您过去一年喝酒，您的平均饮酒频率是？（　　　　）

（1）每周小于1次　　　（2）每周1～2次　　　　（3）每周3～4次　　　（4）每周4次以上

二、膳食情况

1. 您的饮食以什么为主？（　　　　）

（1）豆制品/奶蛋类　　　　　　　　　　　　　（2）米饭、馒头、面包、粥等谷类制品

（3）方便面等即食食品　　　　　　　　　　　（4）油条、炸糕、煎饼馃子等油炸食品

2. 您是否经常吃甜食？（　　　　）

（1）经常（≥4次/周）　　（2）有时（2～3次/周）　　（3）偶尔（≤1次/周）　　（4）从不

3. 您是否经常吃油炸食品？（　　　　）

（1）经常（≥4次/周）　　（2）有时（2～3次/周）　　（3）偶尔（≤1次/周）　　（4）从不

4. 您是否经常吃腌制食品？（　　　　）

（1）经常（≥4次/周）　　（2）有时（2～3次/周）　　（3）偶尔（≤1次/周）　　（4）从不

5. 您是否经常吃新鲜蔬菜水果？（　　　　）

（1）经常（≥4次/周）　　（2）有时（2～3次/周）　　（3）偶尔（≤1次/周）　　（4）从不

6. 您每日食盐摄入量为多少？（一啤酒盖大约为6 g）（　　　　）

（1）6 g以下　　　　　　（2）6～12 g　　　　　　（3）12～18 g　　　　　　（4）18 g以上

三、运动情况

1. 最近7天，您有几天做了剧烈的体育活动，像是提重物、挖掘、有氧运动或是快速骑车？每周_____天

□无相关体育活动→跳到问题3

2. 在其中一天您通常会花多少时间在剧烈的体育活动上？

每天_____小时_____分钟　　□不知道或不确定

3. 最近7天内，您有几天做了适度的体育活动，像是提轻的物品、以平常的速度骑车或打双人网球？（请不要包括走路）（　　　　）

每周_____天　　　　　　□无适度体育活动→跳到问题5

4. 在其中一天您通常会花多少时间在适度的体育活动上？（　　　　）

每天_____小时_____分钟　　□不知道或不确定

5. 最近7天内，您有几天是步行，且一次步行至少10分钟？（　　　　）

每周_____天　　　　　　□没有步行→跳到问题7

6. 在其中一天您通常花多少时间在步行上？（　　　　）

续表

每天_____小时_____分钟　　□不知道或不确定

7. 最近七天内，工作日您有多久时间是坐着的？（　　　　　）

每天_____小时_____分钟　　□不知道或不确定

8. 从您出门到运动场所，大概需要_____分钟

9.（多选）您不运动的主要原因是？（　　　）

（1）运动场所距离远　（2）运动场所收费高　（3）运动环境差　（4）运动场所开放时间限制　（5）健身器械没有使用说明　（6）没有陪伴参加运动的人　（7）运动场所设施数量种类少　（8）心情不好　（9）对运动不感兴趣　（10）得不到身边的人支持　（11）学习工作压力大，时间紧　（12）身体不便　（13）其他_____

四、社交情况

（多选）您过去一个月是否进行了下列社交活动？（　　　　　）

（1）串门、跟朋友交往

（2）打麻将、下棋、打牌、去社区活动室

（3）向不与您住在一起的亲人、朋友或者邻居提供帮助

（4）跳舞、健身等

（5）参加社团组织活动

（6）志愿者活动或者慈善活动

（7）照顾不与您住在一起的患者或残疾人

（8）上学或者参加培训课程

（9）炒股（基金及其他金融证券）

（10）上网

（11）其他社交活动

（12）以上均没有

附表1-3　自测健康评定量表（SRHMS）

本量表由48个问题组成，问的都是您过去四周内的有关情况。每个问题下面有一个划分为10个刻度的标尺，请逐条在您认为适当的刻度上做出标记。很好10～8、一般7～6、凑合4～5、不太行2～3、很差0～1。

1. 您的视力怎么样［单选题］*
○非常差 ○1　　　○2　　　○3　　　○4　　　○5　　　○6　　　○7　　　○8　　　○9　　　○非常好

2. 您的听力怎么样［单选题］*
○非常差 ○1　　　○2　　　○3　　　○4　　　○5　　　○6　　　○7　　　○8　　　○9　　　○非常好

3. 您的食欲怎么样［单选题］*
○非常差 ○1　　　○2　　　○3　　　○4　　　○5　　　○6　　　○7　　　○8　　　○9　　　○非常好

4. 您的胃肠部经常不适（如腹胀、拉肚子、便秘等）吗［单选题］*
○非常差 ○1　　　○2　　　○3　　　○4　　　○5　　　○6　　　○7　　　○8　　　○9　　　○非常好

5. 您容易感到累吗［单选题］*
○非常差 ○1　　　○2　　　○3　　　○4　　　○5　　　○6　　　○7　　　○8　　　○9　　　○非常好

6. 您的睡眠怎么样［单选题］*
○非常差 ○1　　　○2　　　○3　　　○4　　　○5　　　○6　　　○7　　　○8　　　○9　　　○非常好

7. 您的身体有不同程度的疼痛吗［单选题］*
○非常差 ○1　　　○2　　　○3　　　○4　　　○5　　　○6　　　○7　　　○8　　　○9　　　○非常好

8. 您自己穿衣服有困难吗［单选题］*
○非常差 ○1　　　○2　　　○3　　　○4　　　○5　　　○6　　　○7　　　○8　　　○9　　　○非常好

9. 您自己梳理有困难吗［单选题］*
○非常差 ○1　　　○2　　　○3　　　○4　　　○5　　　○6　　　○7　　　○8　　　○9　　　○非常好

10. 您承担日常的家务劳动有困难吗［单选题］*
○非常差 ○1　　　○2　　　○3　　　○4　　　○5　　　○6　　　○7　　　○8　　　○9　　　○非常好

11. 您能独自上街购买一般物品吗［单选题］*
○非常差 ○1　　　○2　　　○3　　　○4　　　○5　　　○6　　　○7　　　○8　　　○9　　　○非常好

12. 您自己吃饭有困难吗［单选题］*
○非常差 ○1　　　○2　　　○3　　　○4　　　○5　　　○6　　　○7　　　○8　　　○9　　　○非常好

13. 您弯腰、屈膝有困难吗［单选题］*
○非常差 ○1　　　○2　　　○3　　　○4　　　○5　　　○6　　　○7　　　○8　　　○9　　　○非常好

14. 您上下楼梯（至少一层楼梯）有困难吗［单选题］*
○非常差 ○1　　　○2　　　○3　　　○4　　　○5　　　○6　　　○7　　　○8　　　○9　　　○非常好

15. 您步行半里路有困难吗［单选题］*
○非常差 ○1　　　○2　　　○3　　　○4　　　○5　　　○6　　　○7　　　○8　　　○9　　　○非常好

16. 您步行三里路有困难吗［单选题］*
○非常差 ○1　　　○2　　　○3　　　○4　　　○5　　　○6　　　○7　　　○8　　　○9　　　○非常好

17. 您参加能量消耗较大的活动（如剧烈的体育锻炼、田间体力劳动、搬重物移动等）有困难吗［单选题］*
○非常差 ○1　　　○2　　　○3　　　○4　　　○5　　　○6　　　○7　　　○8　　　○9　　　○非常好

续表

18. 与您的同龄人相比，总的来说，您认为自己的身体健康状况如何 [单选题]*

○非常差 ○1　　○2　　○3　　○4　　○5　　○6　　○7　　○8　　○9　　○非常好

19. 您对未来乐观吗 [单选题]*

○非常差 ○1　　○2　　○3　　○4　　○5　　○6　　○7　　○8　　○9　　○非常好

20. 您对目前的生活状况满意吗 [单选题]*

○非常差 ○1　　○2　　○3　　○4　　○5　　○6　　○7　　○8　　○9　　○非常好

21. 您对自己有信心吗 [单选题]*

○非常差 ○1　　○2　　○3　　○4　　○5　　○6　　○7　　○8　　○9　　○非常好

22. 您对自己的日常生活环境感到安全吗 [单选题]*

○非常差 ○1　　○2　　○3　　○4　　○5　　○6　　○7　　○8　　○9　　○非常好

23. 您有幸福的感觉吗 [单选题]*

○非常差 ○1　　○2　　○3　　○4　　○5　　○6　　○7　　○8　　○9　　○非常好

24. 您感到精神紧张吗 [单选题]*

○非常差 ○1　　○2　　○3　　○4　　○5　　○6　　○7　　○8　　○9　　○非常好

25. 您感到心情不好、情绪低落吗 [单选题]*

○非常差 ○1　　○2　　○3　　○4　　○5　　○6　　○7　　○8　　○9　　○非常好

26. 您会毫无理由地感到害怕吗 [单选题]*

○非常差 ○1　　○2　　○3　　○4　　○5　　○6　　○7　　○8　　○9　　○非常好

27. 您对做过的事情经反复确认才放心吗 [单选题]*

○非常差 ○1　　○2　　○3　　○4　　○5　　○6　　○7　　○8　　○9　　○非常好

28. 与别人在一起时，您也感到孤独吗 [单选题]*

○非常差 ○1　　○2　　○3　　○4　　○5　　○6　　○7　　○8　　○9　　○非常好

29. 您感到坐立不安、心神不宁吗 [单选题]*

○非常差 ○1　　○2　　○3　　○4　　○5　　○6　　○7　　○8　　○9　　○非常好

30. 您感到空虚无聊或活着没有什么意义吗 [单选题]*

○非常差 ○1　　○2　　○3　　○4　　○5　　○6　　○7　　○8　　○9　　○非常好

31. 您的记忆力怎么样 [单选题]*

○非常差 ○1　　○2　　○3　　○4　　○5　　○6　　○7　　○8　　○9　　○非常好

32. 您能轻松地集中精力去做一件事吗 [单选题]*

○非常差 ○1　　○2　　○3　　○4　　○5　　○6　　○7　　○8　　○9　　○非常好

33. 您思考问题或处理问题的能力怎么样 [单选题]*

○非常差 ○1　　○2　　○3　　○4　　○5　　○6　　○7　　○8　　○9　　○非常好

34. 从总体上说，您认为自己的心理健康状况如何 [单选题]*

○非常差 ○1　　○2　　○3　　○4　　○5　　○6　　○7　　○8　　○9　　○非常好

35. 对于在生活、学习和工作中发生在自己身上的不愉快的事情，您能够妥善地处理好吗 [单选题]*

○非常差 ○1　　○2　　○3　　○4　　○5　　○6　　○7　　○8　　○9　　○非常好

36. 您能较快地适应新的生活、学习和工作环境吗［单选题］*

○非常差 ○1　　　○2　　　○3　　　○4　　　○5　　　○6　　　○7　　　○8　　　○9　　　○非常好

37. 您如何评价自己在工作、学习和生活中担当的角色［单选题］*

○非常差 ○1　　　○2　　　○3　　　○4　　　○5　　　○6　　　○7　　　○8　　　○9　　　○非常好

38. 您的家庭生活和睦吗［单选题］*

○非常差 ○1　　　○2　　　○3　　　○4　　　○5　　　○6　　　○7　　　○8　　　○9　　　○非常好

39. 与您关系密切的同事、同学、邻居、亲戚或伙伴多吗［单选题］*

○非常差 ○1　　　○2　　　○3　　　○4　　　○5　　　○6　　　○7　　　○8　　　○9　　　○非常好

40. 您有可以与您分享快乐和忧伤的朋友吗［单选题］*

○非常差 ○1　　　○2　　　○3　　　○4　　　○5　　　○6　　　○7　　　○8　　　○9　　　○非常好

41. 您与您的朋友或亲戚会在一起谈论问题吗［单选题］*

○非常差 ○1　　　○2　　　○3　　　○4　　　○5　　　○6　　　○7　　　○8　　　○9　　　○非常好

42. 您与亲朋好友经常保持联系（如互相探望、电话问候、通信等）吗［单选题］*

○非常差 ○1　　　○2　　　○3　　　○4　　　○5　　　○6　　　○7　　　○8　　　○9　　　○非常好

43. 您经常参加一些社会、集体活动（如党团、工会、学生会、宗教、朋友聚会、体育比赛、文娱等）吗［单选题］*

○非常差 ○1　　　○2　　　○3　　　○4　　　○5　　　○6　　　○7　　　○8　　　○9　　　○非常好

44. 在您需要帮助的时候，您在很大程度能够依靠家庭吗［单选题］*

○非常差 ○1　　　○2　　　○3　　　○4　　　○5　　　○6　　　○7　　　○8　　　○9　　　○非常好

45. 在您需要帮助的时候，您在很大程度能够依靠朋友吗［单选题］*

○非常差 ○1　　　○2　　　○3　　　○4　　　○5　　　○6　　　○7　　　○8　　　○9　　　○非常好

46. 在您遇到困难时，您主动地去寻求他人的帮助吗［单选题］*

○非常差 ○1　　　○2　　　○3　　　○4　　　○5　　　○6　　　○7　　　○8　　　○9　　　○非常好

47. 与您的同龄人相比，总的来说，您认为您的社会功能（如人际关系、社会交往等）如何［单选题］*

○非常差 ○1　　　○2　　　○3　　　○4　　　○5　　　○6　　　○7　　　○8　　　○9　　　○非常好

48. 与您的同龄人相比，总的来说，您认为您的健康状况如何［单选题］*

○非常差 ○1　　　○2　　　○3　　　○4　　　○5　　　○6　　　○7　　　○8　　　○9　　　○非常好

附表1-4 90项症状自评量表（SCL-90）

指导语：请根据下列问题影响您或使您感到苦恼的程度，填写本问卷！

以下问题均采取5级评分制，具体说明如下：

没有：自觉并无该项问题（症状）；

很轻：自觉有该问题，但发生得并不频繁、严重；

中等：自觉有该类症状，其严重程度为轻到中度；

偏重：自觉常有该症状，其程度为中到严重；

严重：自觉该症状的频度和强度都十分严重。

1. 头痛［单选题］*
○没有　　　　　　○很轻　　　　　　○中等　　　　　　○偏重　　　　　　○严重

2. 神经过敏，心里不踏实［单选题］*
○没有　　　　　　○很轻　　　　　　○中等　　　　　　○偏重　　　　　　○严重

3. 头脑中有不必要的想法或字句盘旋［单选题］*
○没有　　　　　　○很轻　　　　　　○中等　　　　　　○偏重　　　　　　○严重

4. 头昏或昏倒［单选题］*
○没有　　　　　　○很轻　　　　　　○中等　　　　　　○偏重　　　　　　○严重

5. 对异性的兴趣减退［单选题］*
○没有　　　　　　○很轻　　　　　　○中等　　　　　　○偏重　　　　　　○严重

6. 对旁人求全责备［单选题］*
○没有　　　　　　○很轻　　　　　　○中等　　　　　　○偏重　　　　　　○严重

7. 感到别人能控制自己的思想［单选题］*
○没有　　　　　　○很轻　　　　　　○中等　　　　　　○偏重　　　　　　○严重

8. 责怪别人制造麻烦［单选题］*
○没有　　　　　　○很轻　　　　　　○中等　　　　　　○偏重　　　　　　○严重

9. 忘性大［单选题］*
○没有　　　　　　○很轻　　　　　　○中等　　　　　　○偏重　　　　　　○严重

10. 担心自己的衣饰整齐及仪态的端正［单选题］*
○没有　　　　　　○很轻　　　　　　○中等　　　　　　○偏重　　　　　　○严重

11. 容易烦恼和激动［单选题］*
○没有　　　　　　○很轻　　　　　　○中等　　　　　　○偏重　　　　　　○严重

12. 胸痛［单选题］*
○没有　　　　　　○很轻　　　　　　○中等　　　　　　○偏重　　　　　　○严重

13. 害怕空旷的场所或街道［单选题］*
○没有　　　　　　○很轻　　　　　　○中等　　　　　　○偏重　　　　　　○严重

14. 感到自己的精力下降，活动减慢［单选题］*
○没有　　　　　　○很轻　　　　　　○中等　　　　　　○偏重　　　　　　○严重

15. 想结束自己的生命［单选题］*
○没有　　　　　　○很轻　　　　　　○中等　　　　　　○偏重　　　　　　○严重

16. 听到旁人听不到的声音 [单选题] *
○没有　　　　　　　○很轻　　　　　　　○中等　　　　　　　○偏重　　　　　　　○严重

17. 发抖 [单选题] *
○没有　　　　　　　○很轻　　　　　　　○中等　　　　　　　○偏重　　　　　　　○严重

18. 感到大多数人都不可信任 [单选题] *
○没有　　　　　　　○很轻　　　　　　　○中等　　　　　　　○偏重　　　　　　　○严重

19. 胃口不好 [单选题] *
○没有　　　　　　　○很轻　　　　　　　○中等　　　　　　　○偏重　　　　　　　○严重

20. 容易哭泣 [单选题] *
○没有　　　　　　　○很轻　　　　　　　○中等　　　　　　　○偏重　　　　　　　○严重

21. 同异性相处时感到害羞不自在 [单选题] *
○没有　　　　　　　○很轻　　　　　　　○中等　　　　　　　○偏重　　　　　　　○严重

22. 受骗，中了圈套或有人想抓住你 [单选题] *
○没有　　　　　　　○很轻　　　　　　　○中等　　　　　　　○偏重　　　　　　　○严重

23. 无缘无故地突然感到害怕 [单选题] *
○没有　　　　　　　○很轻　　　　　　　○中等　　　　　　　○偏重　　　　　　　○严重

24. 自己不能控制地大发脾气 [单选题] *
○没有　　　　　　　○很轻　　　　　　　○中等　　　　　　　○偏重　　　　　　　○严重

25. 怕单独出门 [单选题] *
○没有　　　　　　　○很轻　　　　　　　○中等　　　　　　　○偏重　　　　　　　○严重

26. 经常责怪自己 [单选题] *
○没有　　　　　　　○很轻　　　　　　　○中等　　　　　　　○偏重　　　　　　　○严重

27. 腰痛 [单选题] *
○没有　　　　　　　○很轻　　　　　　　○中等　　　　　　　○偏重　　　　　　　○严重

28. 感到难以完成任务 [单选题] *
○没有　　　　　　　○很轻　　　　　　　○中等　　　　　　　○偏重　　　　　　　○严重

29. 感到孤独 [单选题] *
○没有　　　　　　　○很轻　　　　　　　○中等　　　　　　　○偏重　　　　　　　○严重

30. 感到苦闷 [单选题] *
○没有　　　　　　　○很轻　　　　　　　○中等　　　　　　　○偏重　　　　　　　○严重

31. 过分担忧 [单选题] *
○没有　　　　　　　○很轻　　　　　　　○中等　　　　　　　○偏重　　　　　　　○严重

32. 对事物不感兴趣 [单选题] *
○没有　　　　　　　○很轻　　　　　　　○中等　　　　　　　○偏重　　　　　　　○严重

33. 感到害怕 [单选题] *
○没有　　　　　　　○很轻　　　　　　　○中等　　　　　　　○偏重　　　　　　　○严重

续表

34．我的感情容易受到伤害［单选题］*				
○没有	○很轻	○中等	○偏重	○严重

35．旁人能知道自己的私下想法［单选题］*				
○没有	○很轻	○中等	○偏重	○严重

36．感到别人不理解自己，不同情自己［单选题］*				
○没有	○很轻	○中等	○偏重	○严重

37．感到人们对自己不友好，不喜欢自己［单选题］*				
○没有	○很轻	○中等	○偏重	○严重

38．做事必须做得很慢，以保证做得正确［单选题］*				
○没有	○很轻	○中等	○偏重	○严重

39．心跳得很厉害［单选题］*				
○没有	○很轻	○中等	○偏重	○严重

40．恶心或胃部不舒服［单选题］*				
○没有	○很轻	○中等	○偏重	○严重

41．感到比不上他人［单选题］*				
○没有	○很轻	○中等	○偏重	○严重

42．肌肉酸痛［单选题］*				
○没有	○很轻	○中等	○偏重	○严重

43．感到有人在监视自己、谈论自己［单选题］*				
○没有	○很轻	○中等	○偏重	○严重

44．难以入睡［单选题］*				
○没有	○很轻	○中等	○偏重	○严重

45．做事必须反复检查［单选题］*				
○没有	○很轻	○中等	○偏重	○严重

46．难以作出决定［单选题］*				
○没有	○很轻	○中等	○偏重	○严重

47．搭乘电车、公共汽车、地铁或火车［单选题］*				
○没有	○很轻	○中等	○偏重	○严重

48．呼吸有困难［单选题］*				
○没有	○很轻	○中等	○偏重	○严重

49．一阵阵发冷或发热［单选题］*				
○没有	○很轻	○中等	○偏重	○严重

50．因为感到害怕而避开某些东西，场合或活动［单选题］*				
○没有	○很轻	○中等	○偏重	○严重

51．脑子变空了［单选题］*				
○没有	○很轻	○中等	○偏重	○严重

52. 身体发麻或刺痛［单选题］*

○没有　　　　　　○很轻　　　　　　○中等　　　　　　○偏重　　　　　　○严重

53. 喉咙有梗死感［单选题］*

○没有　　　　　　○很轻　　　　　　○中等　　　　　　○偏重　　　　　　○严重

54. 感到前途没有希望［单选题］*

○没有　　　　　　○很轻　　　　　　○中等　　　　　　○偏重　　　　　　○严重

55. 不能集中注意［单选题］*

○没有　　　　　　○很轻　　　　　　○中等　　　　　　○偏重　　　　　　○严重

56. 感到身体的某一部分软弱无力［单选题］*

○没有　　　　　　○很轻　　　　　　○中等　　　　　　○偏重　　　　　　○严重

57. 感到紧张或容易紧张［单选题］*

○没有　　　　　　○很轻　　　　　　○中等　　　　　　○偏重　　　　　　○严重

58. 感到手或脚发重［单选题］*

○没有　　　　　　○很轻　　　　　　○中等　　　　　　○偏重　　　　　　○严重

59. 想到死亡的事［单选题］*

○没有　　　　　　○很轻　　　　　　○中等　　　　　　○偏重　　　　　　○严重

60. 吃得太多［单选题］*

○没有　　　　　　○很轻　　　　　　○中等　　　　　　○偏重　　　　　　○严重

61. 当别人看着自己或谈论自己时感到不自在［单选题］*

○没有　　　　　　○很轻　　　　　　○中等　　　　　　○偏重　　　　　　○严重

62. 有一些不属于自己的想法［单选题］*

○没有　　　　　　○很轻　　　　　　○中等　　　　　　○偏重　　　　　　○严重

63. 有想打人或伤害他人的冲动［单选题］*

○没有　　　　　　○很轻　　　　　　○中等　　　　　　○偏重　　　　　　○严重

64. 醒得太早［单选题］*

○没有　　　　　　○很轻　　　　　　○中等　　　　　　○偏重　　　　　　○严重

65. 必须反复洗手、点数目或触摸某些东西［单选题］*

○没有　　　　　　○很轻　　　　　　○中等　　　　　　○偏重　　　　　　○严重

66. 睡得不稳不深［单选题］*

○没有　　　　　　○很轻　　　　　　○中等　　　　　　○偏重　　　　　　○严重

67. 有想摔坏或破坏东西的冲动［单选题］*

○没有　　　　　　○很轻　　　　　　○中等　　　　　　○偏重　　　　　　○严重

68. 有一些别人没有的想法或念头［单选题］*

○没有　　　　　　○很轻　　　　　　○中等　　　　　　○偏重　　　　　　○严重

69. 感到对别人神经过敏［单选题］*

○没有　　　　　　○很轻　　　　　　○中等　　　　　　○偏重　　　　　　○严重

续表

70. 在商店或电影院等人多的地方感到不自在 [单选题] *				
○没有	○很轻	○中等	○偏重	○严重

71. 感到任何事情都很困难 [单选题] *				
○没有	○很轻	○中等	○偏重	○严重

72. 一阵阵恐惧或惊恐 [单选题] *				
○没有	○很轻	○中等	○偏重	○严重

73. 感到公共场合吃东西很不舒服 [单选题] *				
○没有	○很轻	○中等	○偏重	○严重

74. 经常与人争论 [单选题] *				
○没有	○很轻	○中等	○偏重	○严重

75. 单独一人时神经很紧张 [单选题] *				
○没有	○很轻	○中等	○偏重	○严重

76. 别人对我的成绩没有做出恰当的评价 [单选题] *				
○没有	○很轻	○中等	○偏重	○严重

77. 即使和别人在一起也感到孤单 [单选题] *				
○没有	○很轻	○中等	○偏重	○严重

78. 感到坐立不安、心神不宁 [单选题] *				
○没有	○很轻	○中等	○偏重	○严重

79. 感到自己没有什么价值 [单选题] *				
○没有	○很轻	○中等	○偏重	○严重

80. 感到熟悉的东西变成陌生或不像真的 [单选题] *				
○没有	○很轻	○中等	○偏重	○严重

81. 大叫或摔东西 [单选题] *				
○没有	○很轻	○中等	○偏重	○严重

82. 害怕会在公共场合昏倒 [单选题] *				
○没有	○很轻	○中等	○偏重	○严重

83. 感到别人想占自己的便宜 [单选题] *				
○没有	○很轻	○中等	○偏重	○严重

84. 为一些有关性的想法而苦恼 [单选题] *				
○没有	○很轻	○中等	○偏重	○严重

85. 认为应该为自己的过错而受到惩罚 [单选题] *				
○没有	○很轻	○中等	○偏重	○严重

86. 感到要很快把事情做完 [单选题] *				
○没有	○很轻	○中等	○偏重	○严重

87. 感到自己的身体有严重问题 [单选题] *				
○没有	○很轻	○中等	○偏重	○严重

88. 从未感到和其他人很亲近 [单选题] *				
○没有	○很轻	○中等	○偏重	○严重
89. 感到自己有罪 [单选题] *				
○没有	○很轻	○中等	○偏重	○严重
90. 感到自己的脑子有毛病 [单选题] *				
○没有	○很轻	○中等	○偏重	○严重
91. 您的姓名首拼：如（张三填为zsan，王三四填为wssi）[填空题] *				

SCL-90计分方法：每个项目按照"没有、很轻、中等、偏重、严重"等级，以1～5级计分，根据量表总分、阳性项目（≥2分的项目）数、因子分（某因子各项目总分/某因子项目数）进行评定。总分＞160分、阳性项目数＞43项或任一因子分＞2分，可考虑筛查阳性，需进一步检查。

10个心理症状因子名称及包含的项目如下。

（1）躯体化：1、4、12、27、40、42、48、49、52、53、56、58共12项。

（2）强迫症状：3、9、10、28、38、45、46、51、55、65共10项。

（3）人际关系敏感：6、21、34、36、37、41、61、69、73共9项。

（4）抑郁：5、14、15、20、22、26、29、30、31、32、54、71、79共13项。

（5）焦虑：2、17、23、33、39、57、72、78、80、86共10项。

（6）敌对：11、24、63、67、74、81共6项。

（7）恐怖：13、25、47、50、70、75、82共7项。

（8）偏执：8、18、43、68、76、83共6项。

（9）精神病性：7、16、35、62、77、84、85、87、88、90共10项。

（10）其他：19、44、59、60、64、66、89共7项。

附录二

需向上级医院转诊的情况

在健康管理服务过程中，如遇以下情况，及时将患者转诊至上级医院进一步诊治。

一、糖尿病

1. 诊断困难者和特殊患者

（1）初次发现血糖异常，且临床分型不明确。

（2）妊娠和哺乳期女性血糖异常者。

2. 治疗困难

（1）原因不明、经基层医师处理后仍反复发生低血糖者，或发生过一次严重低血糖患者。

（2）空腹血糖、餐后2小时血糖控制不达标，调整治疗方案规范治疗3～6个月仍不达标者；血压控制不达标，调整治疗方案并规范治疗3个月后血压＞130/80 mmHg者；血脂不达标，调整治疗方案并规范治疗6个月后低密度脂蛋白仍＞2.6 mmol/L者。

（3）血糖波动较大，基层处理困难，无法平稳控制者。

（4）出现严重降糖药物不良反应难以处理者。

3. 并发症严重

（1）有糖尿病急性并发症：严重低血糖或高血糖伴或不伴有意识障碍（如糖尿病酮症，疑似为DKA、HHS或乳酸性酸中毒）者。

（2）糖尿病慢性并发症（视网膜病变、肾脏病神经病变、糖尿病足或周围血管病变）的筛查、治疗方案的制定和疗效评估在社区处理有困难者。

（3）糖尿病慢性并发症导致严重靶器官损害需要紧急救治者，如急性心脑血管病；糖尿病肾病导致的肾功能不全 [eGFR＜60 mL/（min/1.73 m^2）] 或大量蛋白尿；糖尿病视网膜病变导致的严重视力下降；糖尿病外周血管病变导致的间歇性跛行和缺血性疼痛、糖尿病足溃疡或严重足畸形等。

二、高血压

1. 对于基层初诊的高血压患者，出现以下情况者，应向上级医院转诊。

（1）合并严重的临床情况或靶器官损害。

（2）多次测量血压水平达3级。

（3）疑似继发性高血压。

（4）妊娠和哺乳期女性。

（5）高血压急症及亚急症。

2. 对于基层随访的高血压患者，如有以下情况之一者，应向上级医院转诊。

（1）采用2种以上降压药规范治疗，血压仍不达标者。

（2）血压控制平稳再度出现血压升高并难以控制者。

（3）血压波动较大，临床处理有困难者。

（4）随访过程中出现新的严重临床疾患或原有疾病加重者。

（5）患者服降压药后出现不能解释或难以处理的不良反应。

（6）高血压伴多重危险因素或靶器官损害而处理困难者。

三、缺血性脑卒中

缺血性脑卒中需要救治的时间窗比较窄，静脉溶栓3.0～4.5小时，影像学半暗带评估指导下9小时；动脉溶栓6小时；机械取栓6小时内，影像学半暗带评估指导下符合条件可延长到24小时。最佳转运时间是发病1小时内转诊到上级医院，最佳的救治时间是1.5小时内实现血管再通。因此基层医疗卫生机构要加入区域性的卒中救治体系（卒中地图），而基层医师需要熟悉急救响应、转运与衔接的内容与流程，重点掌握院前救治的知识和技能，包括卒中识别、现场评估与现场处置。

1. 现场评估

（1）记录姓名、性别、年龄、发病时间、发病情况等。

（2）记录近期或既往患病史、个人史、近期用药及其他治疗史。

2. 现场处置

（1）保持呼吸道通畅，避免对意识不清的患者喂服各种药物，以免窒息。

（2）对意识不清的患者一般采取半卧、侧位比较好。

（3）建立静脉通道，但应避免非低血糖患者输注含糖液体或大量静脉输液等。

（4）有条件时可以查快速血糖，评估有无低血糖；监测心率及心律；维持血压平稳，但要避免过度降低血压。

四、原发性骨质疏松症

1. 全科及基层医疗卫生机构无法明确诊断的骨质疏松高风险患者。

2. 骨量减少但存在高骨折风险的患者。

3. 病因不明或疑似继发性骨质疏松症的患者。

4. 严重骨质疏松症患者或新发骨折患者。

5. 药物假期中出现新发骨折。

6. 经规范治疗但未达到预期的骨质疏松症患者。

7. 出现需要其他专科处理的疾病者。

8. 应定期在专科或上级医院监测骨转换指标和/或DXA骨密度的患者。

9. 治疗期间出现药物不良反应者。

10. 全科无法治疗的原发性骨质疏松症患者。

11. 全科及基层医疗卫生机构认为需要转诊的任何情况。

五、肥胖症

1. 患者存在鼾症或其他睡眠呼吸暂停的临床表现，应完善睡眠呼吸监测检查，必要时转诊。

2. 考虑患者合并严重的精神疾病，如进食障碍（暴食症、贪食症等）、抑郁症、精神分裂症等，应转诊精神科。

3. 当患者有潜在继发性肥胖的征象或继发性肥胖不能排除时，应转诊至内分泌科。

4. 当患者符合减重手术指征时应转诊至具有减重手术经验的减重治疗中心。

5. 当患者存在共病或共病在社区治疗困难时，即可考虑转诊到相应的专科进行治疗。

六、慢性阻塞性肺疾病

根据患者病情严重程度不同，分为普通转诊和紧急转诊。

1. 普通转诊

（1）患者有确诊或随访需求，或需要做肺功能等检查。

（2）患者经过规范化治疗，呼吸困难症状控制不理想，仍有频繁急性加重，或药物不良反应大。

（3）为评估慢阻肺合并症或并发症，需要做进一步检查或治疗。

（4）初始药物治疗失败。

（5）诊断不明确者。

（6）院外治疗无效或当地医疗条件无法满足诊治需求。

2. 紧急转诊

（1）出现呼吸困难加重、喘息、胸闷、咳嗽加剧、痰量增加、痰液颜色和/或黏度改变、发热等。

（2）出现全身不适、烦躁、嗜睡等神志改变。

（3）出现口唇发绀、外周水肿体征。

（4）出现严重的合并症如心律失常、心力衰竭、呼吸衰竭等。

注意事项：①转诊前需吸氧、开放静脉通路、持续心电监测、给予支气管扩张剂，并提前联系转诊医疗机构，沟通患者病情；②当慢阻肺患者出现中度、重度急性加重，经过紧急处理后症状无明显缓解，需要住院或行机械通气治疗时，应考虑紧急转诊。

七、心理疾病

出现以下情况，应到精神专科医院或综合医院心理科就诊。

1. 患者症状较重，考虑药物治疗或药物联合心理治疗及物理治疗时。

2. 患者存在重度睡眠障碍、抑郁障碍、焦虑障碍，特别是存在自杀风险、伴有精神病性症状时。

参考文献

［1］中华医学会糖尿病学分会. 中国 2 型糖尿病防治指南（2022 版）［J］. 中华糖尿病杂志，2021，13（4）：315-409.

［2］国家心血管病中心. 国家基层高血压防治管理指南 2020 版［J］. 中国医学前沿杂志（电子版），2021，13（4）：26-37.

［3］ZHOU Y M, CHEN S Y, TIAN J, et al. Development and validation of a chronic obstructive pulmonary disease screening questionnaire in China［J］. Int J Tuberc D，2013；17（12）：1645-1651.

［4］RICHARDS J B. Calculated decisions：mMRC（modified Medical Research Council）dyspnea scale［J］. Emerg Med Pract，2017，19（Suppl 10）：1-2.

［5］中华医学会呼吸病学分会慢性阻塞性肺疾病学组，中国医师协会呼吸医师分会慢性阻塞性肺疾病工作委员会. 慢性阻塞性肺疾病诊治指南（2021年修订版）［J］. 中华结核和呼吸杂志，2021，44（3）：170-205.

［6］杨帆，蒋小波，曹洪义，等. IOF骨质疏松风险一分钟测试题联合定量超声骨密度筛查骨质疏松症的诊断价值［J］. 中国骨质疏松杂志，2021，27（9）：1339-1342，1360.

［7］中华医学会骨质疏松和骨矿盐疾病分会，章振林. 原发性骨质疏松症诊疗指南（2022）［J］. 中国全科医学，2023，26（14）：1671-1691.

［8］中国肥胖问题工作组. 中国成人超重和肥胖症预防与控制指南（节录）［J］. 营养学报，2004（1）：1-4.

［9］中华医学会糖尿病学分会，国家基层糖尿病防治管理办公室. 国家基层糖尿病防治管理指南（2022）［J］. 中华内科杂志，2022，61（3）：249-262.

［10］王增武，陈君石，高润霖，等. 基层心血管病综合管理实践指南2020［J］. 中国医学前沿杂志（电子版），2020，12（8）：1-73.

［11］章振林，夏维波，李梅，等. 原发性骨质疏松症诊疗指南（2022）［J］. 中华骨质疏松和骨矿盐疾病杂志，2022，15（6）：573-611.

［12］中国高血压防治指南修订委员会，高血压联盟（中国），中国医疗保健国际交流促进会高血压病学分会，等. 中国高血压防治指南（2024年修订版）［J］. 中华高血压杂志（中英文），2024，32（7）：603-700.

［13］中华医学会，中华医学会杂志社，中华医学会全科医学分会，等. 缺血性卒中基层诊疗指南（实践版·2021）［J］. 中华全科医师杂志，2021，20（9）：947-958.

［14］《全科和基层医疗卫生机构原发性骨质疏松症诊疗要点推荐》编写专家组. 全科和基层医疗卫生机构原发性骨质疏松症诊疗要点推荐［J］. 中华内分泌代谢杂志，2024，40（9）：727-733.

［15］周方励，李舍予. 2019年《欧洲实践指南：初级医疗中成年人肥胖的管理》解读［J］. 中国全科医学，2019，22（32）：3905-3909.

［16］DURRER S D，BUSETTO L，DICKER D，et al. European practical and patient-centred guidelines for adult obesity management in primary care［J］. Obesity Facts，2019，12（1）：40-66.

［17］中华医学会，中华医学会杂志社，中华医学会全科医学分会，等. 中国慢性阻塞性肺疾病基层诊疗与管理指南（2024年）［J］. 中华全科医师杂志，2024，23（6）：578-602.